科技部重点研发计划资助

·脾胃学说应用与创新丛书·

脾胃学说应用与创新
综合卷

主 编 陈 誩 周 滔 刘 汶

中国中医药出版社
·北 京·

图书在版编目（CIP）数据

脾胃学说应用与创新. 综合卷/陈誩，周滔，刘汶主编. —北京：中国中医药出版社，2019.7
ISBN 978-7-5132-5612-4

Ⅰ.①脾…　Ⅱ.①陈…　②周…　③刘…　Ⅲ.①脾胃学说　Ⅳ.①R256.3

中国版本图书馆 CIP 数据核字（2019）第 122439 号

中国中医药出版社出版
北京经济技术开发区科创十三街 31 号院二区 8 号楼
邮政编码　100176
传真　010-64405750
山东百润本色印刷有限公司印刷
各地新华书店经销

开本 787×1092　1/16　印张 20.5　字数 423 千字
2019 年 7 月第 1 版　2019 年 7 月第 1 次印刷
书号　ISBN 978-7-5132-5612-4
定价　68.00 元
网址　www.cptcm.com

社 长 热 线　010-64405720
购 书 热 线　010-89535836
维 权 打 假　010-64405753

微信服务号　zgzyycbs
微商城网址　https://kdt.im/LIdUGr
官 方 微 博　http://e.weibo.com/cptcm
天猫旗舰店网址　https://zgzyycbs.tmall.com

如有印装质量问题请与本社出版部联系（010-64405510）
版权专有侵权必究

《脾胃学说应用与创新丛书》
编委会

名誉主编　危北海　陈治水
顾　　问　（按姓氏笔画排序）
　　　　　王长洪　王彦刚　冯五金　吕文亮
　　　　　刘成海　朱生樑　何晓辉　李家邦
　　　　　李乾构　李道本　劳绍贤　吴云林
　　　　　杨春波　张万岱　张声生　单兆伟
　　　　　柯　晓　唐旭东　徐克成　姚希贤
　　　　　姚树坤　梁　健　谢　胜　蔡　淦
　　　　　魏　玮　魏品康
总 主 编　陈　誩　李军祥　刘　汶　周　滔
总副主编　潘　洋　胡运莲　王捷虹　黄绍刚
　　　　　张　涛

《脾胃学说应用与创新·综合卷》
编委会

主编单位 首都医科大学附属北京中医医院
中国中西医结合学会消化系统疾病专业委员会
脾胃学说应用与创新专家委员会
名誉主编 危北海 陈治水 李军祥
主　　编 陈誩 周滔 刘汶
副 主 编 胡运莲 潘洋 王捷虹 黄绍刚 张涛
编　　委（按姓氏笔画排序）

马鑫	王帅	王文婷	王建斌	王彦刚
王振东	王晓瑜	邓晋妹	邓棋卫	申定珠
田耀洲	冯五金	吕小燕	吕文亮	吕冠华
朱生樑	刘龙	刘竺华	池涛	汤立东
祁向争	向薇	孙玉凤	孙易娜	严子兴
严红梅	李林	李雪	李博	李卫强
李学军	李春杰	李雪松	李熠萌	杨仲婷
杨如意	杨雅阁	来要良	连学雷	肖国辉
何晓晖	张厂	张志华	陈江	陈延
陈峭	陈辉	陈一周	陈小中	陈润花
陈得良	陈瑞琳	邵明义	林传权	周秉舵
孟捷	孟梦	赵建国	胡玲	柳涛
钟丽丹	袁建业	徐艺	殷秀雯	奚肇宏
凌江红	海英	黄天生	黄柳向	黄晓燕
葛来安	董筠	程艳梅	翟兴红	熊丽辉
潘相学	戴琦	魏玮		

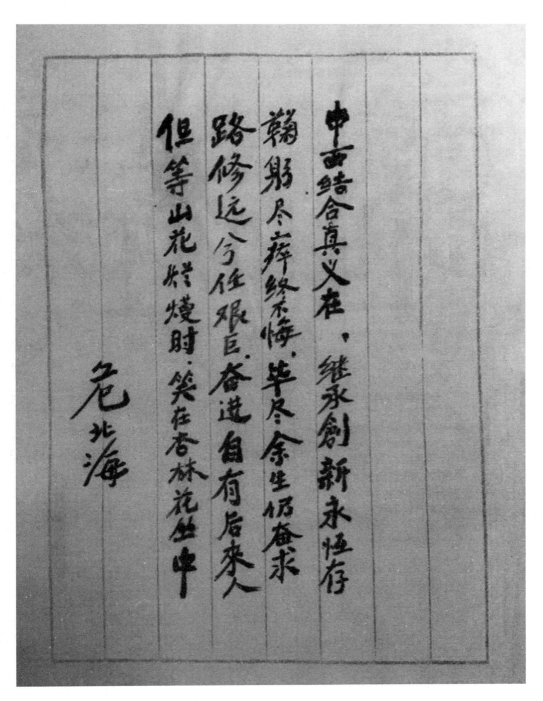

中西结合真义在，继承创新永恒存。
鞠躬尽瘁终不悔，毕尽余生仍奋求。
路修远兮任艰巨，奋进自有后来人。
但等山花烂熳时，笑在杏林花丛中。

危北海

危北海题辞

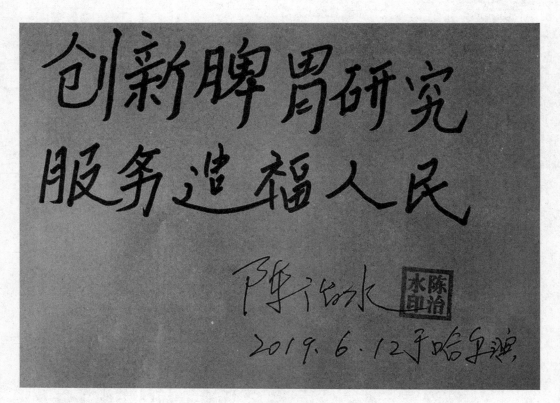

陈治水题辞

序 XU

  学问、学术皆问源流。脾胃学说是中医理论体系的重要组成部分，它奠基于先秦和两汉时期的《内经》《难经》；发展于东汉至两宋时期，《伤寒杂病论》奠定了脾胃学说的临床实践基础；金元时代是脾胃学说的形成时期，《脾胃论》的面世标志着脾胃学说的形成；明清时代是脾胃学说的充实时期，温病学派对脾胃学说进行了传承和发展；近现代是脾胃学说的深化时期，采用现代科技方法深入研究脾胃学说，阐述各理论层面的科学内涵。林林总总，概要如此。

  中华人民共和国的成立，迎来了中医、中西医结合蓬勃发展的新时代。脾胃学说经过几十年的潜心研究，在历史演进、学术传承、创新应用方面取得了显著成绩。特别是20世纪70年代后期，改革开放以来，全国各地诸多单位、众多医学工作者深入开展脾胃学说的理论与临床研究，逐步形成了较完善的学术体系，在脾胃学说的文献研究、临床研究、实验研究和方药研究等各方面取得了许多有重要价值的科研资料，在疑难危重疾病诊治方面取得了众多突破性成就，相继获得国家级、省级、市级等各级别科学技术奖。

  2018年10月，在中国中西医结合学会消化系统疾病专业委员会指导下成立的脾胃学说应用与创新专家委员会，为脾胃学说的中医、中西医结合研究增添了新的力量。《脾胃学说应用与创新丛书》就是该专家委员会组织全国中医、中西医结合脾胃学说专家集体撰写，反映脾胃学说源流、传承、应用、创新的丛书，内容包括脾胃学说的理论、临床、流派、名医名家、方药、疑难危重医案等，并分卷出版。本丛书可以说是对脾胃学说理论、临床与研究的全面总结，反映了全国脾胃学说研究的现状，汇集了全国脾胃学说研究的成果和经验，展现了我国脾胃学说研究的整体水平。《脾胃学说应用与创新丛书》的出版将为全国中西医结合消化病学、中医脾胃病学领域的医疗、教学和科研工作者提供一部较好的参考专著。付梓之际，乐而为之序。

中国中西医结合学会副会长、中国中医科学院副院长

己亥仲夏于京华

前言

脾胃学说是中西医结合、中医消化疾病诊治的指导性理论体系，是中医学理论体系的重要组成部分。危北海、杨春波、张万岱、劳绍贤、陈治水等当代著名医家在发展脾胃学说和中西医结合方面做出了突出贡献，引领着学术进步。脾胃学说的应用与创新不仅推动了中西医结合消化病学的学术发展，提高了消化系统疑难疾病的诊治疗效，显示出中西医结合治疗消化系统疾病的特色和优势，临床疗效显著。

2018年10月，中国中西医结合消化系统疾病专业委员会脾胃学说应用与创新专家委员会（以下简称专家委员会）成立。专家委员会汇集了国内外著名的中西医结合消化病学专家、脾胃学说研究专家、临床专家、科研专家和教育专家，标志着中西医结合脾胃学说研究发展到一个崭新阶段。《脾胃学说应用与创新丛书》由专家委员会牵头，全国脾胃学说领域著名专家进行编写，旨在追溯脾胃学说形成、发展与成熟源流，总结、交流脾胃学说的理论、应用和传承，促进脾胃学说的创新发展。

《脾胃学说应用与创新丛书》分为六卷，从综合（理论）、临床、名医名家、方药、流派和疑难危重医案等方面，全面、系统地反映了中西医结合脾胃学说的发展水平，对推动学术发展、促进学术进步大有裨益。

《脾胃学说应用与创新·综合卷》以脾胃学说理论发展、应用与创新为主线，重点介绍中西医结合脾胃学说的发展概况、理论基础、学术体系、学术特色、脾胃学说的应用和研究进展，使读者对中西医结合脾胃学说的应用与创新有一个全面的了解。

《脾胃学说应用与创新·临床卷》以脾胃病的临床诊治为主，全面整理历代医家对脾胃病诊治的学术思想、学术观点和辨证体系，以及以脾胃学说为指导，采用中医、中西医结合手段诊治消化系统及其他系统疾病的特色与方法。

《脾胃学说应用与创新·名医名家卷》汇集了数十位全国脾胃学领域的著名医家，全面展现了他们的学术思想，以及采用中医、中西医结合手段诊治疾病的临证经验。

《脾胃学说应用与创新·方药卷》汇集了古今治疗脾胃及消化系统疾病的方药，包括经方、时方及专家效方、经验方等，以及脾胃学说的方剂学理论、组方分析、应用要点和独特创新等。

《脾胃学说应用与创新·流派卷》归纳了全国各流派，如燕京、龙江、新安、岭南、吴江、闽江等流派中关于脾胃学说的学术观点和诊疗特色。

《脾胃学说应用与创新·疑难危重医案卷》汇集了古今医家应用脾胃学说诊治疑难

危重病及疑难危重脾胃病的医案。

《脾胃学说应用与创新丛书》的出版充分体现了当今脾胃学说的应用与创新水平，以及中西医结合消化病学的研究进展，有助于推动学术的发展，促进脾胃学说理论、临床、科研和教学的进步。

本书得到国家重点研发计划项目——基于"道术结合"思路与多元融合方法的名老中医经验传承创新研究（项目编号：2018YFC1704100）及东部地区名老中医学术观点、特色诊疗方法和重大疾病防治经验研究（课题编号：2018YFC1704102）资助。

中国中西医结合学会消化系统疾病专业委员会名誉主任委员

脾胃学说应用与创新专家委员会主任委员

2019年5月

目录

上篇 脾胃学说源流 ... 1

一、《黄帝内经》为脾胃学说奠定了理论基础 ... 3
二、《伤寒杂病论》奠定了脾胃病的临床证治基础 ... 8
三、易水学派创立和阐发了脾胃学说 ... 14
四、温补学派充实和发展了脾胃学说 ... 25
五、温病学派全面推动脾胃学说的发展 ... 34
六、儿科脾胃学体系特色鲜明 ... 40
七、明清医家对脾胃学说的发挥 ... 42

下篇 脾胃学说应用与创新 ... 47

危北海脾胃学说应用经验与研究 ... 49
中西医结合脾胃学说研究的前世、今生与未来 ... 57
传承"通降论"学术思想 创建脾胃病辨证新八纲 ... 64
国医大师张琪脾胃论应用 ... 71
蔡淦教授治疗消化性溃疡经验 ... 75
"调脾胃 安五脏"学术思想的传承与临床应用 ... 80
从气血水理论辨治脾胃病 ... 86
脾胃浊毒、湿热论的临床应用 ... 91
脾胃与"太极升降论"的临床创新性应用 ... 95
脾胃病临床辨治纲目 ... 102
"调枢通胃"理论的探讨与构建 ... 106
"四位一体"消化心身识别法与临床应用 ... 111
吕文亮脾胃湿热理论及证治经验 ... 116
何晓晖胃质学说与伤食理论概要 ... 126
基于"核心病机"观治疗脾胃病兼证 ... 137

读经典　论脾胃　验临床	144
脾胃升降理论的传承与发展	151
马骏教授权衡润燥、升降通补治疗脾胃病	161
孟河马派痞证证治规律	167
中医脾阴学说的发展	175
危北海教授脾虚证创新性研究与应用	179
朱生樑教授"通化宣平"脾胃病学术思想	185
土的中轴作用是补土派理论的核心	193
《伤寒论》寒热攻补并施要义与应用	196
脾胃论临床应用与脾胃病用药特点	201
从"气血失和"理论运用经方治疗溃疡性结肠炎	205
吴门医派胃脘痛辨治特色	211
脾胃病辨治与经方应用经验	215
杜生敏教授治疗食管癌经验	221
"脾开窍于口"理论的临床应用	225
"肾者胃之关也"在脾胃病中的临床意义	231
《脾胃论》便秘论述探析	234
"以俞调枢"法治疗胃肠动力障碍性疾病	239
中医辨证论治慢性胃炎七法	243
从肝脾胃辨治脾胃病临床经验	248
劳绍贤教授运用藿朴夏苓汤、石菖蒲经验	252
五花调气饮的临床应用	257
黄连温胆汤临床应用体会	259
赵继福气滞伤食方用于难治性胃脘痛经验	261
中医外治法在脾胃疾病中的应用	264
中医治疗慢性便秘的疗效评价	267
石丹颗粒通过调控 NF-KB 信号通路对胃癌前病变的作用机制	273
四君子汤对溃疡性结肠炎小鼠模型 occludin 和 claudin-1 表达的影响	283
奥瑞凝胶治疗胃食管反流病临床疗效评价及对 NOS、VIP 表达的影响	289

附篇　脾胃学说应用与创新专家委员会成立纪实 …… 299

| 创新应用脾胃学说　发展中西医结合消化病学 | 301 |

上篇 脾胃学说源流

一、《黄帝内经》为脾胃学说奠定了理论基础

北京市中医研究所通过较系统地分析《黄帝内经》有关脾胃的论述，初步得出一个看法，即《黄帝内经》是奠定脾胃学说理论基础最早的医学著作。

（一）脾胃的解剖形态

《黄帝内经》有关脾胃解剖形态的记载尚欠系统，《灵枢》只提到胃。如《灵枢·肠胃》说："胃纡曲屈，伸之，长二尺六寸，大一尺五寸，径五寸，大容三斗五升。"《难经》始有脾的明确描述。《四十二难》说："脾重二斤三两，扁广三寸，长五寸，有散膏半斤，主裹血，温五脏，主藏意。"对于胃，《难经》除了形状，还提到它的重量与容积。《四十难》中说："胃重二斤一两……盛谷二斗，水一斗五升。"《灵枢》《难经》所描述的脾胃与西医学理论有些类似，但亦有不同。如称脾"有散膏半斤"，与解剖学所描述的胰脏相近。这些论述说明，古代中医典籍有关脾胃形态的描写是建立在原始解剖实践基础上的。如果没有实地解剖，没有精确称量，能得出大致与实际相符的长度、重量是不可思议的。同时，中医学更加注意功能，认为"藏（脏）居于内，形见于外"，其方法特点多取"以外揣内""取象比类"，因此与西医学脏腑器官的解剖实际又是有距离的。

（二）脾胃的生理功能

《黄帝内经》有关脾胃生理功能的论述，可归纳为以下几个方面。

1. 脾胃主水谷精微之运化

运化水谷精微，是指胃具有消化食物、输送营养、代谢水液等功能。《素问·灵兰秘典论》说："脾胃者，仓廪之官，五味出焉。"王冰注："包容五谷，是为仓廪之官；营养四傍，故云五味出焉。"对于脾胃功能作了很好的概括。《素问·经脉别论》说："食气入胃，散精于肝，淫气于筋。食气入胃，浊气归心，淫精于脉。脉气流经，经气归于肺，肺朝百脉，输精于皮毛……饮入于胃，游溢精气，上输于脾，脾气散精，上归于肺，通调水道，下输膀胱。水精四布，五经并行……"描述了水谷精气在全身的输布，涉及胃与六腑的关系。《素问·五脏别论》说："胃者，水谷之海，六腑之大源也。"这些论述明确指出，脾胃具有运化水谷精微的作用，这与西医学对消化系统生理功能的认识基本一致。

2. 脾胃为血气化生之源

《黄帝内经》认为，人体血气是由饮食水谷化生的。因此，中焦脾胃之气对于血气的化生具有决定性的意义。《灵枢·邪客》说："五谷入于胃也，其糟粕、津液、宗气分为三隧。故宗气积于胸中，出于喉咙，以贯心脉，而行呼吸焉。营气者，泌其津液，注之于脉，化以为血，以荣四末，内注五脏六腑……卫气者，出其悍气之剽疾，而先行于四末分肉皮肤之间而不休者也。"这就是说，宗气、营气、卫气以及由营气化生的

血都由胃中谷气化生而来。《灵枢·五味》也说："胃者，五脏六腑之海也，水谷皆入于胃，五脏六腑皆禀气于胃。"《素问·玉机真脏论》还说，"五脏者皆禀气于胃，胃者五脏之本也"，从不同角度论述了脏气与胃中水谷之气的关系。其中，营血与中焦之气的关系尤为密切。所谓"中焦亦并胃中，出上焦之后，此所受气者，泌糟粕，蒸津液，化其精微，上注于肺脉，乃化而为血，以奉生身，莫贵于此，故独得行于经隧，命曰营气。"（《灵枢·营卫生会》）总之，尽管人体营、卫、气、血、津液等的化生是个复杂的过程，涉及五脏六腑、先天、后天等多方面因素，但都有赖于脾胃运化水谷精微来完成。这与西医学认为消化系统消化吸收食物营养，从而进行物质代谢、能量代谢以维持正常生命活动的看法是吻合的。

3. 脾胃主肌肉而充养四肢百骸

《黄帝内经》认为，肌肉、四肢统属于脾胃，开后世"脾主肌肉""脾主四肢"之说的先河。如《素问·阴阳应象大论》说："脾生肉。"王冰注："脾之精气，生养肉也。"《素问·痿论》还说："脾主身之肌肉。"《素问·平人气象论》云："脾藏肌肉之气也。"至于足阳明胃与肌肉的关系，《素问·热论》云"阳明主肉，其脉夹鼻络于目"，说明足阳明胃与足太阴脾一样，具有主司肌肉的属性。

脾胃与四肢百骸的联系充分体现在《素问·玉机真脏论》《素问·太阴阳明论》等有关论述中。所谓"脾脉者土也，孤脏以灌四旁者也""四肢皆禀气于胃"。由此可见，古人早已发现人体肌肉丰腴、四肢健壮与脾胃健运密切相关。反之，从肌肉、四肢的状况又可推知脾胃之气的盛衰。应当指出，人体水谷精微的运化、血气津液的生成都是经由脾与胃的相互配合来完成的。一方面，"四肢皆禀气于胃"，却又不能离开脾的运化、输布，否则难以达于它的经脉。所以《素问·太阴阳明论》说："必因于脾，乃得禀也。"这是由于两个脏腑在生理上"以膜相连"，经脉又相为表里，足太阴经脉"贯胃属脾络嗌"。所以，"太阴为之行气于三阴……（阳明）亦为之行气于三阳"。结构的配属又体现在功能上的联系。

《黄帝内经》还提到脾与"营""意""五脏"等相关。如《灵枢·本神》说："脾藏营，营舍意，脾气虚则四肢不用，五脏不安，实则腹胀经溲不利。"《素问·阴阳应象大论》说，脾"在志为思，思伤脾"，肯定了脾胃与精神活动的联系，甚至会影响梦的内容与性质。至于脾胃与身形各部的内外联系，《内经》也有详论。如《灵枢·脉度》云："脾气通于口，脾和则口能知五味矣。"《素问·阴阳应象大论》则直称"脾主口"。以此说明"口为脾（之）窍"、唇为"脾之官"的道理，并将口腔、脾胃、小肠、大肠等联系起来，构成一个完整的消化系统。

（三）脾胃病的病因病理

如同中医病因理论将致病因素归于六淫、七情、饮食不节等那样，脾胃学说对脾胃疾病的病因观念也不例外。不过，由于脾胃属土，诚如吴瑭所说，"土为杂气，寄旺四时，藏垢纳污，无所不受"，故与饮食失节的关系尤为密切。

1. 饮食不节

饮食不节主要包括饥饱不适和五味失调两个方面。适量的饮食及五味的和调为化生血气，充养五脏六腑、四肢百骸，维持人体正常生理活动所必需。若饥饱不适，常可损伤脾胃。所谓"饮食自倍，肠胃乃伤"（《素问·痹论》）。"因而饱食，筋脉横解，肠澼为痔。因而大饮，则气逆"（《素问·生气通天论》）。因此，《黄帝内经》将"饮食有节"视为养生的重要内容之一。饮食不节的另一方面是指五味的失调。《素问·生气通天论》说："阴之所生，本在五味，阴之五宫，伤在五味。"说明了五脏阴精与五味所生、所伤之间的辩证关系，即五味太过，皆能为病。"味过于酸，肝气以津，脾气乃绝；味过于咸，大骨气劳，短肌，心气抑；味过于甘，心气喘满，色黑，肾气不衡；味过于苦，脾气不濡，胃气乃厚；味过于辛，筋脉沮弛，精神乃央"，主张"谨和五味，骨正筋柔，气血以流，腠理以密……长有天命。"如果五味偏嗜日久，可致"久而增气"。"气增而久"则"夭之由也"（《素问·至真要大论》）。小儿过食甘肥，常致疳积，为儿科常见之症；成人则每致脾瘅。《素问·奇病论》云："帝曰：有病口甘者，病名为何，何以得之？岐伯曰：此五气之溢也，名曰脾瘅。夫五味入口，藏于胃。脾为之行其精气，津液在脾，故令人口甘也，此肥美之所发……肥者令人内热，甘者令人中满。故其气上溢，转为消渴，治之以兰，除陈气也。"消渴包括西医学的糖尿病，早在《内经》成书时期，古人已经发现饮食失节与消渴的联系。《素问·通评虚实论》《素问·腹中论》均有类似记载。

2. 情志所伤

情志可以影响脾胃功能，分为直接损伤和间接损伤。前者如《素问·阴阳应象大论》所谓"思伤脾"；《灵枢·本神》所谓"脾愁忧而不解则伤意，意伤则悗乱，四肢不举，毛悴色夭，死于春。"说明情志过用与脏腑功能有不可分割的联系。一般而言，"人有五脏，化五气，以生喜怒悲忧恐"（《素问·阴阳应象大论》），即肝"志为怒"，心"志为喜"，脾"志为思"，肺"志为忧"，肾"志为恐"（《素问·阴阳应象大论》），故七情五志，实乃人之常情。若五志过用，七情妄动，皆能为病。如大怒伤肝，肝木横逆，又可犯脾侮土；卒恐伤肾，肾水泛溢，常致土困水横；又如悲为肺志，过悲也可影响脾胃功能。嵇康《养生论》有"曾子衔哀，七日不饥"的记载，指的就是这种情形。心为五脏六腑之大主，五志所伤，动必关心，火为土母，故火衰则中土不燠，脾运亦疲；火亢则胃土燥热，津液干涸，害于化物。因此，五脏五志失调都可危及脾胃运化，导致脾胃病变。所以，《黄帝内经》主张随季节变化调和情志，并以此作为养生保健的重要内容。

3. 外邪所伤

脾为阴土属脏，喜燥恶湿，以升为健；胃为阳土属腑，恶燥喜润，以降为安。通常情况下，太阴湿气行令，每多伤脾。《素问·至真要大论》云："诸湿肿满，皆属于脾。"又云："太阴之复，湿变乃举，体重中满，食饮不化，阴气上厥……""太阴之胜，火气内郁……胃满……少腹满……善注泄……头重，足胫胕肿，饮发于中，胕肿于上。"《素问·本病论》云："太阴不退位，而取寒暑不时，埃昏布作，湿令不去，民病四肢少力，食饮不下，泄注淋满，足胫寒……"又云"太阴不迁正，即云雨失令，万物枯焦，当生不发，民病手足肢节肿满，大腹水肿，填臆不食，飧泄胁满，四肢不举"，说明异常气候通常是脾胃病证的病因之一。此外，脾胃病证可由其他经络脏腑传变而来。《素问·玉机真脏论》云："肝传之脾，病名曰脾风，发瘅，腹中热，烦心出黄。"《素问·热论》云："（伤寒）二日，阳明受之。阳明主肉，其脉夹鼻络于目，故身热目疼而鼻干，不得卧也。"王冰注："身热者，以肉受邪。胃中烦热，故不得卧。"

至于脾胃病证的发病与机理，《黄帝内经》提到寒、热、虚、实等方面。如《素问·脏气法时论》云："脾病者，身重善饥肉痿，足不收，行善瘈，脚下痛，虚则腹满肠鸣，飧泄食不化……"故腹满、飧泄、饮食不化为脾家虚实常见之症。《灵枢·淫邪发梦》云："甚饥则梦取，甚饱则梦予……脾气盛则梦歌乐、身体重不举……"《素问·刺热》云："脾热病者，先头重颊痛，烦心颜青，欲呕身热，热争则腰痛不可俯仰，腹满泄，两颔痛……"又云："脾热病者鼻先赤。"《素问·调经论》云："脾藏肉……形有余则腹胀泾溲不利，不足则四支不用。"同样，对于胃病的机理，《黄帝内经》也论之颇详。如《灵枢·师传》云："胃中热，则消谷，令人悬心善饥，脐以上皮热；胃中寒，则腹胀。"由于阳明胃脉由头走足，经脉血气上荣于面，故面赤、面热视为胃病的一种形证。如《灵枢·邪气脏腑病形》云："面热者，足阳明病。"

《素问·通评虚实论》云："邪气盛则实，精气夺则虚。"脾胃的病变除了感受外邪外，还有一个体质问题，故《灵枢·本脏》有"脾小则脏安，难伤于邪也。脾大则苦凑眇而痛，不能疾行。脾高则眇引季胁而痛。脾下则下加于大肠，下加于大肠则脏苦受邪。脾坚则脏安难伤，脾脆则善病消瘅易伤，脾端正则和利难伤，脾偏倾则善满善胀也"。其从一个侧面反映出《黄帝内经》作者强调禀赋的重要性，突出了内因在疾病发生中的作用。

（四）脾胃病的预防

脾胃有病，势必影响人体的营养来源，也直接关系到疾病的发生、发展及预后。所谓"平人之常气禀于胃，胃者平人之常气也。人无胃气曰逆，逆者死"。因此，无论脾胃自病，还是他病损及脾胃，都应引起重视，及早加以防范。中医学有关预防为主的思想，可以概括为未病先防和已病防变两个方面。例如，《素问·四气调神大论》云："圣人不治已病治未病……病已成而后药之，乱已成而后治之，譬犹渴而穿井，斗而铸锥，不亦晚乎？"强调了未病先防的重要性。《素问·上古天真论》云："恬淡虚无，真气从之，精神内守，病安从来？"《素问·刺法论》云："正气存内，邪不可干。"在临床理论方面，《黄帝内经》虽然已有六经传变、五脏病传变的记载，但详论已病传变的防治方法，实大备于仲景《伤寒杂病论》。

关于脾胃病的预防，《黄帝内经》概括为"节饮食，调五味，和情志，适寒温"十二个字。例如，《灵枢·师传》云："食饮者，热无灼灼，寒无沧沧。寒温中适，故气将持，乃不致邪僻也。"《灵枢·本脏》说："寒温和则六腑化谷，风痹不作，经脉通利，肢节得安矣。"可见，饮食当适寒温的原则早为古人所重视。

（五）脾胃病的治疗

据《灵枢·病传》记载，《黄帝内经》时代的医疗方法已"有导引行气、蹻摩、灸、熨、刺、焫、饮药"等"诸方"，但"九针"始终处于领先地位。关于针刺治疗脾胃病及其有关病证的方法散见于各篇。如《素问·热论》的原则是"治之各通其脏脉"；《素问·刺热》治脾热病以"刺足太阴阳明"。《素问·咳论》提到，"治脏（病）者治其俞（穴），治腑（病）者治其合（穴），浮肿者治其经（穴）"。《素问·痿论》还引证古代文献，提到"论言治痿者独取阳明"等。

以"饮药"为主的治疗，当时尚少系统总结，《黄帝内经》仅收方药13个。除外用药之外，有两个方剂涉及脾胃病治疗。如《灵枢·邪客》的半夏汤（秫米一升、半夏五合），历来被视为是治疗胃逆不和、不得眠的主方；《素问·奇病论》以兰草汤治脾瘅。"有病口甘者，病名为何？何以得之？岐伯曰：此五气之溢也，名曰脾瘅……治之以兰，除陈气也"。兰草即佩兰，又名省头草，为芳香化浊、醒脾祛湿、清暑逐秽之良药，兼能消胀除满，改为脾家湿热常用之品。虽然方药数量不多，但古人却已积累了丰富的治疗脾胃病证的经验，有些已上升到治则治法的水平。例如，《素问·脏气法时论》云："脾苦湿，急食苦以燥之。"又云："脾欲缓，急食甘以缓之，用苦泻之，甘补之。"《素问·阴阳应象大论》云："中满者，泻之于内……其实者，散而泻之。"《素问·六元正纪大论》还提到"土郁发之"。这些治疗原则一直为后世医家所沿用，并以此为基础建立了具体的方药体系。

无论从脾胃的解剖、生理、病理还是诊断、治疗与预防，《黄帝内经》都有很多论述。后世脾胃学说的发展都是以这些理论为基础的，可以说《黄帝内经》奠定了脾胃学说的理论基础。

但必须指出的是，《黄帝内经》对脾胃的认识，虽然建立在原始解剖的基础之上，但主要是通过对人体生理、病理变化及其外部征象的长期观察，通过原始医疗活动和反复的临床实践，由观察研究脏腑的功能活动规律及其相互联系逐步形成的。所以，中医学所谓的"脾胃"不仅仅是个解剖学概念，更主要的是具有生理、病理功能的概念，也是临床诊断学与治疗学的概念，是个多种功能的概念统一体，贯穿着整体观念和辨证论治的精神。如此看来，中医学的脾胃学说与现代医学意义上的脾、胃既有相似之处，又有明显不同。这是我们学习和研究中医理论时应当具有的基本常识，既应看到两者的联系，又不能在两者之间对号入座、生搬硬套，而是要用现代科学的理论与方法揭示中医"脾胃"的本质，从不同的侧面和视角进行观察、研究，不断发展、完善中医脾胃学说。

二、《伤寒杂病论》奠定了脾胃病的临床证治基础

后汉张仲景在《伤寒卒病论集·原序》中云："感往昔之沦丧，伤横夭之莫救，乃勤求古训，博采众方，撰用素问、九卷、八十一难……为伤寒杂病论合十六卷。"其将《内经》《难经》确立的理论原则具体地应用于临床实践。历代医家无不奉《伤寒杂病论》为医方之祖。这部不朽著作被誉为我国第一部理论与实践相结合、理法方药俱全的经典之作，同时也为脾胃理论的临床应用开辟了广阔的前景。张仲景对脾胃学说的贡献，主要表现在以下几个方面。

（一）强调"实脾"法则的防治功用

现行的《金匮要略》传本是张仲景《伤寒杂病论》中的杂病部分。张仲景对于杂病的论治，根据《内经》脾"治中央，常以四时长四脏，各以十八日寄治，不得独主于时也"（《素问·太阴阳明论》）及有关五脏病传的论述，首先提出了临床治疗应当"实脾"的主张，指出"见肝之病，知肝传脾，当先实脾"，所谓"四季脾旺不受邪"，并将这一措施称为"上工治未病"（《金匮要略·脏腑经络病脉证》）。认为只有脾气充旺，心、肝、肺、肾之气才能俱旺；反之，脾胃气伤，百病丛生。这一观点，实开李东垣脾胃学说之先河，也受到历代医家的重视。而且他还将这一理论用于伤寒热病。例如，《伤寒论·太阳病》云："太阳病……若欲作再经者，针足阳明，使经不传则愈。"这些论述对无病早防、已病防变、提高疗效、缩短病程有着积极意义，也经得起临床实践的重复与检验。

（二）阐述脾胃病证的辨治纲要

《黄帝内经》以经络、脏腑作为病证辨治纲领的思想，在《伤寒杂病论》中得到充分的继承和发扬。因此，张仲景对于脾胃病证的贡献，主要体现在辨证方法、治疗法则及有效方药等方面。

1. 六经理论及其脾胃病辨治

六经理论是《伤寒论》的核心，它不仅是治疗伤寒热病的大经大法，也广泛用于杂病辨治。清·柯琴说，"六经之为病，不是六经之伤寒，乃是六经分司诸病之提纲，非专为伤寒一症立法（《伤寒来苏集·伤寒论翼》）"，说明六经理论应用范围之广。它是张仲景根据《素问·热论》六经分证的论述发展、完善起来的。它的原形是足三阴、足三阳六经经脉病候（或形证）。以此将外感热病的全过程分为太阳、阳明、少阳、太阴、少阴、厥阴等六经病证进行辨治。在《热论》中，有关阳明、太阴病证的经文，只提到"阳明主肉，其脉夹鼻络于目，故身热目疼鼻干，不得卧也"；"太阴脉布胃中，络于嗌，故腹满而嗌干"。张仲景在《伤寒杂病论》中将《热论》中的阳明病证结合自己的临床实践进行了高度概括，归纳为"胃家实"三个字（第185条），肯定了伤寒阳明病属胃家邪实的性质，并将阳明病分为"太阳阳明""正阳阳明""少阳阳明"三

类，认为太阳阳明、少阳阳明的成因多与发汗、利小便、误下等津液耗损有关（第184条）。至于阳明病的形证，后人根据原文分为阳明经证与阳明腑证。经证以"身热，自汗出，不恶寒，反恶热"（第187条）等为主，常见口渴、脉大、面赤等象；腑证则以"不更衣，内实，大便难"（第186条）为主，甚至出现谵语之类的神志症状，常与潮热、大便干结（第220条）等痞、满、燥、实形证并见。故阳明实热，治宜辛寒、苦寒（甚至咸寒），清热攻邪为主。病在太阴，仲景以腹满、吐、食不下、自利、腹痛（第273条）等为主症。其病机多为中气虚弱，"其脏有寒"，或为寒邪直中，或为阳热误治传里，故常以参、术、甘草、附子、干姜等为主，代表方如理中汤、四逆汤等。太阴、阳明一寒一热，一虚一实，一表一里，一阴一阳，所谓"实则阳明，虚则太阴"，说明六经病证，脾胃已居其二。至于其他四经病证，以"保胃气、存津液"为宗旨的《伤寒论》，也无不贯穿养胃扶正的精神。

2. "八法"在脾胃病证中的应用

"八法"之说虽由后人提出，"八法"的应用却早已见于仲景。"八法"即汗、下、吐、和、温、清、消、补。

（1）汗法：脾胃居机体之里，外感首犯脾胃的机会较少，故脾胃病通常使用本法的不多。然因脾主身之肌肉，又为湿土之脏，故湿侵肌表，外内相召。仲景常于发表方中加入健脾除湿之品，如《金匮要略·痉湿暍病脉证》以麻黄加术汤治疗"湿家，身烦疼"。又胃为阳土属腑，如病在太阳误下，转属太阴，症见腹满时痛，则治在脾家，以桂枝加芍药汤和表缓中；若"大实痛者"，病涉胃腑，治以"桂枝加大黄汤"，外散太阳之邪，内除胃腑之实（第279条）。

（2）下法：脾气以升则健，胃气宜降则和，故下法在脾胃病中应用颇多，尤以胃腑燥实、热结津伤为急务，代表方如大承气汤，燥结不甚者用小承气汤，里热津伤则用调胃承气汤。对于脾约，津伤内热便硬者，则以麻子仁丸润而下之。

（3）吐法：痰涎阻塞咽膈，食物停滞胃脘，或误食毒物未久，临床常用吐法，包括羽毛探喉引吐、药物催吐。实者如瓜蒂、藜芦、胆矾，虚者如人参芦。《伤寒论》以瓜蒂散为涌吐专药；虚烦不得眠，心中懊憹及呕者，治以栀子豉汤、栀子生姜豉汤（第8条）等。但栀子豉汤是否属吐剂，各家认识不一。方后注云："得吐者，止后服。"或有视为吐法者。临床有以治疗胃脘痛，治之不愈，反增便结胸闷，懊憹欲吐，辗转难卧，食少神疲、本为宿食者，虽未吐而安者（《伤寒论讲义》第5版）。

（4）和法：和法通常用于治疗半表半里之证，却常收和调胃气之功。如《伤寒论》第233条云："阳明病，胁下硬满，不大便而呕，舌上白苔者，可与小柴胡汤。上焦得通，津液得下，胃气因和，身濈然汗出而解。"此外，胃虚食滞，水气不化，以生姜泻心汤辛开苦降，甘缓和调。

（5）温法：温法主要用于温中散寒，除了《伤寒论》太阴病理中汤、四逆汤等，《金匮要略》有大建中汤，为治疗中阳虚衰、脘腹急痛或脾胃虚寒腹痛之峻剂，只是温用之余更有补中建中之功。

（6）清法：本法多用于清泄胃家实热，代表方如白虎汤。津伤加人参，则为白虎加人参汤；胃虚津伤，余热未除，则用竹叶石膏汤；黄疸，湿热郁结于里，则用茵陈蒿汤。

（7）消法：仲景应用消法，主要意在治疗脘腹胀满。如汗后"腹胀满者"用厚朴生姜半夏甘草人参汤，对于汗后脾虚不运、内生痰湿、气机壅滞之证，往往消补兼施，消不伤正。

（8）补法：虚则补之。仲景用补，不仅常与汗、吐、下、和、温、清、消等法之中酌加补药，以扶正和胃，同时也收录了不少以补为主的方剂，代表方如《金匮要略》之薯蓣丸、小建中汤等。所谓建中，即建立中宫之义。清·尤怡说："中者，脾胃也，营卫生成于水谷，而水谷转输于脾胃，故中气立则营卫流行而不失其和"（《金匮心典》）。余如复脉汤、黄土汤，均以补益之品为立方之本。

总之，在《伤寒杂病论》中，"八法"在脾胃病证论治中或详或略，然多有应用。

3. 张仲景脾胃病证方药举例

《伤寒杂病论》收录了大量治疗脾胃病证的方药，由此奠定了脾胃病临床证治的基础。根据病机分类，这些方药用于阳热实证的有：阳明里热，热邪充斥用白虎汤；阳明邪热，里热津伤用白虎加人参汤；气津两伤，胃热气逆用竹叶石膏汤；阳明燥热，里有实邪用调胃承气汤；阳明里热，燥结未甚用小承气汤；阳明里实，痞满燥结用大承气汤；阳明蓄血，血热互结用抵当汤；阳明瘀热发黄用茵陈蒿汤；食滞胃中不和用生姜泻心汤；腹满发热，下气和胃用厚朴七物汤。

用于阴寒虚证的有：阴盛格阳，胃气衰败用四逆汤；脾胃虚寒，中阳衰微用理中汤、理中丸；血虚寒滞，素有胃寒用当归四逆加吴茱萸生姜汤；脾肾阴虚，水气不化用真武汤；肠胃虚弱，下焦不固用桃花汤；肝胃寒凝，浊邪上泛用吴茱萸汤；胃中虚实，肠中夹热用甘草泻心汤；胃寒肠热，虚实夹杂用半夏泻心汤；虚劳里急，腹痛悸衄用小建中汤；虚劳诸虚不足用薯蓣丸；虚劳里急，诸不足用黄芪建中汤；脾虚肺冷，咳吐涎沫用甘草干姜汤；脾肺阴虚，气逆不降用麦门冬汤；腹中寒气，雷鸣切痛用附子粳米汤；寒实腹痛，呕不能食，上冲皮起用大建中汤；胃强脾弱，津亏便结用麻子仁丸；脾虚痰饮，胁满目眩用苓桂术甘汤；呕吐而痞，水气悸眩用小半夏加茯苓汤；干呕而哕，手足厥者用橘皮生姜汤；脾虚便血用黄土汤；心脾气虚，女人脏躁用甘麦大枣汤……仅上述种种，可见一斑。

（三）坚持和胃固本，达邪不遗扶正

在《伤寒杂病论》中，分析那些以攻邪为主的方药，不难发现这样一个共同点，即为了避免攻邪伤正，仲景常以调和脾胃的药物为佐使，由此体现了攻邪不忘扶正，治疗注重和胃固本的特点。例如，发汗解表的麻黄汤中用甘草，调和营卫的桂枝汤有生姜、大枣、甘草；治疗少阳病的主方小柴胡汤用人参、甘草、姜枣；阳明热证主方白虎汤中用粳米、甘草；大承气汤、小承气汤虽无调和脾胃的甘草之类，但煎服法中都强调"得下，余勿服"，"若更衣者，勿服之"，力求中病即止，以免药过伤正。调胃承气汤即加甘草和胃。

《伤寒论》中，调和脾胃的甘草使用率居诸药之首，共70方（次）；其余依次为桂枝43方（次）、大枣40方（次）、生姜39方（次）、芍药33方（次）、干姜24方（次）、附子23方（次）、人参22方（次）、半夏18方（次）、黄芩16方（次）、茯苓15方（次）、麻黄14方（次）、大黄14方（次）、黄连12方（次）、白术12方（次）、杏仁10方（次）、栀子8方（次）、柴胡7方（次）、石膏7方（次）、枳实7方（次）。出现6~4方（次）之间的十余种方药，有蜜6方（次）、粳米4方（次）；出现7方（次）以上的20种药物，约80%的药物入脾胃经或治疗与脾胃相关的病证；出现10方（次）以上的14种药物，仅3种与脾胃关系较小。这从一个侧面反映出张仲景临床用药重视脾胃、注重健脾益气和在驱邪之时重视扶正固本的程度。

（四）重视煎服法及药后调护

仲景用药不仅注重用火、用水、煎法、服法，对药后调理也不轻易放过，且都从扶正祛邪、固护正气原则出发。最明显的例子如大黄黄连泻心汤，所用药物多属苦寒之品，过用有伤阳败胃之弊，且能伤阴化燥。仲景在煎服法上云："上二味，以麻沸汤二升，渍之须臾，绞去滓，温分再服。"取其气而不用其味。这样既能达到治疗目的，又可避免药害。又如在桂枝汤煎服法上说："服已须臾，啜热稀粥一升余，以助药力。温覆令一时许，遍身漐漐微似有汗者益佳……著一服汗出病瘥，停后服，不必尽剂。"这里用"微似有汗"四字点出过汗伤正之弊。类似提法如《金匮要略·痉湿暍病脉证治》云："风湿相搏，一身尽痛，法当汗出而解……汗之病不愈者，何也？盖发其汗，汗大出者，但风气去，湿气在，是故不愈。若治风湿者，发其汗，但微微似出汗者，风湿俱去也。"于细微处用心，更如防己黄芪汤条下云："……胃中不和者加芍药三分……服后当如虫行皮中，从腰下如冰，后坐被上，又以一被绕腰下，温令微汗，瘥。"

在给药方法上，不仅有口服，局部用药的方法也一应俱全。如"湿家病身疼发热……头痛鼻塞而烦……腹中和无病……内药鼻中则愈"（《金匮要略·痉湿暍病脉证治》）。妇人"胃气下泄，阴吹而正喧，此谷气之实也，膏发煎导之"。至于导法，还用于大肠津伤所致便结，所谓"蜜煎导而通之，若土瓜根及猪胆汁，皆可为导"（《金匮要略·妇人杂病脉证并治》），更有"以桂屑着舌下"者。

（五）阐明"四诊"法则在脾胃病证中的应用

关于"四诊"的论述，《内经》《难经》已有记载，但大多过于简略，系统性、条理性较差。如《灵枢·邪气脏腑病形》说："见其色，知其病，命曰明；按其脉，知其病，命曰神；问其病，知其处，命曰工……能参伍而行者，可以为上工。"《难经·六十一难》说："经言望而知之谓之神，闻而知之谓之圣，问而知之谓之工，切而知之谓之巧……望而知之者，望见其五色，以知其病；闻而知之者，闻其五音，以别其病；问而知之者，问其所欲五味，以知其病所起所在也；切而知之者，诊其寸口，视其虚实，以知其病，病在何脏腑也。经言以外知之曰圣，以内知之曰神，此之谓也图。"仲景大大地发展了《内经》《难经》有关"四诊"的理论，而且将其应用于脾胃病的诊断。以望诊为例，已不限于颜面五色之诊，还注意到鼻，齿，舌苔，大小便的性状、颜色等。

1. 望诊

（1）望肤色：《金匮要略》详论了望病人气色的要点："鼻头色青者，腹中痛，苦冷者死；鼻头色微黑者，有水气；色黄者，胸上有寒；色白者，亡血也，设微赤非时者死；其目正圆者痉，不治；又色青为痛，色黑为劳，色青为风，色黄者便难，色鲜明者有留饮"（《金匮要略·脏腑经络先后病脉证》）。尤在泾注："鼻头，脾之部；青，肝之色，腹中痛者，土受木贼也……"（《金匮心典》）。仲景望诊从鼻部入手，上承《灵枢·五色》精神，开望诊临床实践之端绪，且也说明对脾的重视。另如诊断胃热以"面热如醉……上冲其面"为特征，由此指导投药论治，可"加大黄以利之"（《金匮要略·痰饮咳嗽病脉证并治》）。余如黄疸之"身体尽黄"，阳明病之"面合色赤"（第211条），阴证戴阳，下利清谷，脉沉迟，"其人面少赤"（第317条）都是望色的具体运用。这种简单明了的诊法，一直为后来所沿用。

（2）望舌苔、牙齿：在《伤寒论》中，仲景以舌苔白滑为不可攻下的指针，如"脏结无阳证，不往来寒热……舌上苔滑者，不可攻也"（第133条）；脏结，"舌上白胎（苔）滑者，难治"（第132条）。这些都是察舌诊断的滥觞。在《金匮要略》中，仲景还描述了里实患者在腹满、腹痛时可见黄苔的情形，并以此作为辨治的依据之一，所谓"病者腹满，按之不痛为虚，痛者为实，可下之。舌黄未下者，下之黄自去"（《金匮要略·腹满寒疝宿食病脉证治》）。《金匮要略·惊悸吐血下血胸满瘀血病脉证治》指出，瘀血病人常有"唇痿、舌青、口燥"等特点；《金匮要略·痉湿暍病脉证治》篇还指出，湿家"舌上如胎者"属"丹田有热，胸中有寒"，描述太阳中暍则有"口开前板齿燥"等形证。以上说明，早在温病学家应用察舌验齿方法之前，仲景对此已有丰富经验。

（3）望形态：望形态是仲景望诊的又一特点，常与患者其他证候或情态结合起来描述。如《金匮要略·脏腑经络先后病脉证》云："息摇肩者，心中坚；息引胸中上气者，咳；息张口短气者，肺痿唾沫。"所谓"息"，指一呼一吸。又如《金匮要略·肺痿肺痈咳嗽上气病脉证治》云，肺胀者除有喘息，还可见"目如脱状"。对呼吸困难患者的神志、兼症描述得栩栩如生。在脾胃病的诊断方面，仲景除常用腹部按切诊法外，也极为注意观察患者局部的形态变化。如《金匮要略·腹满寒疝宿食病脉证治》的大建中汤证："腹中寒，上冲皮起，出见有头足，上下痛而不可触近"，不仅论及病人疼痛、呕吐属寒性质，而且将"上冲皮起，出见有头足"这种"上格下拒"的形证形象地展示在读者面前。

（4）辨排泄物的色泽、性状：善于从排泄物、分泌物的性状、色泽等辨别病证是仲景望诊的又一特点。如《金匮要略》辨痰浊以诊断肺痿、肺痈；以汗的性状辨黄汗、历节；以血便见血的先后判断远血近血、确定不同的治疗方药等。在脾胃病的辨证中，仲景主要抓住大小便的性质特点，并结合其余形证分析病机。通常，证属实热，大便多见燥结。证属虚寒，便多清稀。但也并不尽然，如同为脓血便，有脾肾阳虚、下焦滑脱的"下利不止，便脓血"（第307条）；有血分之热灼伤阴络，下利不止的"协热便脓血"（第259条）。同为水样稀便，有燥热在里、热结旁流，其色纯青的"自利清水"（第321条）；有热聚于肠的"大便反溏"（第127条）；也有阳虚寒盛的"下利清谷"（第228条），以及误攻伤脾的便溏（第253条）。这些均说明仲景观察之深入，对望诊之重视。

2. 问诊与闻诊

患者的病史与自觉症状均有赖于主诉和医生问诊。这部分内容包括病程、疼痛不适、口渴与否、恶寒恶热、饮食、二便及平素嗜好、习惯等。《伤寒论》中，有关"酒家""喘家""汗家""淋家""疮家""亡血家"等记载，反映出张仲景问诊之详尽。至于闻诊，仲景依病人言语、呻吟时的情形，提出谵语与郑声的鉴别，所谓"实则谵语，虚则郑声。郑声者，重语也"（第215条），成为区别虚实的一大纲领。此外，《伤寒论》与《金匮要略》都有"腹中雷鸣"的记载，如治疗胃中虚逆、痞硬的甘草泻心汤证和食滞、胃中不和的生姜泻心汤都有此症。特别是后者，还有"干噫食臭"（第162条），涉及排出的气味，这都属闻诊的具体内容。

3. 切诊

仲景对于切诊的贡献，表现在切脉与按胸腹部等方面。

（1）切脉：他对脾胃病的脉象有这样的描述，热盛于阳明则见"脉大"（第191条）；脾胃虚弱、自利则见"脉弱"（第280条）；胃中有热，脾阴不足，则可见"趺阳脉浮涩"（第249条）。在《金匮要略》中，他以"寸口脉浮大，按之反涩，尺中亦微而涩""脉紧如转索无常者"等来诊断宿食，并以"脉数而滑者"属实，"下之愈，宜大承气汤"（《金匮要略·腹满寒疝宿食病脉证治》）。仲景论脉，常将脉象描述与病理病机分析连在一起。这在《金匮要略》尤为常见。如"趺阳脉浮而滑，滑则谷气实，浮则汗自出""少阴脉浮而弱，弱则血不足，浮则为风，风血相搏，即疼痛如掣"（《金匮要略·中风历节病脉证并治》）。再有就是同一脉象可见于不同病证。反之，相同的病证也可出现不同的脉象。最明显的例子如阳明实热可见大脉，而《金匮要略》虚劳也有"脉大为劳"的论述。察脉除应注意脉形大小外，还要看其有力无力，并结合形证分析机理，如此才能得出明确诊断。

（2）按胸腹：按切胸腹是仲景切诊的另一方面。按切诊法始于《黄帝内经》。《素问·举痛论》有"痛甚不可按者，或按之痛止者，或按之无益者"，以及"皆可扪而得也"等记载。仲景继承、发展了《黄帝内经》关于按切诊法的理论，在《金匮要略》中提到,"腹痛按之不痛为虚,痛者为实"(《金匮要略·腹满寒疝宿食病脉证治》),以此作为辨证要点。同篇大建中汤证还提到"痛而不可触近"。此外,肠痈的虚实、脓之有无、痞满与结胸的鉴别,以及大小陷胸汤的应用,攻法可否都以按胸腹为重要依据。由此可见,应用"四诊"方法诊断脾胃病证,乃至外感、内伤各症,在仲景的《伤寒杂病论》中大法已经详备。

(六) 对中医养生和预防医学的贡献

《伤寒杂病论》作为临床医学的不朽著作,也为养生及预防医学留下了宝贵的遗产。例如,《金匮要略》提到,人应"养慎",力求"不令邪风干忤经络,适中经络,未流传腑脏,即医治之。四肢才觉重滞,即导引、吐纳、针灸、膏摩,勿令九窍闭塞;更能无犯王法、禽兽灾伤,房室勿令竭乏,服食节其冷、热、苦、酸、辛、甘,不遗形体有衰,病则无由入其腠理。腠者,是三焦通会元真之处,为血气所注;理者,是皮肤脏腑之文理也"(《金匮要略·脏腑经络先后病脉证》)。又云:"清邪居上,浊邪居下;大邪中表,小邪中里;谷饪之邪,从口入者,宿食也。""五邪中人,各有法度,风中于前,寒中于暮,湿伤于下,雾伤于上,风令脉浮,寒令脉急,雾伤皮腠,湿流关节,食伤脾胃,极寒伤经,极热伤络"(《金匮要略·脏腑经络先后病脉证》)。

以上论述,反映出仲景"未病先防"的思想,对于外感、内伤病证的预防,对于人们的养生保健都有可资借鉴或教益之处。此外,仲景发挥《内经》《难经》的"治未病"理论,并加以提高,体现了"已病防传"或"已病防变"的宗旨。例如,《金匮要略·脏腑经络先后病脉证》云:"上工治未病……夫治未病者,见肝之病,知肝传脾,当先实脾,四季脾旺不受邪……中工不晓相传,见肝之病,不解实脾,惟治肝也。"《伤寒论》第8条云:"太阳病,头痛至七日以上自愈者,以行其经尽故也;若欲作再经者,针足阳明,使经不传则愈。"可见,无论从治则还是治法,仲景都处处着意,防止病邪深入,力求做到防患于未然,而防患尤以顾护脾胃为主。

总之,《伤寒杂病论》十分重视脾胃,亦着眼整体,无论从理论还是从辨证、诊断、立法、治则、方药及各科临床,都为脾胃学说之临床证治奠定了基础。

三、易水学派创立和阐发了脾胃学说

易水学派形成于金元时期,以医学家张元素为代表。其学术观点远绍《黄帝内经》《中藏经》之旨,近承钱乙"五脏辨证"之义,以脏腑寒热的论点分析疾病的发生、演变及辨证治疗。李杲(东垣)传元素之学,在其学术观点的启发下,另开蹊径,阐发《内经》"土者生万物"的理论,创立"脾胃论"。他认为,脾胃之病多因于虚损,临床惯用补中、升阳、益气、益胃诸法,成为补土派的鼻祖。王好古先后曾师承张元素和李杲,他的学术观点与李杲的"饮食失节,劳倦所伤"有共同之处。罗天益亦师事李杲,在脏腑辨证的启示下,既补充了李氏的脾胃学说,复详述了三焦的辨治。

上述各家,其学术观点前后相承,又独具特色,在中国医学史上蔚然形成一大学派。

(一) 张元素倡脏腑议病,分虚实寒热

张元素潜心医学二十多年,临证疗效甚佳,为易水学派的创始人。其医学思想主要源于《黄帝内经》《难经》;间取《华氏中藏经》、钱乙《小儿药证直诀》等,又受到刘完素《素问玄机原病式》的一定影响。张氏的著述,相传有《药注难经》《医方》三十卷,均已散佚;杜思敬辑《济生拔萃》,录有《洁古家珍》和《珍珠囊》,然均残缺已甚。唯有《医学启源》和《脏腑标本寒热虚实用药式》比较完好地存世。《用药式》一书,李时珍录之于《本草纲目》,赵双湖刻之于《医学指归》,周学海再刊入其《丛书》之中。脾胃学说可以说以《医学启源》和《用药式》为代表之作。其对脾胃学说的形成和发展做出了突出贡献。

1. 以脏腑辨证说指导脾胃病治疗

张元素接受前人的经验,结合自己数十年的临证实践,形成从脏腑寒热虚实以言病机辨证的学说体系。

张氏脏腑议病的主导思想,使他对于脾胃虚实病证的治疗有了比较系统、完整的方法。他提出:脾脏病时,土实泻之,方法有泻子、吐下;土虚补之,方法有补母、补气、补血;本(指"本病",下同)湿除之,方法有燥中宫,洁净腑;标(指"标病",下同)湿渗之,主要是开鬼门。胃腑病时,胃实泻之,主要是泻湿热饮食;胃虚补之,主要是补胃气以胜湿热,散寒湿;本热寒之,主要是降火;标热解之,主要是解肌。并举数药以为例,让学者因意而充之。由此可以看出,张氏根据脾喜温运、胃宜润降的特点,分别确立了治脾病宜守、宜补、宜升,治胃病宜和、宜攻、宜降的原则,可谓深得治脾胃病的奥旨。

此外,张元素所创制的枳术丸一方也颇体现出其"养胃气"的治疗思想。"枳术丸,治痞,消食,强胃。白术二两,枳实麸炒黄色、去穰一两。右同为极细末,荷叶裹烧饭为丸,如梧桐子大。每服五十丸,多用白汤下,无时"。张氏以白术用量重于枳实一倍,是以补养脾胃为主兼治痞消食。正如其方后自注所言:"白术者,本意不取其食速化,但令人胃气强实,不复伤也。"方中配以荷叶,是取其芬芳升清,引胃气得以上升;更以米饭为丸,与白术协力滋养胃气,使胃气增强而不再内伤。此亦罗谦甫所说的"洁古老人有云养正积自除"的意义所在。

2. 制方遣药着重调治脾胃

对于药物的研究,张元素是以《黄帝内经》理论为指导,参以五运六气之说,从药物的气味、补泻、归经等进行研究的。

《素问·阴阳应象大论》云:"味厚者为阴,薄为阴之阳;气厚者为阳,薄为阳之

阴。"药物的气味，气为阳，味为阴。从气味中分厚薄，即阴阳中又分阴阳，说明气薄者未必尽升，味薄者未必尽降。为此，张氏在《医学启源》中叙述药物分类时，非常注重气味厚薄以及升降浮沉的异同及其辩证关系，据此制订了药类法象，将药物分为五类。他在"湿化成"类写道："戊土其本气平，其兼气温凉寒热，在人以胃应之；己土其本味淡，其兼味辛甘咸苦，在人以脾应之。"又列举黄芪、人参、甘草、半夏、白术、苍术、陈皮、青皮等药凡21味，阐明其气味厚薄、升降浮沉的特点，以及在脾胃病中的应用。

关于药物补泻，张氏根据《黄帝内经》理论亦有所阐发。《素问·脏气法时论》说："脾苦湿，急食苦以燥之。"张氏治脾病主张用白术燥脾湿。《素问·脏气法时论》又说："脾欲缓，急食甘以缓之，用苦泻之，甘补之。"张氏在临证治脾病时，用甘草缓脾、黄连泻脾、人参补脾。

至于药物的归经，则为张元素的创见。他认为，取各药性之长，使之各归其经，则药专力宏，疗效更著。他认为，脾胃病的用药，如同泻火药，黄芩清大肠火，石膏泻胃火。在引经报使药的运用上，他认为，阳明胃与大肠经病，在上用升麻、白芷，在下用石膏；太阴脾经病，用白芍药。

张元素制方，是以药物气味与病机的协调为基础、以五行相生相克为法则的。关于脾胃病的制方原则，他说："脾、土、甘，中央化成之道也，失常则病矣。湿淫于内，治以苦热，佐以咸淡，以苦燥之，以淡泄之。"根据这一原则，张元素列举了当归拈痛汤一方。他说："当归拈痛汤，治湿热为病，肢节烦痛，肩背沉重，胸膈不利，遍身疼遍，下注于胫，肿痛不可忍。经云：湿淫于内，治以苦温，羌活苦辛，透关利节而胜湿；防风甘辛，温散经络中留湿，故以为君。水性润下，升麻、葛根苦辛平，味之薄者，阴中之阳，引而上行，以苦发之也。白术苦甘温，和中除湿；苍术体轻浮，气力雄壮，能去皮肤腠理之湿，故以为臣。血壅而不流则痛，当归身辛，温以散之，使气血各有所归。人参、甘草甘温，补脾养正气，使苦药不能伤胃。仲景云：湿热相合，肢节烦痛，苦参、黄芩、知母、茵陈者，乃苦以泄之也。凡酒制药，以为因用。治湿不利小便，非其治也。猪苓甘温平，泽泻咸平，淡以渗之，又能导其留饮，故以为佐。气味相合，上下分消，其湿气得以宣通矣。"详细阐明了方义，这不仅是启示后学者处方用药的范例，对治疗湿热所致的脾胃病的处方用药亦有很大启发。

总之，张元素以脏腑辨证说指导脾胃虚实病证的治疗，以及在制方遣药上对治疗脾胃病的贡献，直至今日仍具有较大的指导意义。必须指出的是，他在运用"亢害承制"的理论分析一些病证的病机时或有片面之处，不过从其整个学术成就来说，仅属"白圭之玷"而已。

（二）李杲著述《脾胃论》

李杲师从张元素学医，继承了张氏的医学理论和经验，并有所阐扬和发展。他在张氏脏腑议病的启示下，深入研讨了《内经》《难经》《伤寒论》等古典医籍，并通过长期临证实践，积累了治疗内伤疾病的丰富经验，独树一帜地提出了"内伤脾胃，百病由生"的见解，形成了脾胃学说，成为"补土派"的创始人，为充实和发展中医学做出了卓越的贡献。李杲的著述有《脾胃论》《内外伤辨惑论》《兰室秘藏》等。在这些著作里，李氏系统地阐述了脾胃学说，提出了较为完整的理论，阐明了脾胃的生理功能、内伤疾病的病因病机及其辨证论治等，创立了一系列治疗脾胃病的有效方药，故后世有"外感宗仲景，内伤法东垣"的说法。

1. 阐发脾胃的生理功能

（1）脾胃为人体元气之本：中医学认为，人身元气是维系生命的根本，而元气之充养有赖于胃气。元气之说，始于《难经》，认为命门为元气之所系，李氏则提出脾胃是元气之本。他说："真气又名元气，乃先身生之精气，非胃气不能滋之。"又云"夫元气、谷气、荣气、清气、卫气，生发诸阳上升之气。此六者，皆饮食入胃，谷气上行，胃气之异名，其实一也。"他认为，元气是健康之本，元气之充足皆由脾胃之气无所伤，而后能滋养元气的缘故。若脾胃之气既伤，则元气亦不能充而衰少，元气衰则疾病所由生。李氏认为，元气之盛衰全在脾胃，所以他很重视调理脾胃。正如他所说，"养生当实元气"；"欲实元气，当调脾胃"。

（2）脾胃为精气升降运动之枢纽：李杲说："盖胃为水谷之海，饮食入胃而精气先输脾归肺，上行春夏之令，以滋养周身，乃清气为天者也。升已而下输膀胱，行秋冬之令，为传化糟粕，转味而出，乃浊阴为地者也。"他从一年之气的升降，春夏地气升浮而生长，秋冬天气沉降而杀藏，唯长夏土气居于中央为浮沉变化的枢纽，推而认为人身精气的升降运动亦赖脾胃居于其中以为枢纽。为此，他告诫人们：要顺四时，起居有时，避寒暑，饮食有节，顾神志，不暴喜怒。如此方能"四时均平而无偏胜则安"。他指出，假若脾胃受到损伤，便会出现两种升降失常的病变，即"损伤脾胃，真气下溜，或下泄而久不能升，是有秋冬而无春夏，乃生长之用。陷于殒杀之气，而百病皆起；或久升而不降亦病焉"。

不过，李杲在升降问题上特别强调生长和升发的一面。为此，在理论上他非常重视升发脾的阳气，强调升发脾胃之气的重要性，指出，"胃虚则脏腑、经络皆无所受气而俱病"，"脾胃虚则九窍不通"，"胃虚，元气不足，诸病所生"；在治疗善用升麻、柴胡（《脾胃论》中，柴胡用过20次，升麻用过24次），以遂其生升之性。李杲在主张升发脾胃之气的同时，也注意潜降阴火，不过在掌握上有主次常变罢了。

2. 论述"脾胃内伤"的病因

李杲指出："内伤脾胃，百病由生。"又云："百病皆由脾胃衰而生也。"这是因为脾胃内伤虚弱，不能生化气血。气血不足，则内不足以维持身心的活动，外不足以抗御病邪的侵袭，从而引起疾病的发生。他指出，脾胃内伤的病因主要有四个方面。

（1）饮食不节："夫饮食不节则胃病，胃病则气短精神少，而生大热，有时而显火上行,独燎其面……既病则脾无所禀受……故亦从而病焉"。李氏认为,"饮食损胃",饮食不节则先伤及胃,胃伤而后脾病。

(2)劳役过度:"形体劳役则脾病,病脾则怠惰嗜卧,四肢不收,大便泄泻。脾既病则其胃不能独行津液,故亦从而病焉"。李氏认为,"劳倦伤脾",劳役过度,累及肌肉、四肢,先伤及脾。因津液须赖脾机以运,今脾虚则不能为胃行其津液,故脾病而胃亦同时受病。

(3)情志内伤:"此因喜、怒、忧、恐,损耗元气,资助心火。火与元气不两立,火胜则乘其土位,此所以病也"。这是由于情志不遂,每能引起心火偏盛,心火盛则必乘土位而损元气。这里李氏以心火为阴火,此为壮火,能食气。

(4)外感时邪:"肠胃为市,无物不受,无物不入。若风、寒、暑、湿、燥一气偏胜,亦能伤脾损胃"。这说明外感时邪也能内伤脾胃。

这四种病因中李氏颇重视情志因素在发病过程中的先导作用。他说:"皆先由喜、怒、悲、忧、恐,为五贼所伤,而后胃气不行,劳役饮食不节继之,则元气乃伤。"元气既伤,则"邪之所凑,其气必虚",故又易感受外邪。由此可见,李氏认为,内伤病的形成常是上述因素相互影响、综合作用的结果,然又都归之于脾胃损伤。

3. 阐述"脾胃内伤"的病机

李杲认为,脾胃内伤之所以发病,主要病机是脾胃气机失调,升降失司。他对《素问·五常政大论》之"阴精所奉其人寿,阳精所降其人夭"的理论大加阐发。

李杲说:"阴精所奉,谓脾胃既和,谷气上升。"他认为,脾胃居中焦,是精气升降运动的枢纽,升则上输于心肺,降则下归于肝肾,因而脾胃健运,脾升胃降,清升浊降,才能气机调和,维持正常的升降运动,维持"清阳出上窍,浊阴出下窍,清阳发腠理,浊阴走五脏,清阳实四肢,浊阴归六腑"的正常功能。若脾胃气虚,升降失司,则内而五脏六腑,外而四肢九窍都会发生病证。例如,李氏论内障眼病时说:"元气不行,胃气下流,胸中三焦之火及心火乘于肺,上入脑灼髓,火主散溢,瞳子开大。"又说"脾胃既为阴火所乘,谷气闭塞而下流,即清气不升,九窍为之不利",都是因为脾胃气虚、气机失调、升降失司、五脏无所禀气所致。

李杲指出,"阳精所降,谓脾胃不和,谷气下流",亦即脾胃气虚,元气不足,清阳不升,则谷气下流,阴火上乘;反之,脾胃之气充足,元气充沛,则阴火自降。他称这种阴火为"元气之贼",并说"脾胃气衰,元气不足,而心火独盛。心火者,阴火也。起于下焦,其系系于心。心不主令,相火代之。相火,下焦包络之火,元气之贼也。火与元气不两立,一胜则一负"。李氏所指的阴火也包括相火,即脾胃气虚的阴火。脾胃气虚,则元气陷而阴火升。阴火越升,元气越陷,则脾气越不升,谷气越下流,以致气血无所化生,脏腑百骸官窍皆无所养而为病,外邪亦更易乘虚而入成患。

李杲就是运用《内经》理论,从脾胃升降之机来阐述"火与元气"邪正消长的。李氏为了解决"升阳"与"泻火"的矛盾,首先以甘温之剂升其阳,补其中,再佐甘寒以泻火，这是很有创见的。

4. 明确内伤外感病及气虚发热的辨证要旨

在《内外伤辨惑论》中，李杲以辨阴证、阳证为鉴别内伤与外感病的总纲，从辨脉、辨寒热、辨手心手背、辨口鼻、辨筋骨四肢、辨渴与不渴等十二辨列举了鉴别诊断的要点。这些鉴别方法与要点都是李氏从长期临证中总结的经验，对内伤外感病的辨证不仅有理论上的发挥，也具有临床实用价值。尤其对内伤中的（阳）气虚发热，更独创性地论述了气虚发热的病因病机、临床证候及其治疗法则，应该说，这是李氏学术思想的卓越贡献之一。

5. 创制"甘温除热"和"升阳散火"两大治法及其制方遣药法度

综观李氏《脾胃论》的精髓，是以脾胃内伤为发病之由，以脾胃（阳）气虚、脾胃气机失调、升降失司为主要病机，以升发脾阳为治疗之本。为此，他创制了"甘温除热"和"升阳散火"两大治法。他创制的主要方剂都是根据《黄帝内经》"劳者温之，损者益之"的原则，用参、芪、术、草等甘温药以补中；根据"陷者举之"之意，用升、柴、葛等品以升阳，佐以甘寒以泻阴火，使阴火戢敛下降，借以解决火与元气不两立的矛盾。其代表方为补中益气汤和升阳散火汤。前方甘温能除大热，以甘温益气治本，而除阴火之源。后方是以甘温益气，并引脾胃中清气上行阳道治本，再加以升散发越，使郁者得伸而阴火自散。两方对中医药学的贡献和对后世医家的影响可谓重大。

《脾胃论》全书，除异功散、五苓散、备急丸、三黄丸等少数几个处方是引用前人的成方外，李氏自创了 59 首方剂（其中也包括其师张洁古的白术散和枳术丸），包括升阳补气、升阳顺气、升阳散火、升阳除湿、升阳益胃等治法，共用中药 103 种，其中用过 1 次的 43 种，2 次的 14 种，3 次的 8 种，4 次的 4 种，5～9 次的 20 种，10～19 次的 6 种（苍术、黄柏、羌活、茯苓、半夏、泽泻），20～29 次的 7 种（人参、陈皮、升麻、当归、白术、黄芪、柴胡），30 次以上的 1 种，即甘草，共用 34 次。从中可以看出，李氏在《脾胃论》一书中的用药药味相对集中，也反映了他益气升阳兼泻阴火的主导思想。这些方剂和治法是他依据数十年的临床经验而制定的，在理论和实践上都具有独创性，而且目前用之于临床仍有显著疗效。

此外，李氏还拟定了一些以补脾胃为主的扶正祛邪方剂，如清暑益气汤、通气防风汤、升阳除湿防风汤等。他虽然是补土派的创始人，但他并不忽视辨证论治，强调临床要不执成方、随症加减。以补中益气汤为例，补中益气汤及其加减方（如升阳益胃汤、草豆蔻丸、圆明内障升麻汤、清燥汤、丁香茱萸汤等）共有 27 方（《脾胃论》有 11 方；《内外伤辨惑论》有四方，与《脾胃论》同；《兰室秘藏》有 21 方，其中五方与《脾胃论》同），可治疗多种内伤外感、虚实相兼的疾病。对于实证，他本着"实则泻之"的原则，也应用一些含有巴豆、大黄之类的三黄丸、神保丸和备急丸等。对于胃阴亏损，则提出滋降之法，认为"湿能滋养于胃，胃湿有余，亦当泻湿之太过也；胃之不足，惟湿物能滋养"。这一论点对清代叶天士关于"养胃阴"的学术思想有很大启示。

李氏用药的特点是，用量轻，主次分明，立法严谨，并有病禁、时禁和药禁之说，很有可取之处。对于脾胃病，李氏还提倡食养。他说："须薄味之食或美食助其药力，益升浮之气而滋其胃气，慎不可淡食以损药力，而助邪气之降沉也。"若有食积，则主张控制饮食，"损其谷，此最为妙也"。

总之，李杲的《脾胃论》与《内外伤辨惑论》两书比较完整地代表了他的学术思想，既继承了《内经》《难经》的学术思想及仲景、洁古等人的理论观点，又提出了新的独创性见解，如"百病皆由脾胃衰而生"，治之"惟益脾胃之药为切"。这一见解至今仍有较大的临床指导意义。但后世医家认为，脾胃论也有不足之处，提出"东垣详于治脾，略于治胃；详于升脾，略于降胃；详于温补，略于清滋"。华岫云也说："盖东垣之法，不过详于治脾，而略于治胃耳……以治脾之药笼统治胃。"有人认为，李杲对阴火的解释也有些牵强之处。这些议论反映了后世医家对《脾胃论》的评价，既肯定它的卓越贡献，也指出其不足之点，确为中肯。

李杲学术思想的亲承授受者，前有海藏，后有天益，二人对李杲脾胃学说既有继承又有新的阐扬。朱丹溪虽为刘河间的三传弟子，但亦汲取了李杲的学说。明代以后，私淑李杲的医家则更多。如薛立斋、张景岳、李中梓、叶天士等人，无论在理论研究或治疗实践中，都景仰李氏学说而有新的建树。可见，李氏学说在中医药学发展史上的影响是非常深远的。

（三）王好古阐发脾胃之阴证

王好古先与李杲同师于张元素，而王氏年辈较晚，张元素去世后他习业于李杲。因此，王氏的学术思想，源于《内经》《伤寒论》等经典，又受到张元素的脏腑议病和李杲的脾胃学说的深刻影响。他敷陈李杲的医学理论，如"用药法象"和"伤寒辨证"都有独特见解。王氏所著的《汤液本草》，总结了李杲的用药法则；所著的《此事难知》《医垒元戎》，阐述了李杲的伤寒辨证及其治伤寒的大法，其理论和用药都超出和发展了仲景论治的范围。又著有《阴证略例》等书，其中《阴证略例》是代表作。其对脾胃学说发展的主要成就体现在以下方面：

1. 提出阴证论，补李氏"辨阴证阳证"理论之不足

王好古受张元素脏腑议病、重视辨脏腑虚实的影响，独重视脏腑虚损的一面；受李杲脾胃学说重视脾胃气虚的影响，又重视三阴证阳虚的一面，由此奠定其阴证学说的基础。麻信之为王氏的《阴证略例》作序并追述其说云："伤寒，人之大疾也，其候最急，而阴毒证为尤惨，阳则易辨而易治，阴则难辨而难治。"这可能是王氏著《阴证略例》的主要原因之一。该书对阴证的病因、诊断和治疗等都做了详细的分析。李杲虽系统阐述了脾胃学说，但只阐发了"饮食不节""劳役过度""情志内伤"所造成的"阴火炽盛"的热中证，而对内伤冷物遂成"阴证"的论述还不够。王氏提出阴证论，从伤寒阴证立法，指明阴证系由内伤冷物所引起，这就补充了李杲"辨阴证阳证"理论之不足。

2. 阐述阴证的病因病机

王好古认为，"人本气虚实"是决定"阴证"是否发病的主要原因。他说："有单衣而感于外者，有空腹而感于内者，有单衣、空腹而内外俱感者，所禀轻重不一，在人本气虚实之所得耳；岂特内寒饮冷、误服凉药而独得阴证哉！重而不可治者，以其虚人，内已伏阴，外又感寒，内外俱病，所以不可治也。"意思是说，外感寒、内饮冷都是外因；"人本气虚实"是内因，这才是决定的因素。若人本气实，则虽感寒饮冷，均不足以使人致病；人本气虚，虽感寒饮冷不甚，或既未感寒又未饮冷，但因"内已伏阴"，亦可发为阴证。当然，人本气虚也包括人的脾胃之气本虚在内，而且感寒饮冷又常易损伤或加重脾胃之（阳）气虚，故王氏这一论点对发展脾胃学说和指导临床是很有意义的。

王氏又说："洁古既有三阴可下之法也，亦必有三阴可补之法。予欲举此内伤三阴可补之剂，未见仲景药，时人皆不言三阴；既举仲景药，分而三之，皆得知有三阴也。"他认为，"内伤三阴可补"，又列举仲景当归四逆汤、通脉四逆汤、理中丸等方证阐明内伤三阴的病机。其中，理中丸是仲景用以治霍乱"寒多不用水者"和"大病瘥后，喜唾，久不了了，胸上有寒"者，统属中焦脾胃虚寒之症。王氏阐明了太阴虚证的病机乃脾胃虚损、津气不营于肌腠所致，谓"若面黄洁，脉浮沉不一，缓而迟者，伤在太阴也"。这对病机属脾胃虚寒的脾胃病论治是很有现实指导意义的。

3. 受"补脾阳"之启示而论治阴证

王好古虚心治学，精研极思，在写完《阴证略例》时自述道："予作《阴证论》一书，其本有三：有多寡之异焉……何日复得吾东垣先生一问之，吾之心始可以少安矣。"他有这种钻研精神和谦虚态度，所以能取得历史性成就。

王好古吸收仲景辨证伤寒的精髓，总结李杲治伤寒的大法，精审地鉴别阴证，特别是对"阴盛格阳"的"阴证似阳"和真阴证的辨析尤为精到，突破了张元素、李杲论治伤寒的范围。他在《阴证略例》一书中阐明了"阴证似阳"误为"阳证"的危害，分别列为"论评言妄语有阴阳""论下血如豚肝""论阴证发渴""论阴证发热"等，但实质都是阴证，而出现"阳证"的假象，不能误作阴证论治。王氏在卷后记有"阴证治验录"案例。如"脾印将军完颜公之子"验案，王氏以脉沉涩和胸膈、四肢无大热诊为内寒，亦属外阳内阴证。患者表现的饮食冷物、内伤脾胃、外现假热与李杲所说的脾胃内伤的热中证大致略同。所不同的是，本案是脾阳伤，而不是脾阳下陷，故王氏不用升柴，而以调中汤（理中汤加茯苓）温养脾胃治之而愈。又如"路州秦二母"验案，王氏以脉极紧断为寒凝，属阴血证。患者为饮冷太极、脾胃过寒、血被寒凝过久所致，予以（李杲）胃风汤加桂附治之而愈。再如"宝丰候君辅之"验案，王氏以脉极沉细易辨，断为阴证无疑，证属阴狂证，亦为阴证似阳，以理中丸治之而愈。

观以上验案可窥其在补脾阳的启示下论治阴证之一斑。

从王好古所搜集的方剂来看，他在治疗方面是主张温养脾肾的。如返阴丹、回阳丹、火焰散、霹雳散、正阳散等都是以附子为主药的温肾方剂，有的还是与硫黄并用的峻剂，如附子散、白术散、肉桂散等，则为脾肾双补之剂。此外，王氏还自拟治疗内伤饮冷（冷物）兼外感风寒的方剂，如神术汤、白术汤、黄芪汤、调中丸等（上述方剂均见于《阴证略例》）。可见，王氏与李杲相比，已是主张温养脾肾、兼论外感、并重在肾了。

总之，王好古在继承张元素、李杲两家学说的基础上，又对阴证的理论和实践阐发较深，这对脾胃学说的发展起了一定的推动作用，对后世医家治疗阴证也很有启发。

（四）罗天益以三焦论治脾胃

罗天益从李杲学医十余年，对李杲的学术思想有极为深透的理解与心得，无怪乎《卫生宝鉴·胡广序》誉之已达"升堂入室"的境界。其代表作《卫生宝鉴》，全书二十四卷，补遗一卷。从《蒋用文序》中较为中肯的评语以及全书的主要内容不难看出，罗氏是以《内经》《难经》的理论为依据，师承李杲之学，又旁采诸家之说，结合个人经验而写成此书的。尤其难得的是，罗氏的许多理论主张都是通过临证实践来说明的。所以说，他不愧为后学者理论结合实践的楷模。

1. 发扬李杲脾胃学说，不拘泥前人成法

罗氏对《内经》有深入的研究，他在李杲的指导下，曾历时三年，数易其稿，编纂成《内经类编》。其学术思想，不仅全面而系统地继承了李杲的学术理论，而且有所发挥。如他论述脾胃的生理功能时说，"《内经》曰：肝生于左，肺藏于右，心位在上，肾处在下，左右上下，四脏居焉。脾者土也，应中为中央，处四脏之中州，治中焦，生育荣卫，通行津液，一有不调，则荣卫失所育，津液失所行"。"胃者卫之源，脾者荣之本……脾胃健而荣卫通"，精辟地阐发了脾胃在脏腑中的地位及其与营卫津液的关系。

在论述脾胃为饮食所伤的病机时，李杲笼统地指出："饮食不节则胃病。""若胃气之本弱，饮食自倍，则脾胃之气既伤，而元气亦不能充，而诸病之所由生也。"罗氏则从实践出发，不仅认为"食物饱甚，耗气非一"，而且又分别提出"食伤脾胃论"和"饮伤脾胃论"。尤其告诫人们：酒味苦甘辛，火热有毒，"若耽嗜过度，其酷烈之性，挠扰于外；沉滞之体，淹滞于中。百脉沸腾，七神迷乱。过伤之毒一发，耗真之病百生"，从而强调了脾胃为饮食所伤有饮伤和食伤之分，比之李氏所说更加明确。由于李杲的内伤学说认为脾胃内伤之所以发病，主要病机是脾胃气机失调、升降失司，是"火与元气不两立"的矛盾所致，所以在论述脾胃为劳倦所伤的病机时，李杲着重阐述了内伤热中证，指出："饮食损胃，劳倦伤脾，脾胃虚则火邪乘之而生大热。"而罗氏则结合临证治验，在《卫生宝鉴》中分别列出"劳倦所伤虚中有寒"和"劳倦所伤虚中有热"，从而强调了脾胃为劳倦所伤有虚寒与虚热之辨，较之李氏所说更有条理。

罗氏在医疗上很重视整体观念。这表现在他重视脾胃的同时，还非常重视其他各脏器对脾胃的影响。如他在《泄痢论》中说，"夏至则火盛而金去，独火木旺而脾土损矣。轻则飧泄……重则下痢、脓血稠黏、里急后重"，分析了飧泄和痢疾，可因肝胆火旺而损伤脾胃所致。他又在阐述草豆蔻丸治"因饥饱劳役，脾胃虚弱"引起的心胃病时指出，这是由于脾胃气弱而"不能滋荣心肺，上焦元气衰败，因遇冬冷，肾与膀胱之寒水大旺，子能令母实，助肺金大旺相辅"，"以大寒大燥二气，并而乘之"，于是克心乘脾，所以"胃脘当心而痛"。这说明罗氏对某些疾病的认识，不是孤立地单从受病脏器的本身来观察，而是进一步从与其有关的其他脏器去加以分析。

2. 分析病证重在脾胃又独详于三焦

罗天益继承张元素、李杲之说，在脏腑辨证的启示下，分析病证时非常重视脾胃，但他又独详于三焦辨治。在《黄帝内经》理论的基础上，他还认为饮食不节能造成三焦气机升降失常而致肠胃受伤。在"饮食自倍肠胃乃伤治验"中，他说："《内经》曰水谷入口，则胃实而肠虚，食下则肠实而胃虚，更虚更实，此肠胃结化之理也。今饮食失节，肠胃俱实，胃气不能腐熟，脾气不能运化，三焦之气不能升降，故成伤也。"所以投以备急丸、无忧散，使患者得吐又利，三焦气机渐复调畅而愈。由于罗氏论病注重三焦气机，故其审证用药又有辨治上、中、下三焦之不同。他在《卫生宝鉴》的《泻热门》篇中阐明了辨治热病有"上焦热""中焦热""下焦热"之分，在《除寒门》篇中又论述了辨治寒病有"上焦寒""下焦寒"之别，并提出了各自施治的方药。其理论和方药尽管还不十分完备，但对后世研究三焦病机仍有一定的启迪。

3. 治疗脾胃病有独到见解

罗氏治疗脾胃病的立法用药特点是：重甘辛温补，慎用寒凉，反对滥用下法，但又不拘泥。

罗天益说："健脾者必以甘为主……《黄帝针经》云：荣出中焦、卫出上焦是也。卫为阳，不足者益之必以辛；荣为阴，不足者补之必以甘。甘辛相合，脾胃健而荣卫通。"又云："凡人之脾胃，喜温而恶冷。"所以，他治脾胃病善用甘辛温补，慎用寒凉。这与李杲的学术主张是一致的。如他用《黄帝内经》关于"风寒伤形，忧恐忿怒伤气"和"形乐志苦，病生于脉"等理论，分析顺德张安抚的中风病；认为这是人之气"不能生发上行"所致，从而确定了升阳补脾的治法。

罗氏博采众长，又有丰富的临证经验，故他遣方用药较为灵活。如他治气虚头痛，汗后头越痛，痛甚不得安卧，恶风寒而不喜饮食，气短而促，语言而懒之证，以升阳补气之法，在李杲创制的补中益气汤中加入白芍酸收为臣，加川芎、蔓荆子、细辛辛温体轻浮，清利空窍为使，拟为顺气和中汤，二服痊愈。又如，他在补中益气汤中加入生甘草、白芍、黄柏，拟为人参益气汤治愈一例误用汗下，以致津气大伤的狂乱抽搐证。再如，他治妇女崩漏带下，从"人之身内，谷气为宝"出发，认为当"先补胃气以助生发之气"，而"甘能生血，此阳生阴长之理"，主张"用诸甘剂"。他所拟益胃升阳汤一方，也是在补中益气汤中加入炒曲、生黄芩，改当归为当归身而成。

罗氏慎用寒凉，反对滥用下法的主张，目的在于扭转轻易使用下法的时弊。这在他所著的《卫生宝鉴·药误永鉴》中得到阐发。如他在分析李人爱之子"因劳役渴饮凉茶，及食冷饮"而心下痞，却被庸医误用攻法致死一症时，认为："李人以俳优杂剧为戏，劳神损气而其中疹然，因时暑热，渴饮凉茶，脾胃气弱，不能运化而作痞满，以药下之，是重困也。"之后他在分析一妇新产因食生冷硬物而腹中痛，被误用攻法导致死亡一症时说："人以血气为本。今新产血气皆损，胃气虚弱，不能腐熟生硬物，故满而痛也。复以寒剂攻之，又况夏月阴气在内，重寒相合，是大寒气入腹，使阴盛阳绝，其死何疑。"再如他在分析晋才卿因恣食膏粱而病衄，却误服苦寒泻下药以致衄未除而变证又起一症时指出："彼惟知见血为热，而以苦寒攻之，抑不知苦泻土。土，脾胃也。脾胃，人之所以为本者。今火为病而泻其土，火固未尝除而土已病矣。"

虽然罗氏慎用寒凉而反对滥用下法，但是他并不拘泥于此，有可下之证亦即下之。如在治一青年因过食烧肉过饮乳汁而致腹胀如鼓、疼痛闷乱、坐卧不安一症时，他明确阐明：用峻急之药，虽是其平日所戒，但是"烧肉干燥，因而多食则致渴饮，干肉得乳之湿，是以滂满于肠胃，肠胃乃伤，非峻急之剂则不能去"。于是投以攻下涌吐之剂，待患者"腹中空快，渐渐气调"之后，予少量薄粥调养三日，才再以参术之药调其中气，治愈患者。

4. 理论阐发以临证治验为依据

罗氏的治学精神是以临证实践为主，不空谈理论。为此，其理论主张往往贯穿在他通过临证治验而阐述的各种论说之中。

罗氏强调脾胃为饮食所伤有饮伤和食伤之分，强调脾胃为劳倦所伤有虚寒与虚热之辨的主张，其论病注重三焦气机的主张，其慎用寒凉而反对滥用下法的主张，都是通过临证实践阐述的。

此外，如在分析足胫跗肿而痛的"脚气"病因病机及其治法时，他基于《黄帝内经》理论，从临证实践出发，指出南方之人得之是因"其地卑湿，雾露所聚"；"清湿袭虚伤于下"；北方之人得之，"盖多饮乳酪醇酒，水湿之属也，加以奉养过度，以滋其湿水之润下，气不能煦之，故下疰于足，积久而作肿满疼痛。此饮之下流之所致也"。所以，其治法也不同。当"察其地势高下，详其饮食居处，立为二法。一则治地之湿气，一则治饮食之下流"，并附以治验证明之。又如，针对"无病之人"立春后乱服宣药的时弊（"世传宣药，以牵牛、大黄之类"），他从《黄帝内经》的养生理论出发，告诫说"春初服宣药者，乃伐天和而损脾胃，非徒无益而又害之"。他又在《无病服药辨》中列举了三个病例，进一步阐明"无病之人"在春初乱服苦寒泻下之品，会损伤脾胃而致病的道理。

再如，对患者不潾吉歹，因饮酒过度，"遂腹痛肠鸣，自利日夜五十余行，咽嗌肿痛……舌本强，涎唾稠黏，欲吐不能出……言语艰难，反侧闷乱，夜不得卧"一例，罗氏根据仲景的"急当救里"和"急当救表"的原则，首先确定患者"胃气不守，下利清谷，腹中疼痛"，急当救里，又指出"虽宜急治之，比之咽嗌，犹可少待"。因为，咽嗌肿痛之疾治迟则会塞咽，导致气不通而死亡，故宜急治。于是他"砭刺肿上，紫黑血出，顷时肿势大涗"，之后用清热利咽之剂治之。患者语言声出后，以辛热之剂温中散寒，化食燥湿，"不数服，利止痛定，后胸中闭塞，作阵而痛"。他又根据《灵枢》关于气的理论认为，这是患者"年高气弱，自利无度，致胃中生发之气不能滋养于心肺"所致，故再以异功散加升麻、人参温养脾胃，升阳益气，不数服，患者痊愈。他用实践验证了《黄帝内经》关于"标本缓急"理论对治脾胃病的临床指导意义。

罗氏在其师李杲的指导下编成的《内经类编》虽已散佚不存，但该书的编撰成集说明，罗氏对《黄帝内经》的研究是很深的。在《卫生宝鉴》全书的四个部分中，几乎无一不是通过实践来验证理论，或以理论来指导实践的。可见，其学术成就和类编《内经》的工作，是与他反复临证实践分不开的。他在《名方类集》中所说的"予受学于东垣先生，先生授以内经要奥，仍授以制方之法……古今名方，亲获效者，类以成书"，完全可以概括其医学渊源和治学精神。罗氏对李杲的学术思想理解深透，并有所长。他既继承了李杲脾胃学说又发扬之，并善于汇通张、李之说而自成一体。清初喻嘉言说："见过于师，方堪传授，见与师齐，减师半德，谦甫真不愧东垣弟子矣。"这是十分正确的评论。

四、温补学派充实和发展了脾胃学说

温补学派崛起于明代，其形成与当时的医风时弊有关。因明代不少医家偏执苦寒降火，动辄用寒凉之剂常损人脾胃，克伐真阳，易于产生虚损之证。温补学派则正是在纠正这种时弊中诞生的，并曾起到积极的防病治病作用。

温补学派强调温补脾胃和肾气，善用甘温之品。薛己为温补学派之先驱，主张脾肾并重，擅长采用补中益气、温肾益阳治则以治疗疾病。其后有张景岳和李中梓等，皆承其余绪，而各有发挥。张景岳全面分析脾胃病的病因病机，突出阐述了脾胃与诸脏腑之间相互依赖、相互影响的整体关系。张氏善辨虚寒，擅用温补，在推动脾胃学说发展上卓有建树。李中梓明确提出"后天之本在脾，脾为中宫之土，土为万物之母"，认为"一有此身，必资谷气。谷入于胃，洒陈于六腑而气至，和调于五脏而血生，而人资之以为生者也。故曰后天之本在脾"，阐明了脾胃对人体生命活动的重要作用。李氏在临证治验上善用温补、升提和淡渗诸法治疗脾胃虚损等证，确有丰富的经验，对后世医家治疗脾胃病很有参考价值。

（一）薛己重脾肾成为温补派先驱

薛己的学术观点源于《内经》，并深受李杲脾胃学说的影响。他援引经旨，潜心研究，致力著述，成一家之言，善用甘温以升发脾胃之阳气，临证注重脾与肾之辨证，治疗用药以温补著称,对后世医家之温养理虚颇多启发。

1. 阐发脾胃病因

李东垣认为,导致脾胃病的原因与饮食不节、劳役过度及情志偏激有关。

薛己对脾胃病病因除赞同东垣的论点外,还认识到命门火衰亦能导致脾胃虚损。正如他所说,"命门火衰,不能生土,土虚寒使之然也"(《内科摘要·命门火衰不能生土等症》)。"命门火衰而脾土虚寒"(《明医杂著·泄泻》)。

2. 注重脾胃生理

李东垣是从《黄帝内经》的气机升降理论和元气与脾胃的关系阐述脾胃生理的。他认为,脾胃居于人体升降的中部,起着枢纽的作用。他强调指出,升清、降浊二者之中升发的一面是主要的。

薛己对于脾胃生理的认识,不但完全继承了李东垣的观点,而且多从脾胃与气血的生化立论。他认为,"脾胃为气血之本"(《明医杂著·丹溪治病不出乎气血痰郁》)。"人以脾胃为本,纳五谷,化精液,其清者入荣,浊者入卫,阴阳得此,是谓橐籥,故阳则发于四肢,阴则行于五脏。土旺于四时,善载乎万物,人得土以养百骸,身失土以枯四肢"(《明医杂著·丹溪治病不出乎气血痰郁》)。"盖脾为中州,浇灌四傍,为胃行其津液者也"(《明医杂著·伤寒时气病后调养》)。从先天后天的关系上,他不但强调脾胃对肾命的荣养作用,而且还提出肾命对脾胃的温煦作用,并将脾胃分开论述,即胃有胃气、胃血;脾有脾气、脾血。从这种观点来看,薛己已经看到胃阴的一面,比李东垣对脾胃的认识更进了一步,对后世滋胃阴学说的产生有着积极的影响。

3. 阐述脾胃与营血病机

李东垣认为,若脾胃的功能失调,人体升清降浊的功能就会受到影响。如清气当升而反降,就会出现下泄不已的病变;若浊阴当降而反上逆,就会出现䐜胀等病变。升降功能失调亦会影响到脾胃与元气的关系,出现气火失调的病机。如谷气不升,脾气下流,元气则亏乏、消沉,生机也会受到影响,不能制约阴火,阴火上冲而发生气虚发热的种种病变。

薛己认为,脾胃虚损不但会导致升降失调,而且还会出现营血亏损。"血虚者,多因脾气衰弱不能生血也"(《明医杂著·痰饮》),也会导致不能统摄血液运行的诸种血证。如他所述,"脾气虚弱,不能摄血归源";"脾经气虚不能统血"(《明医杂著·痢疾》);"大凡血症久而不愈,多因阳气虚而不能生血,或因阳气虚而不能摄血"(《明医杂著·痢疾》)。

薛己还指出,脾与胃虚损的病机是有区别的。脾虚可分为脾气虚、脾血虚。如脾气虚不能统血则失血;脾血虚则发热。胃虚亦有胃气虚、胃血虚之别。如胃气虚则恶寒。他认为,脾胃虚损较重,多与命门火衰,不能温煦脾胃阳气有关;并指出:脾胃阳气不足不但可导致阳虚发热,而且还可出现阴虚发热之症。但是"二证虽有阴阳气血之分,实则皆因脾胃阳气不足所致"(《明医杂著·医论·内伤发热》),阳虚发热之理多宗东垣。而他认为，脾胃虚损之所以出现阴虚之热证，是因为只有后天脾胃阳气的充足，才能将饮食物转化为精微而补充先天肾之阴精。若脾胃受损，不能将饮食物转化为精微，则先天肾阴之精虚损，即可导致发热。

另外，他对因脾肾虚弱而出现的一系列病机也论述得十分详尽。脾胃虚弱、水饮不运可致停饮；食物不化可致停食；若命门火衰，或外感寒邪，可向寒的方面转化；若饮食停滞日久，与体内阳气相搏亦可热化，或出现以脾胃虚弱为主而兼有不同程度的虚寒或下陷；或以邪实为主，表现为成痰成饮；或虚实夹杂，但有孰轻孰重之不同。

4. 治疗脾胃病擅用温补

李东垣治脾胃虚损主要以补气升阳为大法，代表方为补中益气汤。在用药方面，以参、芪、术、草、枣等甘温之药益脾胃之气；以柴胡、升麻、羌活、独活、防风等升散之药升举阳气。在阴火炽盛之际，于甘温药的基础上少加黄芩、黄连、黄柏、地黄、知母等苦寒之品泻火，以治标热。

薛己对脾胃病的治疗，较之李东垣更加详尽。李东垣未将饮食、劳倦的治法分开。薛己认为，饮食所伤，多转化为虚寒；劳倦所伤，多转化为虚热。虚寒者，宜温补。"脾胃气虚者，当补益之"（《明医杂著·枳术丸论》）。他主张用六君子汤为主方。如"若阳气虚弱而不能生阴血者，宜用六君子汤"；"阳气虚寒而不能生阴血者，亦用前汤加炮姜"（《明医杂著·丹溪治病不出乎气血痰郁》）。即脾胃虚弱者宜补益，多选用四君子、六君子等方剂；若脾胃虚寒者，用四君子或六君子加炮姜、肉桂，并根据脾胃气机虚实变化而灵活加减；脾虚饮食停滞者，用六君子汤送香连丸；脾胃气虚而痰积者，用六君子汤加枳壳、木香；若因脾胃气虚而食积滞者，用六君子汤加神曲、麦芽等。若劳倦所伤而中气下陷者，用补中益气汤升补之。如"阳虚发热者，宜用补中益气汤以升补阳气"（《明医杂著·内伤发热》），"脾气下陷而致者，宜用补中益气汤升举之"（《明医杂著·泄泻》）；"中气下陷不能摄血而不愈者，用补中益气汤"（《明医杂著·痢疾》）；"劳伤元气，以补中益气汤为主"（《明医杂著·疟疾》）。

另外，对于由命门火衰不能生脾土者，他多用八味丸补之。正如他所述："此命门火衰，不能生土而脾病，当补火以生土"（《内科摘要·命门火衰不能生土等症》）；"命门火衰而脾土虚寒者，用八味丸……"（《明医杂著·泄泻》）；"八味丸补命门火以生脾土"（《明医杂著·咳嗽》）。从其对八味丸的运用来看，并非直接治疗脾胃阳虚，而是通过治疗命门相火不足或肾经阴气虚惫或肾气虚乏之证，而达到治疗脾胃阳虚的目的。可见，薛己论述脾胃是与肾和命门紧密联系起来的。他认为，凡是由于脾胃虚损而影响到其他脏腑病变的，都可以用补脾胃的方法以治其本。如由脾损肺的各种病证，皆可"用补中益气汤补脾土而生肺金"（《明医杂著·咳嗽》）；"若脾肺气虚，不能运化而有痰者，宜用六君子加木香"（《明医杂著·痰饮》）；"若脾肺气虚，痰涎不能运化而痞闷者，宜用六君子，少加桔梗、枳壳"（《明医杂著·拟治岭南诸医》）。

又如，由"脾虚肝所乘也，宜六君子加柴胡、升麻、木香"（《明医杂著·泄泻》）；"肝脾气血俱弱，先用补中益气汤培其脾土，而血气归经"（《明医杂著·饮食过伤》）。

再如，由脾损肾"脾肾气血俱虚者，宜用十全大补汤送四神丸"（《明医杂著·泄泻》）等。

对于由脾胃虚损而产生的虚火，薛己不同意李东垣以苦寒之药治标。他说："尤不宜用苦寒之药。世以脾虚误为肾虚，辄用黄柏、知母之类，反伤胃中生气，害人多矣（《内科摘要·饮食劳倦亏损元气等症》）。""不可认作有余之火，而用黄柏、知母之类也（《明医杂著·劳热》）。""禁服黄柏、知母，恐多伤阳气耳（《明医杂著·内伤发热》）。"他认为，苦寒之药伤人阳气，要忌用，应该以治本为主，或补气祛热，或滋阴清热。

薛己的脾胃理论与李东垣之脾胃学说确有共同之处，但是同中有异。

就脏腑的部位而言，李东垣与薛己都重视脾胃之阳气，但李东垣只重视后天脾胃；薛己不但重视后天脾胃，还重视先天肾与命门。

就脾胃的病机而言，李东垣未将脾和胃截然分开；薛己则将脾和胃分开论述，即胃有胃气、胃血，脾有脾气、脾血。李东垣只强调脾胃对命门的作用；薛己不但强调脾胃对肾命的作用，而且还提出了肾命对脾肾的温煦作用（火能生土）。

就脾胃的病证而言，李东垣只提出脾阳气虚发热；薛己不但强调脾阳气虚可致发热，还可导致肾阴虚发热。

就脾胃的治则而言，李东垣未将饮食、劳倦治法分开；薛己则认为，饮食所伤多转为虚寒，劳倦所伤多转为虚热。虚寒者宜温补，虚热者宜升补。

就虚火的用药而言，李东垣认为，阴火炽盛之际，可以少用黄柏、知母苦寒之剂治其标热；薛己认为，苦寒之药伤人阳气，应该以治本为主，或补气祛热，或滋阴清热。由此可知，薛己在李东垣脾胃论的基础上有所补充，有所发挥，使治疗脾胃虚损之法渐趋完善。

综上所述，薛己论述脾胃病以虚损者居多，故治疗用药善用温补，慎用苦寒，尤其注重先天、后天的相互荣养关系，此为其辨证用药之特点。

薛己虽然以温补著称，但是从其大量的医案当中可以看出，他遇到火热之证仍未废弃清热泻火的原则，以及对苦寒药的应用。可见，他临证还是以辨证论治为准则的。

薛己虽然对脾胃理论有所发挥，具有创见，但亦存在着一些不足，如在论述脾胃与其他脏腑的关系时，对脾胃与心的关系论述较少。在治疗用药方面，虽善于权变，但用方比较局限。尽管如此，就其学术成就而言，薛己仍是一位对明代医学发展有较大影响的医家。元末明初之际，世医浪学丹溪之法，恣用知、柏，流弊日深。薛己通过临床实践总结，对内伤杂病的治疗进行了深刻阐发，特别是在理论上重视脾胃，注重脾胃与肾命的关系；在治疗上善于温补，对当时的补偏救弊以及后世的医学理论研究和辨证施治，如李中梓等医家对脾胃方面论述的启示是颇大的。

(二)张景岳详论脾胃温补,独创新见

张景岳学术观点的产生是有历史背景的。当时很多时医受金元时期河间、丹溪之学的影响甚深,因此形成各执一说,保守成方而多用寒凉攻伐的弊病。虽然薛己等温补理论已经兴起,但寒凉攻伐之风流弊很深,为了补偏救弊,张景岳力主温补,颇为实用。

张景岳对脾胃学说的论述是极其详尽的,他主要从以下几方面阐述了自己对脾胃学说的见解。

1. 脾胃后天,人生根本

张景岳认为:"脾胃为水谷之海,得后天之气也。"为什么呢?人始生,本于精血之源;人既生,则赖于水谷的荣养。故"非精血无以立形体之基;非水谷无以成形体之壮"。精血由命门的功能所主;水谷由脾胃的功能所主。所以说,命门得先天之气,脾胃得后天之气,"是以水谷之海,本赖先天为之主;而精血之海,又必赖后天为之资"。所以,人自生至老,凡先天有不足者,必得后天之荣养,方能弥补先天之不足,而使身体强壮。因此,人体后天的成长,全赖脾胃之气的荣养,故脾胃为人后天之本。

2. 详论脾胃病因病机

张景岳认为脾胃的病因,主要包括劳倦、情志、饮食三个方面。

①劳倦所伤:张景岳云,"脾胃之伤于外者,惟劳倦最能伤脾,脾伤则表里相通,而胃受其困者为甚。"

②内伤情志:张景岳云,"脾胃之伤于内者,惟思忧忿怒最为伤心,心伤则母子相关,而化源隔绝者为甚"即情志不遂伤于心,心火伤而不能生脾土,致脾胃损伤。

③饮食不节:张景岳云,"此脾胃之伤于寒凉生冷者,又饮食嗜好之最易、最多者也。"又曰:"脾胃属土,惟火能生,故其本性则常恶寒喜暖……寒凉之物最宜慎用。"

此三种致病原因,李东垣早已述及,但张景岳在李东垣的基础上论述得更加透彻、明了,有条理。

3. 论治脾胃,兼调五脏

当时一些医家认为,脾胃有病,自然应该治脾胃,此为常法。可张景岳则认为,"脾为土脏,灌溉四傍,是以五脏中皆有脾气,而脾胃中亦皆有五脏之气,此其互为相使,有可分而不可分者在焉"。所以他指出:"善治脾者,能调五脏,即所以治脾胃也;能治脾胃而使食进胃强,即所以安五脏也。"

他批判当时一些医家,一见脾胃病,不考虑脏腑之间的整体关系,亦不考虑脾病的致病因素,蛮用参、苓、枳、术、山楂、麦芽、神曲、厚朴之类,故多数达不到预期的效果。

张景岳全面分析了脾胃为病的原因与病机,制定了一整套治疗脾胃病的大法。从生理而论,"胃司受纳,脾主运化"。脾胃皆为多血之脏腑,"太阴常多血少气;阳明常多血多气"。从病因而论,"风寒湿热皆能犯脾";"饮食劳倦皆能伤脾"。从病机而论,

"五脏之邪皆通脾胃"。

根据以上认识，他为脾胃病制定了详细的治疗法则。

对饮食、劳倦伤脾胃的治则用药：能纳不能化，为脾虚，以健脾为主；既不能纳，又不能运，脾胃之气大亏，速回阳气，多用十全大补、六味丸之类。饮食停积者，宜行之，多用三棱、莪术、大黄、芒硝之类治之。劳倦内伤者，宜补之，多用人参、黄芪、白术、杜仲一类药治疗。

对风寒湿热犯脾胃的治则用药："风邪胜者，宜散之"，多用麻黄、桂枝、柴胡、干葛之类治之；"寒邪胜者，宜温之"，多用桂、附、干姜、丁香、茱萸等药治之；"热邪胜者，宜寒之"，多用芩、连、知、柏、栀子、石膏之药治之："湿邪胜者，宜燥之"，多用苍术、白术、半夏、猪苓之药治之。

对脾胃病证的治则用药：若脾胃出现瘀血之证，可用桃仁承气、抵当之类，通下破瘀。若脾胃血虚，可用四物、五物、理阴、五福之类，养脾胃之血。

对五脏邪气导致脾胃病的治疗：肝邪犯脾，有肝脾俱实与肝强脾弱之分。肝脾俱实者，单平肝气即可；肝强脾弱者，舍肝而救脾。心邪犯脾，有心火炽盛与心火不足之分。心火炽盛者，以清火为主；心火不足者，补心火以克脾土。肺邪犯脾，有肺气壅塞与肺气不足之分。肺气壅塞者，泻肺以理脾之滞；肺气不足者，补肺以防脾虚。肾邪犯脾，有脾虚、肾虚之别。脾虚水克土者，以救脾为主；肾虚而启闭无权者，以壮肾为主。

总之，要认清导致脾胃病的因果关系，才能从整体着眼，客观地治疗脾胃病。正如他所说："是以脾胃受伤，但使能去伤脾者，即俱是脾胃之药，此中理奥机圆，姑举此以见其概，而随宜应变，诚有非言能尽悉者。"

4. 不尚苦寒，重视温补

张景岳为了扭转时医滥用苦寒之风，极力批评其做法，并指出这种做法的危害性。他说："今之医家习矣，不察初，不知元气、胃气为何物，动辄只知攻病，开口便云有火，以致败人胃气、绝人谷气者，不可胜纪。"同时，他还提出温补脾胃之法对于治疗疾病所起的重要作用。他援引徐东皋的论述加以佐证。

徐氏认为，张仲景虽然以治外感享负盛名，但是其在论述外感之时，能够顾盼脾胃之气的特点，却是很多医家鲜能认识到的。如仲景治少阳证之小柴胡汤中用人参，"则防邪气之入三阴，或恐脾胃稍虚，邪乘而入，必用人参、甘草，固脾胃以充元气，是外伤未尝忘内因也"。

由此可见，只认为仲景《伤寒论》专治外感是不正确的。反之，若一见外感，不分虚实寒热则一味苦寒，拘泥不移，内伤元气，必然导致误治。

5. 脾胃预后，见解独到

张景岳对"有胃气则生，无胃气则死"有其独到见解。一般认为，胃气是指人对饮食的纳入而言，而张景岳对此则理解得更为深刻。他认为，"凡胃气之关于人者，无所不至，即脏腑、声色、脉候、形体，无不皆有胃气，若失，便是凶候"。他还详细论述了五脏胃气病之危候。

"凡气短，气夺而声哑喘急者，此肺之胃败也"。

"神昏失守，昏昧日甚，而畏寒异常者，此心之败也"。

"躁扰烦剧，囊缩、痉强而恐惧无已者，此肝胆之胃败也"。

"胀满不能运，饮食不能入，肉脱、痰壅而服药不应者，此脾之胃败也"。

"关门不能禁，水泉不能化，热蒸不能退，骨痛之极不能解者，此肾之胃败也"。

其他诸如对面色的观察、对脉象的分析，都可以查出胃气的盛衰。

他还进一步强调指出，"凡欲察病者，必须先察胃气；凡欲治病者，必须常顾胃气；胃气无损，请可无虑"。

6. 批判继承，兼收并蓄

张景岳认为，李东垣脾胃论的中心思想是强调脾胃阳气在人体的作用，若脾胃阳气受损，则疾病丛生。

张景岳提纲挈领地分析了李东垣强调脾胃阳气的理论渊源在《黄帝内经》。其一，《素问·生气通天论》云："阳气者，烦劳则张。"人体之阳气贵清净，只有这样，阳气才固。即使感受贼邪，也不能致病。若烦劳过度，损伤阳气，就会使阳气虚损，疾病丛生。其二，认为《素问·五常政大论》说的"阴精所奉其人寿，阳精所降其人夭"，是指脾胃的升降功能。脾胃和调，阳气升发，则人寿。脾胃不和，谷气下流，阳气下降，则人夭。其三，对《素问·六节藏象论》所云的"凡十脏者，皆取决于胆也"提出了自己的看法。胆为少阳春生之气，胆气春升，余脏正常。胆气不升，阳气不能升发而下降，就会出现飧泄、肠澼等脾胃病变。其四，认为《素问·六节藏象论》所论的"天食人以五气，地食人以五味"之意，在人体是指"上焦升发，宣五谷味，熏肤、充身、泽毛，若雾露之溉是谓气"。如此气不能宣发而下降，则造成脾胃之病。从以上四点而论，张景岳继承了《黄帝内经》理论，重点强调脾胃阳气升发对人体的重要性。

基于此种认识，张景岳对李东垣提出的"火与元气不两立"之论提出了异议。

李东垣指出："饮食失节，寒温不适，则脾胃乃伤。喜怒忧恐，损耗元气，则脾胃气衰，元气不足，而心火独盛。心火者，阴火也，起于下焦，其系系于心，心不主令，相火代之。相火，下焦包络之火，元气之贼也。火与元气不两立，一胜则一负。脾胃气虚则下流于肾。阴火得以乘其土位，故脾证始得（《脾胃论·饮食劳倦所伤始为热中论》）。"

张景岳认为，此论与李东垣的脾胃学说不符，前后矛盾。

其一，元气受损，"多见生阳日缩，神气日消，何以反助心火"？其二，从五行而论，脾土由心火而生，怎么能说火能乘其土位呢？其三，从元气受损的原因而论，寒与热都可损伤元气，然"热伤元气，因劳动火者"常见，应用清补之法；"因劳犯寒，而寒伤脾胃者，尤酷，尤甚"，甚至可出现一些假热之候。用甘温之法除大热，怎么能说是因火致病呢？其四，"元气属阳火其类也"。而热虽与阳火为同气，但是热为阳邪而伤阴气，不能伤阳火。只有寒才能伤人阳火，即元气。其五，热能生物，寒则伐物。经云"少火生气"，未闻少寒生气也。只能说，阴与阳相对立，寒与热相对立。故应为"寒与元气不两立"，不能说"火与元气不两立"。其六，从东垣"总虑阳气之受伤"，而倡升阳益气，大忌苦寒之药而论，则绝不为火胜（即实火）而设，则为温补而立。如东垣之补中益气汤、升阳益胃汤、黄芪人参汤等，方中每用升、柴，"此即其培养春生之意"；若有虚火，虽用芩、连，只二三分之量，未必能败人阳气，只为治标而矣。

由此可见，张景岳继承东垣之学并不盲从，而是在批判的基础上加以继承。只有这样，才能推动中医学不断向前发展（以上之论，皆来自《景岳全书·杂证谟·脾胃》）。

（三）李中梓深入阐发脾胃温补要旨深义

李中梓重视研究医学理论，善于总结前人经验，结合自身的体会，不拘泥门户之见，对时医汲汲于滋阴、战战于温补提出异议，主张滋养化源重在治脾以补土，壮命火以助运，既体现了五行相生关系，又融合了先天后天的理论。李氏对脾胃学说的论述主要体现在以下几方面。

1. 明确提出"脾为后天之本"说

李氏首先以自然界的现象比喻人体先后天根本的重要作用。他说："经曰，治病必求于本，本之为言根也，源也。世未有无源之流、无根之木，澄其源而流自清，灌其根而枝乃茂，自然之经也。"（《医宗必读·肾为先天本脾为后天本论》）

其次，他从人的生理功能论述脾胃在人体中的重要作用。"脾何以为后天之本？盖婴儿既生，一日不再食则饥，七日不食则肠胃涸绝而死。经云：安谷则昌，绝谷则亡。犹兵家之饷道也，饷道一绝，万众立散。胃气一败，百药难施。一有此身，必资谷气，谷入于胃，洒陈于六腑而气至，和调于五脏而血生。而人资之以为生者也，故曰后天之本在脾"（《医宗必读·肾为先天本脾为后天本论》），有力地论证了脾为什么为后天之本。

2. 正确辨识疑似症

李中梓认为，能否正确治疗疾病，准确地辨识证候非常重要。如果辨识不清，实证而出现似虚损之假候，误用温补药，就会使病情加重；若虚证出现似实证之候，误用寒凉之法，就会导致误治。正如他所说的："至实有羸状，误补益疾；至虚有盛候，反泻含冤"（《医宗必读·疑似之症须辨论》）。若阴证、阳证辨识不清，也会出现误治。"阴证似乎阳，清之必毙；阳证似乎阴，温之转伤（《医宗必读·疑似之症须辨论》）。"

比如积聚之症，病本属实。但病甚则可出现"嘿嘿不欲语，肢体不欲动，或眩晕昏花，或泄泻不止"，这是大实有羸状的表现。此证候的出现就像食之过饱，反倦怠嗜卧的生理现象一样。

又如脾胃损伤，本为虚证，但虚损较甚则可出现胀满而食不得入，气不得舒，便不得利，此乃至虚有盛候。这好像饥而过时，反不思食的生理现象一样。

他反复强调"凡疑似之症，不可更仆数，一隅三反，是有望乎"（《医宗必读·疑似之症须辨论》）；并指出，辨疑似之症，要脉症合参，"大抵症既不足凭，当参之脉理。脉又不足凭，当取之沉候"。即当症状不足为凭时，常须究之以脉，脉与症必须两相参合，细心加以识别，假象一般浮露在表，而真状则多隐藏在里。在掌握了病机之后，还要参合禀赋的厚薄、症之新久、医之误否，然后再加以治疗，才能收到良好的效果。

3. 补偏救弊，崇尚温补

李中梓所处的明末时期有很多医家乱用寒凉之药，对于虚损之症造成很多弊端。对此种情况他进行了深入分析，为什么一些医家治病用寒凉而畏用温热药呢？他认为，"其故有二，一者，守丹溪'阳常有余'之说、河间'有热无寒'之论耳……一者，以寒凉之剂，即有差误，人多未觉。如阴柔小人在朝廷之上，国祚已移，犹善弥缝。温热之剂，稍有不当，其非易见，如阳明君子，苟有过，则人皆见之"（《医宗必读·药性合四时论》）。基于此，为了纠正时弊，他提出要重视温补。

李中梓之所以崇尚温补之法，是有理论根据的。

首先，他认为与当时运气的变化有关。人在自然界天地气交之中，犹如一个小天地。从自然界而言，"当天地初开，气化浓密，则受气常强，及其久也，气候渐薄则受气常弱。故东汉之世，仲景处方辄以两计。宋、元而后，东垣、丹溪不过钱计而已……今去朱李之世又五百年，元气转薄"（《医宗必读·古今元气不同论》），故用温补之剂就会增多。临证治疗，多以调养为主，少用克伐之品。"痛戒寒凉，此今时治法之变也"（《医宗必读·古今元气不同论》）。假如体内有积，需要用消法的也要先养胃气。如果有邪，宜用祛邪之法的，虽然可以用攻逐之法，但不可过剂，过剂就会伤及气血。因为"气血者，人之所赖以生者也，气血充盈则百邪外御，病安从来？气血虚损，则诸邪辐辏，百病丛集"（《医宗必读·古今元气不同论》）。

其次，李中梓认为，药的寒热温凉之性作用于人体，犹如自然界的四季。自然界四季的特点是春温、夏热、秋凉、冬寒，中药的性质与自然界的四季相合。"药性之温者，于时为春，所以生万物者也；药性之热者，于时为夏，所以长万物者也；药性之凉者，于时为秋，所以肃万物者也；药性之寒者，于时为冬，所以杀万物者也"（《医宗必读·药性合四时论》）。若人体元气不足，以甘温之剂补之，就好像春天阳气升发一样，生机勃勃。以寒凉之剂泄之，就像秋冬一样，肃杀万物。故虚者再用寒凉之剂，就好像秋冬一样，肃杀万物，而损伤人之元气。

再次，李中梓以《黄帝内经》理论为依据，论述了阳气在人体中的重要作用。他说："余考之《内经》曰'阴阳之要，阳密乃固'，此言阳密则阴亦固，而所重在阳也。又曰'阳气者，若天与日，失其所则折寿而不彰，故天运当以日光明。此言天之运、人之命俱以阳为本也。"（《医宗必读·药性合四时论》）

基于以上三种原因，李中梓极力反对滥用寒凉，而崇尚温补之剂。

4. 对后天脾胃病的治疗

李中梓指出，治后天根本有饮食、劳倦之分。饮食伤者，虚中有实，枳术丸消而补之；劳倦伤者，乃属纯虚之证，补中益气汤升而补之。此治疗法则，源于薛己。他说："每见立斋治症多用前方，不知者安议其偏，唯明于求本之说，而后可以窥立斋之微耳。"（《医宗必读·肾为先天本脾为后天本论》）

对于五脏虚损病变的治疗，若肺虚者，补土生金。李中梓认为，脾有生肺之能，肺无扶脾之功，故补脾之药尤要于保肺也。对于脾肾病的治疗，他的特点是理脾不拘于辛燥升提，治肾不泥于滋腻呆滞。既反对时医滥用苦寒，又不赞成浪用桂、附。同时，还主张补肾与理脾兼行。如欲甘寒补肾，恐减食不利于脾，故在滋肾之中佐以砂仁、沉香。欲用辛温扶脾，须防愈耗肾水，扶脾之中参以五味等药。

从李中梓整个学术思想而论，虽说他倡温补之说，但持论平正，论述问题多从客观出发。他的这一认识是值得我们借鉴的。

总之，温补学派的薛立斋、张介宾、李中梓，继承《内经》、东垣脾胃学说的理论，从不同角度对脾胃理论进行了深入探讨。他们慎苦寒、重温补的论述，对纠正时医滥用寒凉、损伤脾胃的弊端，起到了积极的作用。

五、温病学派全面推动脾胃学说的发展

温病学派是以研究外感温热病为中心的一个学术流派，至明清时期才逐渐形成。明代末年，温疫多次广泛流行，诸医以伤寒之法治疗罔效。吴有性独辨其为温疫，创用一套辨证论治的方法，超越六经辨证，另辟新途，而大获奇效。清代余霖，根据其临床经验认为，温病乃淫热之邪内入于胃，敷布全身，倡用石膏重剂，活人无数，创立清瘟败毒饮名方。清代中叶，叶天士对温热病独具心得，自成体系，创立卫气营血辨证，颇有建树。叶天士不仅在温病学方面做出了突出贡献，而且对脾胃学说亦有所发展。

（一）叶天士创立胃阴学说

1. 强调治疗温病宜滋养脾胃之阴

叶天士对李杲的《脾胃论》推崇备至，他不仅说"内伤必取法于东垣"，甚至认为一部《内经》的基本理论无非是说明以胃气为本的道理。因此，叶氏临证辨治一般疾病十分重视脾胃。他说："土王四季之末，寒热温凉随时可用，故脾胃有心之脾胃、肺之脾胃、肝之脾胃以及肾之脾胃。"而东垣则仅提出肺之脾胃和肾之脾胃。在温病的治疗中，叶天士特别强调滋养脾胃之阴，认为温病存得一分阴液，便留得一分生机。他创制的养胃汤和急下存阴的泻下剂都是从脾胃论治的，可谓对脾胃学说的重大发展。他诊治杂病也多从脾胃立论，如虚劳阴虚咳嗽之所以出现形肉日瘦、食减、自利、腹痛、寒热等症，认为总由脾胃受伤、气不摄而阴不化所致，不必治嗽清金，只需戊己

汤加五味摄阴足矣。若痰多咳频而食减少气，是土衰不能生金，可用小建中汤或四君子汤加减以培土生金。他强调"久虚必损胃"，先后天"二气交伤，然后天为急"；至于"土下交损"之人，亦当治其中。这些观点是与东垣之说一脉相承的。李东垣强调脾胃对元气的重要作用，叶氏则认为先后二天俱伤，后天为急。至于积劳神伤食减，五心烦热而汗出，叶氏又宗东垣"元气虚，阴火虚"之说，用补中之法。因夏至之节，湿伤脾胃清气而见洞泄之后，神倦食减，亦用东垣清暑益气汤加减主之。

如果说李东垣对阐发脾胃之阳（气）的作用及其证治有突出的贡献，那么叶天士对阐发脾胃之阴的作用及其证治则有卓越的成就。叶氏明确提出"胃易燥""胃为阳明之土，非润柔不肯协和"，并总结出导致胃阴不足的几种因素：①素体阴虚或年老津亏，复加外邪，温燥劫耗胃阴。②木火偏胜，因烦劳郁怒，五志过极，阳升火炽，燔灼胃津；或失血后阴伤生热。③五味偏胜，过食辛辣温热之品。④误治所致，如辛散动阴、燥热助火等。

在胃阴不足的治法上，他创制了如下几种：①甘凉濡润法：药如沙参、麦冬、石斛、花粉、生地黄、玉竹等。②甘缓益胃法：药如白扁豆、薏苡仁、山药、茯苓、莲肉。③酸甘敛阴法：药如乌梅、五味子、木瓜、白芍、生草。④清养悦胃法：药如荷叶、香豉、广皮、生麦芽。以上都是叶天士对胃阴学说的重大发挥。

2. 提出脾胃分治理论

叶天士在强调胃阴学说的同时，又提出脾胃分治的观点。李东垣认为，脾胃为升降之枢，脾升胃降，又以脾气升发为主。叶氏赞赏东垣之说，对于脾脏阳气虚衰者，治疗采用益气温中升阳之法。但叶氏又突出强调，对脾胃二者应加以区别。"盖胃府为阳土，阳土喜柔，偏恶刚燥，若四君、异功之类，竟是治脾之药，府宜通即是补"。胃与脾功能不同，治疗有异，基于这个认识，叶天士提出对脾胃当分别论治的观点。

胃属阳土，脾属阴土。脾为脏，胃为腑。脏宜藏，腑宜通，用各有殊。因此，脾阳不足，胃有寒湿，宜温燥升运。但太阴湿土得阳始运，阳明燥土得阴自安。脾喜刚燥，胃喜柔润。若见阳盛之体，或燥热之证，或病后伤脾胃之津液，以致虚病不食、舌绛咽干、烦渴不寐、肌燥煸热、便不通爽，叶氏主张用降胃之法，胃气降则和。因胃喜润恶燥，故不宜用苦降或苦寒下夺之品，而宜用甘平或甘凉濡润之品，以养胃阴，使津液来复，通降自成。因此，他多选玉竹、花粉、沙参、石斛、麦冬等品。叶氏的脾胃分治理论，尤其是胃阴宜养的观点，给后世医家以很大启迪，至今对临床仍有重要的指导意义。

3. 强调阳明胃是温病传变的枢纽

叶天士在温病卫气营血的辨证纲要中认为，外邪由表入里，阳明首当其冲。温病中阳明经证和腑证临床上甚为多见，是病邪传变的关键阶段。

（1）脾胃病变是温病气分证之主体：在温病卫气营血四个层次中，气分证最多见，范围最广。凡卫分以里、营血以外的一切温病病变均属气分。从上焦肺到胸膈、三焦、膜原乃至脾胃、大肠，均可有气分证出现。然而在所有气分证中，脾胃病变又最为常见、最具重要性。可以说，脾肾病变是气分证的主体。叶氏《外感温热论》中有关这方面的记载甚多。

①温热入气，病偏阳明：《外感温热论》第8条曰："大凡看法，卫之后方言气，营之后方言血。在卫汗之可也，到气才可清气，入营犹可透热转气……入血就恐耗血动血，直须凉血散血。"叶氏此处所说之"气"，是指阳明气分无形热盛为主，作为气分证之代表。从紧接其后的"到气才可清气"一句可知，因为辛寒清气，主要用以清泄阳明气分之热。同样在气，如为腑实则用通下；如为三焦、膜原即用和解。章虚谷对该条的注释曰："凡温病初感，发热而微恶寒者，邪在卫分；不恶寒而恶热，小便色黄，已入气分矣……"但恶热不恶寒、尿黄是阳明气分证的重要症状。叶氏又说："若其邪始终在气分留连者，可冀其战汗透邪。"此处所说的"邪始终在气分留连"，实指阳明无形热盛，相当于经热，因为只有经热，才有可能战汗而解。其所说的"再论三焦不得从外解，必致成里结。里结于何？阳明肠与胃也，亦须用下法"，是指阳明无形热盛不解，可进一步发展为有形热结，形成阳明腑实证。

②湿热证以脾胃为中心：对于湿热证与脾胃的联系，叶氏在该书中亦有精辟的论述。《外感温热论》第9条曰："吾吴湿邪害人最广……在阳旺之躯，胃湿恒多；在阴盛之体，脾湿亦不少，然其化热则一。"湿热一症，江南发病最广，至其发病多不离脾胃。脾为阴土，喜燥恶湿；胃为阳土，喜湿恶燥；湿热之邪最易犯脾胃，故湿热证之病变常以脾胃为中心。然湿热证在临床上又有偏湿、偏热以及偏于太阴、偏于阳明的不同。而偏湿、偏热的决定性因素并非感受之邪以何者为主，恰恰是人体阳气盛衰所决定的。叶氏所说的"阳旺之躯"乃指阳气旺盛之人。这类人感受湿邪，多易邪从热化、燥化，病变侧重阳明，即所谓的"胃湿"；而阴盛之体，则指阳虚之人。这类人感受湿邪，多易邪从寒化、湿化，病变侧重足太阴脾，即谓的"脾湿"，亦即后来所说的"虚则太阴，实则阳明"。这一规律对湿热证临床至关重要。

综观以上所述，叶氏对温病与脾胃的联系有不少纲领性的论述。温病气分证中，无论一般温热还是湿热，脾胃病变极多，且在温病传变中具有特殊重要的地位，故温病的气分证是以脾胃病变为主体的。

（2）论述脾胃气分证的不同转归：中焦脾胃病变是温病气分证的主体已如上述，但中焦气分证可有种种不同的转归。了解这些，对于温病临证如何掌握主动权甚为重要。叶氏在《外感温热论》中对此亦有详细论述。

①温热在气可战汗而解：湿热在气，可转疟。温热在气，如仍处于无形热盛阶段，而正气未虚，就有可能通过战汗而解。叶氏曰："若其邪始终在气分流连者，可冀其战汗透邪。法宜益胃，令邪与汗并，热达腠开，邪从汗解。"明·吴又可曾经说过："凡疫邪留于气分，解以战汗；留于血分，解以发斑。"战汗是气分之邪外解的一种形式，发斑是使血分之邪有外达之机。战汗是邪在气分之时，正气托邪外出的佳象。所谓

"益胃",乃借助汤粥之力,鼓舞胃气,促进战汗达邪。至于湿在太阴脾经气分,如正能胜邪,亦能自脾经气分外达,但不能通过战汗,只能通过转疟。叶氏曰:"因其仍在气分,犹可望其战汗之门户,转疟之机括。"战汗指温热在气的一种转归,转疟则指湿热在气的转归之一。太阴气分为里,临床表现为发热缠绵,但热不寒。此时如正能胜邪,邪能外达,由太阴气分转出少阳、膜原,发热由但热不寒转变为往来寒热,或"寒热如疟",这是邪气由深出浅的好现象。但转疟与战汗不同,战汗能自然汗解,转疟仍须经过适当治疗。

②气分无形热盛不解致成里结:气分无形经热不解,深入阳明腑,热邪与糟粕相搏,致成里结。叶氏所说的"再论三焦不得从外解,必致成里结,里结于何?阳明肠与胃也",即说明了这一点。

③深入血分则发斑:阳明热郁不能外达,可深入血分而发斑。这方面叶氏论述甚详:"按方书谓,斑色红者属胃热,紫者热极,黑者胃烂。"又曰:"若斑色紫……点大而紫,胃中热也。"叶氏将发斑紧紧与胃热相联系,因发斑乃热郁阳明不解深入血分所致。

④邪盛正衰,胃津内涸,邪气内陷:如温热之邪在胃,邪势炽盛,正气衰败,邪热乘虚内陷,致斑出而神昏。"如斑疹出而昏者,正不胜邪,内陷为患,或胃津内涸之故"。

4. 叶氏治疗中焦脾胃病的特点

叶氏对邪在中焦气分的治疗有扼要的叙述。"到气才可清气",是对无形经热的主要治法,即以白虎汤辛寒清泄气分为主。如见大腹满痛、舌苔老黄等阳明热结证,叶氏指出:"皆当下之,如小承气汤,用槟榔、青皮、枳实、元明粉、生首乌等。"至于湿热证的治疗,叶氏更有详细描述。他提出的"通阳"之法尤为高明。其云:"热病救阴犹易,通阳最难,救阴不在血,而在津与汗,通阳不在温,而在利小便。"这段话是针对湿热在气而言的。救阴是说湿温后期津气两亏,采用生津敛汗法,例如王氏清暑益气汤,甚至用生脉散,与杂病的滋阴养血不同。"通阳"是一种宣通气机、畅利三焦的方法。湿热在气,阻遏气分,三焦失畅,小便不利,湿无出路。今采用"通阳"之法,通过宣通气机使小便通利,湿邪可除,这是治湿要领。"通阳"一般根据不同情况选择一些轻苦微辛之品,并非辛热温阳之品,故曰"通阳不在温"。

(二)吴鞠通三焦辨证尤重中焦脾胃

吴鞠通一生潜心研究温病,在继承历代医家温病学说,尤其是叶天士卫气营血理论的基础上,结合自己丰富的临证经验,创立了三焦辨证纲领。他提出这一理论的基点是:温病的发展演变是按"始于上焦,终于下焦"的规律进行的,即在层层深入的同时,病变由上焦向中焦、下焦发展,以纵传为主。他说:"《伤寒论》六经,由表及里,由浅入深,须横看;本论论三焦,由上及下,亦由浅入深,须竖看,与《伤寒论》为对待文字,有一纵一横之妙。"三焦之中,中焦地处中州,承上启下,上下与五脏相关，旁达四肢百骸，具有重要地位。"阳明为中土，万物之所归"；"阳明为水谷之海、太阴为湿土之脏"，古人谓中土为"藏垢纳污之所"。无论伤寒之邪化热入里，或是温热、疫疠、湿浊等邪，均可犯中焦脾胃。故温病之中，中焦病证最多，亦最为复杂，因而《温病条辨》论中焦证最详。该书共238条，中焦篇占102条。现从吴氏对中焦温病宏博的论述中取其要点，略论温病与脾胃的联系。

1. 明确提出中焦温病的总纲

吴氏善于对复杂的临床现象进行高度概括，为中焦温病设立总纲并针对中焦各病证设立多个提纲，指导后人驾驭复杂的临床现象。

《温病条辨》中焦篇37条曰："风温、温热、温疫、温毒、冬温之在中焦，阳明病居多；湿温之在中焦，太阴病居多；暑温则各半也。"这是中焦温病的总纲，说明了所有温病在中焦的总趋势。一般温热在中焦多归为阳明证，湿温在中焦多归为太阴证；而暑温虽暑热偏盛，多阳明证，但暑多兼湿，又兼有太阴证，故曰"各半也"。

《温病条辨》中焦篇43条曰："湿之入中焦，有寒湿，有热湿，有自表传来，有水谷内蕴，有内外相合。其中伤也，有伤脾阳，有伤脾阴；有伤胃阳，有伤胃阴；有两伤脾胃。伤脾胃之阳者，十常八九；伤脾胃之阴者，十居一二。彼此混淆，治不中窾，遗患无穷，临证细推，不可泛论。"这是湿证在中焦的总纲，说明了湿证病因病机的总规律，以及伤阴伤阳的种种演变。

此外，该书对阳明气分无形热盛证、阳明热结证以及暑温、湿温等证均设有提纲。《温病条辨》上焦篇第7条云："太阴温病，脉浮洪，舌黄，渴甚，大汗，面赤恶热者，辛凉重剂白虎汤主之。"此条文虽出自上焦篇，然从证到治法均为阳明气分经热。因吴氏写该书时将无形气分经热仍归上焦篇，到阳明热结（腑实证）才归入中焦篇，故上焦篇包含了一些中焦的内容。"面目俱赤，语声重浊，呼吸俱粗，大便闭，小便涩，舌苔老黄，甚则黑有芒刺，但恶热不恶寒，日晡益甚者，传至中焦，阳明温病也。脉浮洪躁甚者，白虎汤主之；脉沉数有力，甚则脉体反小而实者，大承气汤主之；暑温、湿温、温疟不在此例"（中焦篇第1条）。这是中焦温病的提纲，论述了阳明热结的主要脉证与治法。"形似伤寒，但右脉洪大而数，左脉反小于右，口渴甚，面赤，汗大出者，名曰暑温，在手太阴，白虎汤主之；脉芤甚者，白虎加人参汤主之"（上焦篇第22条），这是暑温证的提纲。由于暑性酷烈，病初即呈现阳明气分热盛，正如叶天士所说："夏暑发自阳明。"因其仍属无形，故吴氏仍将其归于上焦篇。

《温病条辨》上焦篇第43条云："头痛恶寒，身重疼痛，舌白不渴，脉弦细而濡，面色淡黄，胸闷不饥，午后身热状若阴虚，病难速已，名曰湿温。汗之则神昏耳聋，甚则目瞑不欲言，下之则洞泄，润之则病深不解。长夏深秋冬日同法，三仁汤主之。"湿热病变以脾胃为中心，此虽属湿温初起，其证仍为足太阴气分而偏表。此条作为湿温证的提纲，指出了湿温初起的主要脉证、治法、禁忌及误治后果，文字精练，内容深刻，一向为后人所推崇。

吴氏所提出的中焦温病的总纲、提纲，使后人临证能够纲举目张，极为方便，是辨证施治的有力武器。

2. 详述中焦温病的治疗

吴氏论中焦温病的治疗之法，针对有湿无湿、在脾在胃，分为两个系统加以论述。

（1）温热之邪在中焦，或清或下，随证而定：热在气分，当用清法，无湿用白虎汤，有湿用三石汤（滑石、生石膏、寒水石、杏仁、竹茹、金银花、金汁、白通草）或白虎加苍术汤，热伤津气用白虎加人参汤等。吴氏对中焦温病的突出贡献在于大大地丰富了下法。他将下法从《伤寒论》的三承气汤法发展到温热通下十二法。温病大实大满用大承气；腑实轻证用小承气；"热结旁流"用调胃承气（中焦篇第1、第3、第6、第7条）；温病三焦俱急用承气合小陷胸汤；"温病三焦俱急，大热大渴，舌燥，脉不浮而躁甚，舌色金黄，痰涎壅甚，不可单行承气者，承气合小陷胸汤主之"（中焦篇第10条）。这是用小承气、小陷胸合方，用以治疗上焦、中焦同病，古方新用，甚为巧妙。温病液亏便秘用增液汤："阳明温病，无上焦证，数日不大便，当下之。若其人阴素虚，不可行承气者，增液汤主之"（中焦篇第10条），这是一种"增水行舟"法。这样大承气、小承气、调胃承气以及增液汤形成该书的鼎足三立的三类下法。吴氏对此总结曰："本论于阳明下证，峙立三法，热结液干之大实证，则用大承气；偏于热结而液不干者，旁流是也，则用调胃承气；偏于液干而热结少者，则用增液，所以固护其虚，务存津液之心法也。"此外，在中焦篇第17条提出了五个"下之不通"证和五种特殊下法："阳明温病，下之不通，其证有五：应下失下，正虚不能运药，不运药者死，新加黄龙汤主之。喘促不宁，痰涎壅滞，右寸实大，肺气不降者，宣白承气汤主之。左尺牢坚，小便赤痛，时烦渴甚，导赤承气汤主之。邪闭心包，神昏舌短，内窍不通，饮不解渴者，牛黄承气汤主之。津液不足，无水舟停者，间服增液，再不下者，增液承气汤主之。"所谓下之不通，意即用下法而大便不下，热结不除；或用一般下法，大便虽下而证候不除，甚或加剧而言。对此五种情况，分别用五种不同下法，其中"无水舟停"者，除用增液或增液承气汤以外，吴氏又提出"护胃承气汤"（增液承气去芒硝，加知母、丹皮，中焦篇第15条）。如见下焦蓄血证，则用桃仁承气汤："少腹坚满，小便自利，夜热昼凉，大便闭，脉沉实者，蓄血也，桃仁承气汤主之，甚则抵当汤"（下焦篇第21条）。以上凡十二法，是下法针对中焦温病的种种变化，灵活而实用，甚为可贵。

（2）湿热之邪在中焦以清化宣畅为原则：湿热在中焦，其证最为复杂，治法繁多。吴氏则提纲挈领，颇有层次。湿热之邪，其性氤氲黏腻，湿热在气，常呈弥漫之象，上至清窍，中至脾胃、三焦，下及二阴，旁注四肢经脉，无处不到。其病变虽以脾胃为中心，然病变可偏于不同部位，治疗亦随之而异。湿邪初入膜原（膜原者，中焦脾胃之门户），治用三香汤（瓜蒌皮、桔梗、山栀、枳壳、郁金、香豉、降香）（中焦篇第55条）；如湿热弥漫三焦，上蒙心包，下渗膀胱而致神昏、小便不利，则先用苏合香丸开窍为好，再用茯苓皮汤淡渗利湿（中焦篇第 56 条）。如湿热之邪以阻遏中焦为主，吴氏设立五个加减正气散辨证治之。①"三焦湿郁，升降失司，脘连腹胀，大便不爽，一加减正气散主之"。②"湿郁三焦，脘闷便溏，身痛舌白，脉象模糊，二加减正气散主之"。③"秽湿着里，舌黄脘闷，气机不宣，久则酿热，三加减正气散主之"。④"秽湿着里，邪阻气分，舌白滑，脉右缓，四加减正气散主之"。⑤"秽湿着里，脘闷便泄，五加减正气散主之"（中焦篇第 58~62 条）。以上五证，均以胃湿热、湿阻中焦为主，这是用藿香正气散加减治疗的共同基础，根据兼证不同而进行不同加减。取正气散中的藿香（叶或梗）、厚朴、陈皮、茯苓作为基础药，如以湿阻气机、脘腹胀满为主，则加茵陈、杏仁、神曲、麦芽、大腹皮而成加减正气散，治以清利宣通为主；如出现身疼、脉象模糊、湿阻经脉，则加木防己、生薏米、大豆卷、通草以成二加减正气散，以通利经络之湿；如湿郁化热，则加滑石、杏仁而成三加减正气散，以清热利湿；如湿阻气分而见苔白滑，脉缓，则加草果、山楂、神曲以成四加减正气散，加强化湿和升清降浊之功；如见泄泻，则加苍术、谷芽、大腹皮而成五加减正气散，以健脾燥湿止泻。此五证五法，灵活加减，灵活运用，给予我们以很大启发。此与温热在中焦的"下之不通"五法相对照，温热、湿热两个治疗体系更为明了。此外，湿热在气，外发白㾦治用薏苡竹叶散，湿热阻遏经脉致痹、致痿，治用宣痹汤、杏仁薏苡汤（中焦篇第 65、第 66、第 67 条）。湿热还可转疸、转疟，书中均有详述，此处不再重复。湿热一证，自古以来虽有不少论述，薛生白亦著有专书，但如吴鞠通这样内容丰富、层次分明者，实属少见，这不能不说是对温病湿热证的一大贡献。

六、儿科脾胃学体系特色鲜明

历代医家中有不少著名儿科脾胃学家，钱乙即是其中的一位。他在《小儿药证直诀》中，对小儿脾胃疾病的论述颇详，成为儿科脾胃学家的先驱。其后，明代医家万密斋对脾胃学说在小儿科的应用多有发挥。他撰写的《万氏育婴家秘》，不仅对脾胃疾病的病因病机进行了深入阐述，而且对脾胃疾病进行了临床分类，这种分类对后世医家很有启发。

（一）钱乙阐述小儿脾胃病证治

钱乙在《小儿药证直诀》中对脾胃病有独到的理论见解与临床经验。

1. 提出小儿脾胃柔弱忌用攻下

与成人相比，小儿有许多生理病理上的特点，认识和掌握这些特点，作为临床诊治小儿疾病的基础，是钱乙学术思想的一个突出特点。钱乙认为，小儿五脏六腑成而未全，全而未壮，脏腑柔弱，不可痛击，大下必亡津液而成疳，因此不可滥用。脾虚不受寒温，服寒则生冷，服温则出热，当识此勿误也。

他认为，小儿疳病皆愚医之所坏病，下之既过，胃中津液耗损，渐令疳瘦。他的治疗观点是抓住脏腑为纲，尤重脾胃。例如，凡病邪实体虚需下者，先实其母，然后下之。举肺而言，肺虚而痰实，此可下，但尚宜先益脾，其后方可泻肺。小儿病多虚证，纵然有实证可下，亦要用补母泻子的方法，照顾到脏腑之间的相互关系，不可有泻无补，致伐生生之气。纵然下之，亦必"量其大小虚实而下之"。下之后，还须用益黄散等扶助脾胃之药以善其后。其治疗观点对小儿科临床确有较大的指导意义。

2. 制定小儿脾胃虚实的系列治疗方药

从五脏辨证论治，是钱氏学术成就中的核心部分。他既充分运用五脏的一般规律，又赋予儿科学的特色，对小儿脾胃病的论述尤其详尽。钱氏对慢惊风与脾胃的关系有独到的见解。他认为，慢惊风之成，大都由于伤于风冷，发病吐泻，或者失治误治，以致脾胃虚损，手足时自瘛疭，昏睡露睛，身温，甚时遍身冷，口鼻气出亦冷。钱氏指出："此无阳也。"治疗方法，他主张对慢惊风者宜温补，由于脾胃阳气已虚，治疗方药先用宣风散，后用使君子丸，补其脾胃。亦有诸吐利病久不瘥者，脾虚生风，亦成慢惊风，药用白术散。该方药是钱氏的一个著名方剂，开甘温除热之先河，于大队健脾益气药中加入芳香化浊、轻宣透邪之藿香，舒气健脾之木香，解肌生津之葛根。全方由人参、白茯苓、白术、藿香、木香、葛根、甘草组成，确是一个治疗慢惊风的良方。对于脾胃久虚呕吐泄泻，频作不止，津液枯竭，心烦躁渴，但欲饮水而乳食不进，羸瘦困劣，因而失治变成惊痫者，不论虚实，皆宜服之。

钱氏对于小儿吐泻病亦有丰富的经验，他把该病分为三种：即初生吐泻、伤风吐泻和夏秋吐泻。初生吐泻是伤食，治宜和胃下食，先用白饼子下食，后用益黄散和胃补脾。伤风吐泻，发散用大青膏，补脾用益黄散。夏秋吐泻更多见，可用玉露散治之。

钱氏还善于化裁古方，创制新方。例如，他在四君子汤中加一味陈皮，名异功散，成为调理脾胃、培土生金的常用方。又如豆蔻香连丸、小香连丸、白附子香连丸，均是他据唐《兵部手集方》香连丸加味而成，更适合小儿泻痢的特点，反映出钱氏善于继承前人经验而又勇于创新的精神。

（二）万密斋辨治小儿脾胃病创新说

钱乙之后，著名儿科脾胃学家当推明代的万密斋。他所著的《万氏育婴家秘》是一部著名的系统而全面的儿科学专著。在理论上，他继承钱乙学说，平生精研理论，注重实践，不仅通晓儿科，而且熟悉其他各科。在临床上，他诊治小儿病证经验独到，治法简明，活人无数。他在小儿脾胃学说方面的主要论点有四。

1. 小儿虽"脾常不足"但忌一味温补

万密斋认为，小儿脾常不足，成而未全，全而未壮。如他在《万氏育婴家秘》中指出："儿之初生，脾薄而弱，乳食易伤，故曰脾常不足也。"他的这一学术观点与钱乙相似，但他师古而不泥古，认为小儿发病虽多脾胃虚证，但不可一味温补。例如，脾虚运化不健，则水湿滞留。但湿滞可生热，湿热相搏，则身热不扬，渴不欲饮，故治疗既要健脾补气，又要清热利湿。

2. 进一步阐发"脾主困"的病机

"脾主困"是钱乙首先提出来的，万密斋对其病机作了进一步阐述。他认为，五脏病证治中，脾主困，心主惊，肝主风，肺主喘，肾主虚。"脾主困"的"困"是指反映脾病的主要临床表现，如脾病者多见肢体困重、困睡懒动、胃纳呆困、不欲饮食、身热困倦而不扬等。后张洁古将"脾主困"易为"脾主湿"，并被不少医家所接受，而万密斋则坚持主张"脾主困"。其实，"脾主困"与"脾主湿"的基本含义相似，"湿"是"困"的病因，"困"是"湿"的表现。两位医家见仁见智，各有侧重而已。

3. 对儿科脾胃疾病进行新的分类

万密斋把儿科脾胃疾病归纳为三大类。

（1）脾经主病：实则日晡身热、困睡不食；虚则吐泻生风、目睛内黄。

（2）脾所生病：即肿满、胀病、积痛、泄泻、痢疾、疟、痔、疸等。

（3）脾经兼证：即兼有心、肝、肾、肺等症。万密斋对小儿脾胃疾病的这种分类，既合理又严谨，简明而扼要，对临床证治具有指导意义。

4. 强调补益脾胃，固护根本

万密斋对脾胃虚损病证有独到的理论见解和丰富的临床经验。如他在论虚损中指出："胃者，诸阳之本也，阳过极则死，热则伤肾，故自下而上，至脾而止。脾为孤阴，阴过极则死。此论损病，俱至脾胃死者，因谷气绝也。"歌曰："治损从来有立方，人身只以谷为强。粗工一律称痰火，喜用寒凉胃气伤。"在治疗上，他强调补益脾胃以护其根本。《难经》云："损其脾者调其饮食，适其寒温。脾胃者，谷气之本也。饥则伤脾，饱则伤胃。脾喜温而恶寒，胃喜清而恶热。故补其脾胃者，四气俱备，五味相济……盖人以谷气为本，所谓精、气、血，由谷气而生也。古人以五味、五谷、五药养其病者，厥旨深矣。"

书中凡脾胃之证，多引东垣之说，晓之以理，以警俗医之疵。如治痞满证中，歌曰："世人治痞皆言气，惟有东垣作血虚。乃自泻心汤立法，启端抽绪尽其余。"继而论曰："痞之为病，由阴伏阳蓄，气与血不运。处心下，位中央，皆土之病也。经云：太阴所至，为积饮痞隔，太阴者，湿土也。土壅塞，乃土来心下，为痞满也。痞之凝滞闭塞，人皆和气之不运也，独东垣指以血病言之，谓下多则亡阴而损血，此前人之所未论也。世人不知以血药治之，专用导气之药，其痞益甚，而复下之，气愈下降，必变为中满鼓胀，误甚矣。"

七、明清医家对脾胃学说的发挥

明清亦是中医学理论与实践发展的鼎盛时期，除温补派及温病学派诸家之外，尚有不少学术渊博、精于医疗的名家。他们根据其理论造诣和临床经验，对于脾胃学说均有精辟论述，各有发挥，脾胃学说得到进一步发展。

(一) 戴思恭"脾胃行气三阴三阳"说

戴氏幼从朱丹溪学医，尽得其术，并有所发挥，尤其对气血生理、病理的论述更为深刻。其在《金匮钩玄》中提出"气属阳，动作火论"。指出："捍卫冲和不息之谓气，扰乱妄动变常之谓火。当其和平之时，外护其表，复行千里，周流一身，循环无端，出入升降，继而有常，源出中焦。"一身冲和之气，发自脾胃，源于水谷，故提出"九气之治，各有分别"，但用药不可损伤真气，认为时俗善用行散破利诸品者，只"能却气之标，而不能治气之本"。

戴氏在《推求师意》各病证论治中也很重视脾胃，他在痰饮证中说："窃谓痰饮之生，有生于脾胃，有生于六经，所起不同，若论感邪与为病之形症则一也。至于治之，必先从其邪之所起，而后及于病之所止……然经脉以胃气为本，则其所化，亦六经中胃气，土德之冲和者以成之，由是同归乎湿……"原承《黄帝内经》脾胃湿土太过而为积饮之旨。又如其在论郁证中说"郁病多在中焦"，认为"脾胃居中，心肺在上，肾肝在下，凡六淫、七情、劳役、妄动，故上下所属之脏气致有虚实克胜之变，而过于中者，其中气则常先四脏，一有不平，则中气不得和而先郁，更因饮食失节，停积痰饮，寒湿不通，而脾胃自受者，所以中焦致郁多也"。因此，在治疗上强调疏通阴阳，调和气血，不专升发上中焦，并能使胃行气于三阳，脾行气于三阴，脾胃得水谷之气灌输，则使郁阻之气得以宣发，冲和之气得以畅达。

(二) 缪希雍"脾胃阴津阳气同治"论

缪氏认证治病独重脾胃，认为"胃气者，即后天元气也。以谷气为本，是故经曰：'脉有胃气曰生，无胃气曰死'。又曰：'安谷则昌，绝谷则亡。'可见先天之气纵犹未尽，而他脏亦不至速伤，独胃气偶有伤败，以至于绝，则速死矣"。故凡阴阳气血诸虚之病，皆时刻以保护胃气为急，补养脾气为先。他治疗中风、中暑、泻利、带下、胎前产后、疔肿痈疽、痘疹惊疳诸症，处处顾及脾胃。他在《论吐血三要法》中指出："气有余即是火，气降则火降，火降则气不上升，血随气行，无溢出上窍之患矣。降火必用寒凉之剂，反伤胃气。胃气伤则脾不能统血，血愈不能归经矣。"他在该书《治法提纲》中说："譬夫腹胀，由于湿者，其来必速，当利水除湿，则胀自止，是标急于本也，当先治其标。若因脾虚渐成胀满，夜剧昼静，病属于阴，当补脾阴；夜静昼剧，病属于阳，当益脾气，是病从本生，本急于标，当先治其本。"他既重视脾胃阳气化谷、输精、布液及统摄的功能与调护，同时又强调脾胃阴虚的病理特点及其治疗，从而形成了缪氏学术特点。如他对伤寒、温病的治疗，以"三阳证中，往往多带阳明"为创见，用药必以甘寒清润为要，对汗吐下诸法非常慎重，"以其损伤胃气故也"。治疗内伤诸病，同样擅用甘润清灵之法，他所创制的调理脾胃的资生丸等方，既用四君补益脾胃之气，又以石斛、沙参、麦冬、麦芽滋润脾胃之阴津。这在温补学派盛行的当时，可谓独树一帜，不仅活泼了当时的学术气氛，而且对后世温病学派的形成影响很大。

（三）汪绮石"阳虚三夺统于脾"论

汪绮石治学认真，对虚劳证钻研深刻，论述精妙，别开生面。他在《理虚元鉴》之理虚大法中提出："治虚有三本，肺、脾、肾是也。""治虚二统，统之于肺、脾而已。""阳虚三夺统于脾。"他认为，"阳虚之证，虽有夺精、夺气、夺火之不一，而以中气不守宁为最险。故阳虚之治，虽有填精、益气、补火之各别，而以急救中气为先。有形之精血，不能速生，无形之真气，所宜急固，此益气之所以急于填精也。回衰甚之火者，有相激之危；续清纯之气者，有冲和之美。此益气之所以妙于益火也。夫火气之重于精与火也如此，而脾气又为诸火之原，安得不以脾为统哉"，汪绮石治疗虚劳的理论，滋阴宗于丹溪，补脾源于东垣，但他遵其理而不泥于方药，从而形成自己的经验，故在治虚三本中说："一曰清金保肺，无犯中州之土，此用丹溪而不泥于丹溪也；一曰培土调中，不损至高之气，此用东垣而不泥于东垣……"脾胃同为治虚紧要之处，李东垣的脾胃学说经过汪绮石之用，再次得到发展。

（四）陈士铎阐发"补中益气"之微义

陈氏于《石室秘录》中推出临证128法，以问答方式阐发机理及临证心得。所论诸法颇重脾胃之证，或补益，或升阳，或消导，或攻下，补八法之不足，示人以规范，并结合个人的临证经验指出所宜所忌。尤其擅于脾胃调护之法，尊古而不泥古，深化了前人对脾胃学说的认识。以升治法为例，说明陈氏认证入微，立法严谨，对脾胃诸证的独到见解。

"升治者，乃气虚下陷，不能升而升之者也。凡人因饥饱劳役，内伤正气，以致气乃下行，脾胃不能克化，饮食不能运动，往往变成痨瘵。若疑饮食不进，谓是脾之火，或疑肉黍所伤，谓是水谷之积，轻则砂仁、枳壳、山楂、麦芽之类，重则大黄、芒硝、牵牛、巴豆之品，纷然杂进，必致臌闷不已。倘先以升提之药治之，何成此等症哉……（补中益气汤）此方实为对病，妙在用升麻、柴胡二味，伍用于参、芪、归、术之中，以升提其至阳之气，不使其下陷于阴分之间。又妙在甘草、陈皮于补中解纷，则补者不至呆补，而升者不至偏堕，所以下口安然，奏功如响耳。倘以为补药不可骤用，竟去参、芪，则升、柴无力，譬如绳索细小，欲升千斤重物于百丈之上，难矣。或用参而不用芪，或用芪而不用参，则功必减半，然犹胜于尽去之也。"文中首先明确中气下陷乃脾胃气虚不升所致，详细论证了李东垣所创补中益气汤深奥的方义和肯定已的疗效。同时，对一些认证不详、滥用消伐攻泻之法，致成臌闷坏证进行了有理有据的批评。

（五）龚廷贤"脾胃内伤三要"论

龚廷贤精研《内经》《难经》之经旨，取法金元各家学说，并有所发挥。他在《寿世保元》中专立脾胃论，云："古今论脾胃及内外伤辨，惟东垣老人用心矣。但繁文衍义，卒难措用。"因而删繁就简，结合个人的经验总汇为三点，使后学者把握其精义。"盖内伤之要，有三致焉，一曰饮食劳倦即伤脾，此常人之患也，因而气血不足，胃脘之阳不举，宜补中益气汤主之。二曰嗜欲而伤脾，此富贵之患也，恣以厚味则生痰而泥膈，纵其情欲，则耗精而散气……故吞酸而便难，胸膈渐觉不舒爽，宜加味六君子汤加红花三分，知母盐炒一钱主之。三曰饮食自倍，肠胃乃伤者，劳力者之患也，宜保和丸、三因和中丸权之"。在治疗上，他强调以养心、健脾、疏肝为治本之要，因为"心气和则脾土荣昌，疏肝则胃气畅"。并指出世俗善用香燥耗气，及之服枳术丸以为健脾胃之要药，而不知其剥削真气等肤略之见，倡家传之三因和中健脾丸，为调护脾胃通用之剂。龚氏脾胃论的核心是强调安危全在胃气，"运食者元气也，生血气者饮食也"。"胃气亏则五脏六腑之气亦馁矣"，提出"善用药者，必以胃药助之"的观点。

（六）李用粹阐发"脾胃证治"新义

李氏深研轩岐医理，用药精良，为了启发后学，"取古人书而汇集之，删其繁而存其要，补其缺而正其偏"，编《证治汇补》。书中所列诸条证治颇重脾胃。他指出："脾属阴，主湿化；胃属阳，主火化。伤在脾者，阴不能配阳而胃阳独旺，则为湿热之病，如痈肿疮疡、食蛊、黄疸、消渴、肉痿、噎膈、痰火、食少之类也。伤在胃者，阳不能配阴而脾阴独滞，则为寒湿之病，如身重肢麻、面黄浮肿、痞胀噫气、倦怠积块、泄痢之类也。又不能食者，病在胃；能食不能化者，病在脾。"他阐发了脾与胃相互影响，详细介绍了脾胃诸证所用的方药，尤其在虚证治法上，强调"脾为己土，以坎中之火为母，补脾当补肾火；胃为戊土，以离宫之火为母，所以补胃必兼补心"，以及"脾虚久病，宜升阳扶胃药中，每寓升发之品"的重要性。

在火证中，他不但列举了五脏六腑诸火动之证候，还提出气虚、血虚、阴虚、阳虚等5种虚火，且在分治中认为，"脾火者，譬红炉之火，得湿则灭，得木则烟，以灰覆之则温暖长存。人身脾家之火，得苦寒之剂，则食少泻多；得恼怒之气，则面青口苦。故劳倦伤脾发热者，宜培补中气，养其化源，所谓甘温能除大热也"，进一步明确了脾家虚火的证治法则。他在伤食症中强调"峻剂宜戒"，认为"肠胃为市，所伤食物，过在中焦，设用破气之剂，徒损上焦清气；峻烈之品，复伤下焦阴血，皆谓之诛伐无过。惟当顺气化痰，助脾腐化，更视元气何如，所伤何物，徐徐消导，润而去之。滞去之后，犹当补养脾胃，以复健运之常"，提出"脾虚甘补""胃枯平补"等法则，充分体现了李氏博学精深、临证细腻、尊古而多变的特点。

（七）傅青主"脾胃分治"创新脾胃证治

傅青主深研经旨，精于脉理，临证颇重脾胃，于《男科》中立脾胃证辨篇。云："人有能食而不能化者，乃胃不病而脾病也，当补脾。而补脾尤宜补肾中之火，盖肾火能生脾土也。不能食而食之安然者，乃脾不病而胃病也，不可补肾中之火，当补心火，盖心火能生胃土也。世人一见不饮食，动曰脾胃虚也。殊不知胃之虚寒，责之心；脾之虚寒，责之肾也，不可不辩也。"傅青主明确指出了脾病与胃病的不同证治，同时还依据"火生土"的原理，提出补心肾之火以温中阳的法则。此外，他在劳证虚损辨中，不但指出饥饱劳役、内伤正气之人，每因误用消克攻伐而成劳的"阳虚下陷"证，还创立了阴虚脾泄、岁久不止成劳的"阴虚下陷"证，并立补阴（熟地黄、山茱萸、山药、五味子）兼暖命门（肉桂）及升举阳气（升麻）之方剂。

（八）陈复正儿科重"胃气"论

陈复正集多年治疗幼科的经验，对历代儿科论著进行了系统的删订，著有《幼幼集成》一书。他对幼儿的脾胃诸症颇为重视，在该书的凡例中曰："幼科论证，悉以阳有余、阴不足立说，乖误相承，流祸千古。后人误以婴儿为一团阳火，肆用寒凉，败脾伤胃，古初禀受敦庞，贻害犹浅。"陈氏治病，精于详察四诊，告诫后人不可犯虚虚实实之弊。正如他在伤食证治中指出的："凡小儿饮食伤脾之证，非可一例而论，有寒伤，有热伤；有暂病，有久病；有虚证，有实证。但热者、暂者、实者人皆易知，而寒者、久者、虚者人多不识。如今之小儿，以生冷瓜果，致伤胃气而为腹痛泻痢者，人犹以为火热，而治以寒凉，是不识寒证也……久不思食，本非有余之证，时医遇此，无论有余不足，鲜有不用开胃消导之剂者，是不知虚证也……故凡欲治病，必先借胃气以为行药之主，若胃气强者，攻之则去，而疾常易愈，此以胃气强而药力易行也。胃气虚者，攻亦不去，此非药不去病，以胃气本弱，攻之则益弱，而药力愈不行，胃愈伤病亦愈甚矣……不顾脾胃虚实，概施欲速攻治之法，则无有不危矣。"

对于伤食证的证治法则与积证的鉴别，陈氏明确指出："夫食者，有形之物。伤之则宜损其谷（即减食），其次莫若消之，消之不去则攻之，此治初伤乳食之法也。倘治之不早，以致陈莝苑聚，乃成积也，其候面色黄白，或青黄，腹大或紧，食少腹痛，发则数日不止。而医者治积，不问平日所伤之物是寒是热，并不察儿之形气或虚或实，可攻不可攻，竟用偏寒偏热峻下之药，而犯虚虚之戒，其害胜言哉。"

（九）唐容川"血证之辨脾胃阴阳"论

唐容川治疗血证颇重脾胃，他在《血证论·吐血》中云："安得不责之于胃。血虽非胃所主，然同是吐证，况血之归宿在于血海。冲为血海，其脉隶于阳明，未有冲气不逆上而血逆上者也……治阳明即治冲也，阳明之气下行为顺。今乃逆吐，失其下行之令，急调其胃，使气顺吐止，则血不致奔脱矣。"在第二要法消瘀中指出："凡血证，未有带脉不病者，今瘀血滞于其分，则宜去之以安带脉。带脉在中焦脾之部分，即从脾治之。观仲景肾着汤，可知治脾即是治带。"

唐氏集多年的临床经验，悟出滋补脾阴法的重要性，因而谆谆告诫后世："调治脾胃，须分阴阳。李东垣后，重脾胃者，但知宜补脾阳，而不知滋养脾阴。脾阳不足，水谷固不化，脾阴不足，水谷仍不化也。譬如釜中煮饭，釜底无火固不熟，釜中无水亦不熟也……独于补脾古少发明者，予特标出，俾知一阴阳，未可偏废。"

（危北海　陈誩　周滔）

下篇 脾胃学说应用与创新

危北海脾胃学说应用经验与研究

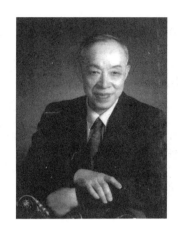

危北海,教授,主任医师,博士研究生导师,博士后导师。1931年6月生。首届全国名中医,第二、第三、第四批全国老中医药专家学术经验继承工作指导老师,首届国家中医药管理局中医传承博士后指导老师,第二届首都国医名师,享受国务院政府特殊津贴专家,国家有突出贡献专家。

1955年毕业于解放军第七军医大学,1959年参加第一届"西医离职学习中医班"。主要从事消化系统疾病的中西医结合基础与临床研究,在中医脾虚证本质与中医脾胃学说理论与临床应用研究方面成绩突出。参加和承担国家"七五""八五"和"九五"等攻关项目,获各级科技成果奖24项,代表性专著有《中医脾胃学说应用研究》《中西医结合消化病学》等。曾任北京市中医研究所所长,北京中医医院副院长,中国中西医结合学会副会长,中国中西医结合学会消化系统疾病专业委员会名誉主任委员、主任委员,北京市中西医结合学会会长,《中国中西医结合消化杂志》主编,《北京中医杂志》副主编等。荣获北京市劳动模范、全国群英会特邀代表等。

脾胃学说是中医理论的一个重要组成部分,也是一个著名的学术派别。它随着中医学的发展进程而逐步形成,并且越来越受到医家的重视。中医学认为,脾胃为水谷之海,气血生化之源,脏腑经络之枢,疾病发生之由,为人体后天之本。脾胃在生理、病理、诊断和治疗等各方面都有重要的作用。研究脾胃学说,对继承发扬中医学、开展中西医结合工作都有重要意义。

一、脾胃疾病诊治经验

我从事脾胃疾病诊治六十余年,归纳起来,主要有以下体会。

1. 脾胃内伤是脾胃疾病发生的始动之因,补益脾胃是贯彻始终的治疗之本。

2. 脾胃升降失司是脾胃证候的主要病机,调节脾胃升降是改善临床证候的基本治则。

3. 胃络瘀阻是脾胃疾病产生发展的主要病理改变,疏通胃络是修复病变、促进痊愈的重要路径。

4. 阴火论是脾胃理论的一个创新观点。

以上归纳起来就是四句话、十二个字：益脾胃，调升降（运化），通胃络，降阴火。

（一）脾胃内伤是脾胃疾病发病的始动之因，补益脾胃是贯彻始终的治疗之本

李东垣脾胃学说最根本观点是"脾胃内伤，百病乃生"。因此我认为，凡是脾胃疾病的发生必有脾胃内伤的内部因素或外部环境的致病因素，从而导致脾胃虚弱而致疾病产生。

脾胃疾病的发病机制可分为脾胃本病、脾胃衍生病和五脏相关病三类。脾胃衍生病又可分为初级衍生病和后继衍生病。见图1、图2。

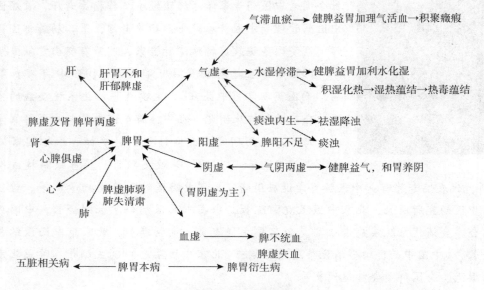

图1　脾胃疾病的发病机制（一）

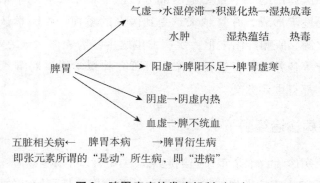

图2　脾胃疾病的发病机制（二）

（二）脾胃升降失司是脾胃证候的主要病机，调节脾胃升降是改善临床证候的基本法则

脾胃运化表现在脾主升清，胃主降浊；脾主运化，胃主受纳。

《素问·六微旨大论》云："出入废，则神机化灭；升降息，则气立孤危。故非出入，则无以生、长、壮、老、已；非升降，则无以生、长、化、收、藏。"

气机的升降出入是气血津液和水谷精微生化的基础。《素问·经脉别论》云："饮入于胃，游溢精气，上输于脾。脾气散精，上归于肺，通调水道，下输膀胱，水精四布，五经并行。"

脾胃失运表现为脾不升清，胃不降浊，中焦气滞，无以生化，清气在下则生飧泄，浊气在上则生腹胀等。见图3。

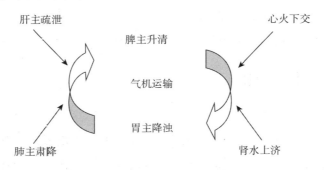

图3 脾胃升降与脏腑气机的关系

（三）胃络瘀阻是脾胃疾病产生和发展的主要病理改变，疏通胃络是修复病变、促进痊愈的重要路径

脾胃内伤多伴有胃络瘀阻，疏通胃络是提高疗效之必需。脾胃百病之中，凡是外邪侵袭或正气内虚多伴有胃络瘀阻，故脾胃之病以通胃络为辅佐，可大大提高疗效。

（四）阴火论是脾胃理论的一个创新观点

阴火论是脾胃理论的基本观点之一，也是治疗脾胃疾病的一个独特疗法。李东垣提出："元气不足而心火独盛。心火者，阴火也。"心火亢盛，则乘其土位而损元气。治疗脾胃疾病既要补益脾胃，也要降解阴火，由此衍生出"甘温除大热"的有效治法。

（五）治疗方药

1. 补益脾胃

（1）气虚：四君子汤、加味四君子汤加减。

（2）阳虚：附子理中汤加减。

（3）胃阴虚：益胃汤加减。

2. 调理升降

（1）食积：香砂养胃丸。

（2）气滞：枳实导滞丸。

（3）呕吐：小半夏汤合橘皮竹茹汤。

(4) 呃逆：丁香柿蒂汤。

(5) 痞满：木香顺气丸。

(6) 腹泻：痛泻药方加燥湿固肠药。

(7) 便秘：润肠汤。

3. 疏通胃络

药如丹参、白芍、当归、赤芍、泽兰等。

4. 降解阴火

补中益气汤加减、升阳散火汤加减。

这里列举的治法方药只是一个概要，具体的用药技巧还需在临床实践中不断提高。

二、"肠胃复元"理论

1. "肠胃复元"的概念

"肠胃复元"从广义上看是指全身疾病。胃肠疾病在发病及治疗的过程中，从康复被损伤的胃肠功能这个发病之本的基础上进行治疗，能使整个胃肠功能复元，从而利于全身疾病的痊愈，这就是"胃肠复元"的本意。

根据中医理论，尤其是李东垣《脾胃论》的发病观认为，"脾胃内伤，百病乃生"。意思是说，人体发生的各种疾病都有脾胃损伤这一根本内因。因此，从调补脾胃的大法出发治疗疾病，是治病之本。所谓"脾胃复元"就是疾病康复的一个根本大法。

中医有所谓"有胃气则生、无胃气则死"的古训，是说人体的健康和疾病的康复与人的胃气有着明显的联系。胃气好，即胃肠功能健全或胃肠运化正常，则能维护人体健康。脾胃功能失健或脾胃运化失调，则易罹患疾病或已患疾病不易恢复。由此可见，促使胃肠功能的复元在维护人体健康或使疾病康复中具有十分重要的意义。"胃肠复元"就是鼓舞胃气，振作胃气，使已衰退的胃气恢复起来。

从狭义上讲，"胃肠复元"是指脾胃气虚证乃脾胃疾病的基本证型，健脾益气是"胃肠复元"的根本治法。一般而言，中医的脾胃疾病并不等同于西医的消化系统疾病，但又不可否认，脾胃疾病确与消化系统疾病有着极其密切的联系。

脾胃疾病从中医证型演变规律看，初发时，一则可因七情内伤，情志抑郁，形成肝气郁结之证；又可因肝木克土，肝郁日久，克伐脾土，使脾胃内伤变为肝郁脾虚之候。再则可因外受寒湿，邪客脾胃，引起脾虚胃弱，寒湿内滞。三则可因饮食不节，纵欲过度，引起脾胃运化呆滞，形成脾虚胃弱。若患者先天脾虚胃弱，禀赋不足，再加之外因侵袭，内外因结合而发病则更易出现脾胃气虚证，往往起病时即有明显的脾气虚证表现。

由此可见，脾胃疾病在整个发病过程中，初起时可能是脾胃实证，如气滞血瘀和湿热蕴结等。若发病日久或年久失治误治，或经治疗实邪可除而虚证一时难去，则脾虚仍存。

若在慢性阶段，则多见虚实相兼，在脾虚证的基础上可兼见其他实证，如肝郁、血瘀、痰饮或湿滞等，临床治疗上既要培补脾胃，又要兼顾他证。若在康复阶段，患者多表现为脾虚胃弱证为主，尤其是年高体弱的脾胃病患者更是多见。有资料显示，慢性萎缩性胃炎患者中，临床上表现为脾胃气虚证者为62%～70%。可见，在慢性脾胃疾病中，尤其是年高体弱或素体脾虚者，脾胃气虚证是主要证型。

2. "胃肠复元"的临床意义

"胃肠复元"的临床意义就在于从治病之本上培补脾胃，消除脾胃内伤的发病内因，增强人体正气，尤其重在鼓舞和振兴胃气，使已受损害之胃气恢复过来。

"胃肠复元"的治疗目的主要是针对脾胃气虚之证，因为该证是脾胃疾病的主要证型，是脾胃疾病发病机理的根本环节。中医学认为，"脾主运化""胃主受纳"。所谓运化、受纳是指食物之腐熟、运输和转化，即水谷经消化后，精华和糟粕的升清降浊，化生气血，包括各种营养物质的消化吸收和能量代谢。这是言其生理之常。若是发生病理变化，则会出现一系列反常现象。如果人体正气不足，脾胃内伤，脾胃气虚时则可见胃纳受阻，脾气不升，浊气不降，表现出一系列脾胃气虚的症状。这是脾胃疾病最常见的证型，主要发病机制是脾胃气虚导致功能减退，从而出现脾失运化，胃不受纳，继而引起水谷不化。水谷不化会导致湿滞腹泻，谷不受纳则痞满纳呆。前者相当于西医学的腹泻型肠易激综合征，后者相当于功能性消化不良。见图4。

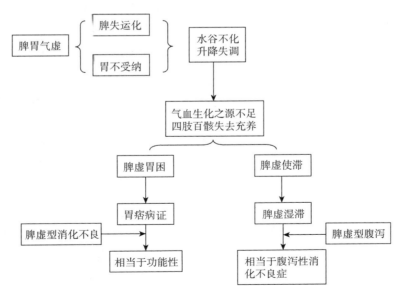

图4　脾胃气虚致病机制

3. "胃肠复元"的治疗作用

"胃肠复元"的治疗作用主要是培补脾胃。该类方剂较多,但参苓白术散是代表方剂之一。该方出于《太平惠民和剂局方》,是健脾养胃的著名良方;主要功能是健脾益气,和胃醒脾,渗湿止泻;主治脾胃虚弱导致的胃困食少、胸脘闷胀、湿滞便溏等,适用于消化系统疾病慢性期和恢复期患者,能够增强脾胃功能,提高身体素质,使患者早日恢复健康。

盖脾胃属土,土为万物之因,故脏腑百骸受气于脾胃而后能强。李东垣曰:"脾胃虚则百病生,调理中州,其首务也。脾胃一亏,则众体皆无以受气,日见羸瘦。脾胃虚弱,纳化迟呆,饮食不消,则水谷不化,水反成湿,谷反成滞,清浊不分,升降失调,则便溏或泻或吐;湿滞中焦,气机不得上下贯通,故中满痞噎。脾胃虚弱,气血化生之源不足,四肢百骸和五脏六腑失于充养,以致全身困乏无力,形体消瘦,面色萎黄。脾虚亦可招致肺气亦弱,故显气短心怯。"

参苓白术散是"胃肠复元"的基本方之一,也是广为适用、疗效确切的有效方剂。方中人参、白术、炙甘草甘温补脾益气;山药、扁豆、莲子甘平之品缓补脾胃,一可益脾气,二可滋脾阴,又能厚肠止泻,和胃醒脾。诸多甘药相须为用,补脾益气之力弥彰。另一方面以茯苓、薏苡仁甘淡渗湿健脾,与燥湿之白术共奏祛湿止泻之功。脾胃喜通而恶滞,脾胃气虚则运化和受纳之力不足,补气之品易碍胃,故佐以芳香之砂仁理气化湿,和胃止呕,寓行气于补益之中,以保甘温暖中之品补而不滞;以桔梗为使药,开宣肺气,亦可载药上行,借肺之布津而濡养全身。

全方之药乃甘淡、甘温之品,健脾益气,和胃除满,渗湿止泻。正如《太平惠民和剂局方》所云:"其药中和不热,久服养气育神,醒脾悦色,顺正辟邪。"全方可谓能"补脾胃之虚,调脾胃之气,行脾胃之滞,除脾胃之湿"。配伍合理,组方严密,功能较为全面,作用较为确切,不失为经典的古方良药。当然补益脾胃之法不只此方,还有四君子汤、补中益气汤、黄芪建中汤等,结合临床病情灵活运用亦可收到明显效果。

三、脾胃的科学研究

(一)临床研究

1. 以脾胃学说为指导,对临床常见病、多发病,广泛采用调理与培补脾胃的治则和方药进行治疗,取得了明显疗效。其中,以对消化系统疾病的疗效观察更为深入和突出。

有报道显示,治疗消化系统疾病的有效病种可达数十种,如溃疡病、慢性胃炎(浅表性和萎缩性)、胃黏膜脱垂症、胃下垂、慢性腹泻、慢性结肠炎、慢性消化不良、吸收不良综合征、慢性肝病(包括慢性肝炎)、脱肛等。采用辨证论治原则,应用柔肝和胃、理气宽中、健脾益气或培补脾胃的方药进行治疗，效果显著，较一般西药治疗具有疗效巩固、副作用少的特点。依据"培土生金""脾为生痰之源，肺为贮痰之器"理论，应用调理脾胃方药治疗慢性支气管炎、哮喘等呼吸系统疾病，疗效较西药更满意，临床显效率在80%以上。依据"心生血""脾统血""心与脾有经络相通"理论，应用益气健脾、补益心脾方药治疗冠心病、病窦综合征、低血压、心源性休克等都有较高的疗效。依据"脾统血""中焦受气取汁，变化而赤，是谓血"理论，应用补脾生血方药以复生化之权和统摄之力治疗血液系统疾病，如营养不良性贫血、再生障碍性贫血、功能性子宫出血（崩漏）、血小板减少性紫癜等均取得了较好的疗效。依据"脾主肌肉""治痿独取阳明"理论，应用健脾益气方药治疗重症肌无力和肌肉萎缩性疾病疗效满意，有效率可达90%以上。其他如采用调理脾胃之法和方药治疗内分泌和泌尿系统疾病等也有不同程度的效果。

目前，正在对某些有明显疗效的重点病种如溃疡病、慢性胃炎等进行深入的辨证论治规律摸索，以便总结出可在广泛范围内重复验证、具有明确规律性的结论。

2. 脾胃疾病的辨证论治水平不断提高，一方面表现在逐步走向规范化，拟订了脾胃疾病的证候规范条目，有了统一而明确的证候概念、临床表现和诊断要求，如脾气虚证、胃阴虚证等；另一方面表现在不断总结临床论治经验，对治疗规律的认识逐步深化，疗效有所提高。尤其是许多对脾胃学说有高深造诣的国内著名老中医的临床论治经验，为摸索出临床证治规律、进一步提高疗效奠定了可靠的基础。

（二）理论研究

1. 脾胃学说是在继承《黄帝内经》《伤寒论》等经典著作理论的基础上，经过历代医家的大量实践经验，不断总结和提炼出的一种学术思想。发展到今天，它不仅有系统的理论，而且有具体的辨证论治方法、实用规范的理法方药，当前需要不断整理提高，继承发扬。近年来，国内已开始对脾胃学说的学术渊源、形成过程、主要学术见解及历代医家阐述进行了系统整理、发掘和综合分析，写出了一些较高水平的综述性学术论文，提出了新的看法和思路，为深入研究脾胃学说理论打下了基础。

2. 根据中医理论，利用现代科学方法，先后在数千则病例和一系列动物实验中验证了能反映脾虚证实质、具有临床实用意义的客观诊断指标。据初步统计，全国有五十多个包括一般状态、消化系统功能试验、能量代谢和水电平衡试验、植物神经功能试验、血中激素和环核苷酸含量测定及免疫功能试验等。实验结果证实：①筛选出可作为脾虚证的客观诊断指标有四种，即木糖吸收试验、消化道运动排空试验、血清胃泌素测定和唾液淀粉酶活性测定。②筛选出具有相对特异性、可作为脾虚证参考性客观指标的有四种，即唾液pH值、胰功肽试验、尿淀粉酶活性测定和皮肤电位测定。

3. 近年来，在中医理论研究的基础上，为了给临床治疗提供新的思路和客观依据，已开始应用现代科学方法着手复制类似中医证候的动物模型。例如，复制脾气虚证的动物模型已有四五种之多，且已积累了不少的实验经验。有的是在中医理论指导下，根据名老中医提供的思路方法复制的，已选型动物的表现与中医证候有很大的相似性。虽然还不能说某种动物模型已能代表某一证型，但就研究中医理论，阐明治则、方药的疗愈机制而言，仍不失为一种有用的手段，值得重视和深入探索。

（三）治则方药研究

近年来，国内对健脾益气、滋阴和胃、理气宽中的治法及方药进行了大量的临床观察和药理药化的实验研究，取得了不少进展。尤其是与中医理论紧密结合，进行了健脾益气复方的研究，如补中益气汤、黄芪建中汤、四君子汤等，为阐明中医理论的疗愈机制提供了科学论证，积累了丰富资料。

在临床取得可靠疗效的基础上，对健脾益气、滋阴和胃复方进行了研究，进一步筛选出有效药味，并取得了某些突破。例如，对补中益气汤中的黄芪做了大量药理药化的实验研究，目前已初步看出它对增强免疫功能和调节能量代谢有明显作用。另外，四君子汤中的党参对细胞核酸代谢、红细胞的生成和免疫功能提高都有良好的效应。其他如酸甘化阴的五味子及其提炼物联苯双酯有降低谷丙转氨酶的作用、健脾利湿的猪苓及其提炼物猪苓多糖有增强免疫功能的作用、补中和胃的甘草及其提炼物有治疗溃疡病的作用等。

目前，临床上为治疗脾胃疾病已提供了一大批有实用价值的药物，有的是经典古方，有的是经过临床验证确有良效的验方，如我们研制的治疗小儿消化吸收不良的健脾粉，已作为得到广泛应用。为了提高临床疗效和扩大适用范围，在调节脾胃方药的剂型改革上也做了大量工作，有的已打入国际市场，引起国内外医学界的重视。

（危北海　陈誩　周滔）

中西医结合脾胃学说研究的前世、今生与未来

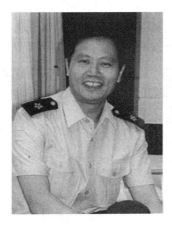

陈治水，原沈阳军区第二一一医院中医科主任，主任医师，博士研究生导师，中西医结合内科专家，享受国务院政府特殊津贴。曾兼任中国中西医结合学会消化系统疾病专业委员会名誉主任委员，第三、第四届中国中西医结合学会消化系统疾病专业委员会主任委员，现为中国中西医结合学会消化系统疾病专业委员会和脾胃学说应用与创新专家委员会高级顾问。1975 年毕业于黑龙江中医学院（现黑龙江中医药大学），从事中医临床、科研工作 47 年，能够根据中医辨证论治规律诊治急危重症，如感染性休克、暴发性流脑、中毒性痢疾、麻疹肺炎、心衰、重症肝炎、流行性出血热、肝肾综合征等，擅长应用《伤寒论》六经辨证理论、叶天士卫气营血和吴鞠通三焦辨证理论治疗急性热病。在著名脾胃病专家徐复霖教授指导下，系统整理了国内外中西医结合治疗脾胃消化性疾病的理论和经验，对脾胃消化性疾病进行了深入研究，在溃疡性结肠炎、慢性结肠炎、结肠易激综合征、功能性消化不良和肠息肉的治疗方面形成了自己的专科特色；提出了脾胃虚弱、"脾主防卫"功能低下导致机体免疫功能失调是溃疡性结肠炎主要发病机理的观点，创立了"健脾益气"治本，"涩肠止泻、缓急止痛、清肠解毒"治标的治疗大法，研制出健脾灵。在脑囊虫病的研究中提出"虫体入脑""风痰内动"的发病学说，创立了"消痰杀虫、息风活血"治疗法则，发明灭囊灵，成果获中华中医药学会科学技术一等奖。对风湿病、肝病和内科杂病研究深入，其中"强直性脊柱炎临床治疗系列研究"获军队医疗成果二等奖。发表学术论文 150 余篇，获军内外科研成果奖 22 项，出版著作《结肠炎与大肠癌》和《中西医结合消化病学》等。

脾胃学说是中医学理论体系的重要组成部分。其理论奠基于战国时期的《黄帝内经》，在东汉时期张仲景的《伤寒杂病论》中调治脾胃的大法已备，金元时期李东垣《脾胃论》的问世标志着脾胃学说的形成，至明清时期脾胃学说得到进一步完善。千百年来，脾胃学说经过历代医家的不断完善和发展，已成为中医学理论体系中独具特点的组成部分，至今仍然有效地指导着中医和中西医结合临床，为中华民族的防病治病和健康保障起到了十分重要的作用。

2018年10月27日,"中国中西医结合消化专业委员会脾胃学说应用与创新专家委员会"成立大会在北京召开,这次会议意义深远,现将数十年中西医结合消化学会的成长历史和脾胃学说研究状况作一简要回顾。

一、中西医结合脾胃学说研究的历史沿革

要想了解中西医结合脾胃学说研究的历史就不能不回顾中西医结合医学的发展史。我国的医学包括西医学、中医学和中西医结合医学。西医学传入中国仅一百多年,而古老文明的中医学已有数千年的悠久历史,仅有文字记载就有近三千年的历史。中医学为中华民族繁衍生息、预防保健、治病延年做出了突出贡献。中西医结合医学形成于晚清,代表医家有蜀人唐容川、盐山张锡纯和岭南名医朱沛文等。中西医结合医学真正成为自然科学的一个独立学科是中华人民共和国成立之后。

(一)中西医结合学科形成简史

党和国家十分重视和支持中医和中西医结合医学。早在红军时期,由于国民党的严重封锁,红军的医疗条件非常艰苦,缺医少药,于是就使用中医、草药为战士治病和进行救护。闽西长汀建有第一所红军医院,井冈山也建有红军医院。1949年中华人民共和国成立后,毛泽东主席多次发表讲话和指示要重视发展中医药工作。1955年12月19日,中医研究院(现中国中医科学院)成立,之后全国首届西医离职学习中医研究班在这里举办,毛泽东主席接见了时任第一任院长鲁之俊。1958年10月11日,毛泽东主席在对卫生部党组《关于西医学中医离职学习班的总结报告》的批示中指出:"中国医药学是一个伟大的宝库,应该努力发掘,加以提高。"这不仅为中医学的发展指明了方向,也对中西医结合医学的建立和发展起到了重要的推动作用。

第一届西医离职学习中医研究班只从全国招收了84名高等医药院校的优秀毕业生和具有较丰富临床经验的西医师,虽然人少,但中西医结合的火种从此撒布了祖国的大江南北,其燎原之势不可挡!此后,北京、上海、广州、天津乃至大部分有中医药院校的省市都先后举办西医离职学习中医的高级学习班。吴咸中、陈可冀、沈自尹等院士和屠呦呦、危北海等中西医结合医学的大师们都是那个时期涌现出的杰出代表。

在党的卫生工作方针和国家中西医结合政策的指导下,在中西医结合先驱季仲朴、崔月犁等人的倡导下,在全国广大中西医结合工作者的积极参与下,1981年11月中国中西医结合研究会在北京成立,学会挂靠在中国中医研究院,接受中国科协的领导。同年,《中国中西医结合杂志》创刊,学会的成立和杂志的创刊标志着中西医结合医学真正成为我国自然科学的一个重要的独立学科。1990年,经中国科协批准,学会更名为中国中西医结合学会,挂靠在中国中医科学院。目前,中国中西医结合医学已拥有近五十个二级学科,中西医结合医学成为我国三大医学领域中最年轻、最具朝气、最有发展前途的一个自然学科。屠呦呦关于青蒿素的发明研究获得诺贝尔生理学或医学

奖,是我国自然科学界第一个国际最高奖励,充分证明了中西医结合医学的科学性、先进性和创新性。今天,中西医结合医学已迎来学科发展六十周年,并即将迎来学会成立四十年,这个进入不惑之年的年轻学科,有什么能阻挡其发展的步伐呢!

(二) 中西医脾胃学说研究与中西医结合消化学科的建立

20世纪五六十年代,许多中西医结合消化学科的前辈们就对常见消化疾病的中西医结合治疗和中医脾胃学说的理论基础开展了探索性研究。党的十一届三中全会的召开,标志着我们国家科学的第二个春天到来了。1978年3月,党中央、国务院在北京召开的全国科技大会,吹响了全国各科技领域向科学技术进军的冲锋号!国家对各科技领域的基础、应用和创新研究的资金投入在逐年增加,我国三大医学领域的研究也得到了很大的发展和提高。比如吴咸中院士领衔的中西结合治疗急腹症研究,陈可冀院士领衔的血瘀证与活血化瘀研究,沈自尹院士领衔的肾阳虚、肾阴虚本质研究,张亭栋教授、黄世林教授领衔的中药砷剂治疗急性白血病研究,以及中医四诊方法研究、阴阳学说研究、针灸针麻机理研究、中药治疗机理研究等,可谓百花齐放,百家争鸣,成果累累。

与此同时,中医脾胃学说的研究和中西医结合消化领域的基础与临床研究也方兴未艾。时任北京市中医研究所所长、北京中医医院副院长、中国中西医结合学会常务理事兼副秘书长、北京市中西医结合学会会长的危北海教授和时任广州中医药大学脾胃研究所所长、中国药理学会副会长兼中药药理专业委员会主任委员、广东省中西医结合学会会长的王建华教授,他们撑起了我国南北中医脾胃学说研究的两面大旗,在全国率先开展了中医脾胃学说基础理论和临床应用研究,在北京参加研究的单位还有中国中医科学院基础理论研究所、北京师范大学,在南方参与研究的代表单位有安徽中医药大学(孙弼纲教授)、福建中医药大学(杨春波教授)和第一军医大学(徐福霖教授、张万戴教授)。此期,除了在脾胃基础理论研究(脾虚本质、脾胃本质)方面取得了一批重大成果以外,在常见消化病的中西医结合辨证治疗、中药治疗消化系统疾病的机理、消化病治疗领域的中药制剂开发上均取得了可喜的成就,如三九胃泰治疗慢性胃炎、补脾益肠丸治疗慢性结肠炎等。

王建华教授是我国著名的药理学家,是中药麻醉研究的开拓者之一,他的研究成果获得了1978年全国科学大会奖。从20世纪70年代中期,他就致力于中西医结合脾虚证辨治规律和中药复方药理研究,所主持的"脾虚证辨证论治的系列研究"获得2000年国家科技进步二等奖。他创建了广州中医药大学脾胃研究所,是中华人民共和国成立以来中医脾胃学说研究最重要的开拓者之一。

危北海教授20世纪50年代初毕业于第七军医大学(后改为第三军医大学),作为高才生,他被推荐参加了卫生部、中国中医研究院(现中国中医科学院)第一届西医离职学习中医研究班,1958年以全优成绩毕业,获北京市劳动模范并参加了全国英模大会,毕业后留北京中医医院工作。他长期致力于脾胃及肝胆疾病的治疗研究,后任北京中医医院副院长兼北京市中医研究所所长。他主持了国家和北京市"七五""八五""九五"中医脾胃学说研究的攻关课题，在脾胃学说基础研究和消化病治疗研究方面做出了突出贡献。他建立了我国最大的脾胃理论研究文献知识库，率先建立了脾虚证研究的动物模型。他与金敬善教授一起发现了脾虚证客观指标D-木糖排泄率的金指标，是我国中西医结合消化学科建立最重要的开拓者之一。1989年11月，由危北海教授发起，全国第一届中西医结合消化系统疾病学术交流大会在南昌召开。会上成立了中国中西医结合学会消化系统疾病专业委员会，危北海教授当选为第一届主任委员，武汉协和医院的陈泽民教授、北京协和医院的张育轩教授、江西中医药大学的龚琼模教授、上海纺织二院的林中广教授任副主任委员，委员31人。专业委员会的成立，标志着我国中西医结合消化学科的正式建立。1993年10月，由中国中西医结合学会消化系统疾病专业委员会牵头，与中华中医药学会脾胃病专业委员会和同济医科大学联合创办了《中国中西医结合脾胃病杂志》，2001年更名为《中国中西医结合消化杂志》。杂志由危北海教授、陈泽民教授、李乾构教授共同担任主编，陈泽民教授任常务执行主编。《中国中西医结合消化杂志》创刊25年来，对我国中西医结合消化学术研究和脾胃学说基础理论研究起到了重要的推动作用。2003年，由危北海、张万岱、陈治水三位教授任主编，国内100多位知名中医、西医、中西医结合消化病专家参与的《中西医结合消化病学》一书由人民卫生出版社出版。该书历时3年，三易其稿。时任中国科学院院士、中国中西医结合学会会长陈可冀教授为该书题词，时任卫生部副部长、国家中医药管理局局长佘靖教授为该书作序。该书凝集了广大中西医结合消化工作者的集体智慧和学术结晶，是我国中西医结合消化学科领域研究的又一重大成就。

2018年，中国中西医结合消化专业委员会在郑州完成第六届换届，中国中西医结合消化学术会议已举办三十届，并举办了二十余次全国中西医结合消化病继续教育学习班，建立了16个以上常见消化疾病的中西医结合诊疗指南或共识意见。消化疾病专业委员会下设中西医结合青年消化专业委员会和十余个专业学组或专家委员会。中西医结合在消化专业的各个领域均取得了一批重大进展和重要成果，获得多个国家科技进步二等奖以上成果。这些成果的社会价值和经济效益是无法估量的。如张万岱教授的三九胃泰研究，不仅仅成就了三九药业集团，而且开创了我国中药现代化研究的先河；徐复霖教授与陈李济制药厂进行的补脾益肠丸胃肠分溶型制剂的研究成功，开创了我国中药新剂型研究的先例。

目前，中西医结合消化学科取得了长足发展，但是我们不能够忘记第一代中西医结合消化工作者的开创成果和各位大师的科技引领作用。老一代专家、教授已进入杖朝之年或耄耋之年，有的已驾鹤西去，如广州的王建华教授、武汉的陈泽民教授和安徽的孙弼纲教授等。特别是消化学会的开创者之一陈泽民教授，他学术作风正派，为事业鞠躬尽瘁，为人忠厚朴实，当年为了创办《中国中西医结合脾胃杂志》，他往来奔波于武汉和北京的国家新闻出版署、有关管理部门和卫生部，甚至找到从武汉同济医科大学调任卫生部的副部长，终于使杂志得以创刊。这些为中西医结合消化事业做出贡献先辈们永远铭记在我们心中，他们教书育人的崇高精神、一代学术大师的"不为良相，即为名医"的做人风范永远激励着后来人！

二、中西医结合脾胃学说研究的现状

中西医结合脾胃学说研究走过了一个甲子，2018年10月11日，中国中西医结合学会在北京召开了"纪念毛泽东同志关于西医学习中医批示60周年暨新时代中西医结合传承与创新学术峰会"。可以说，1958年10月11日是我国中西医结合医学体系建立的一个最重大的时间标志。

2019年是建国七十周年。数十年来，中医、西医、中西医结合三个医学体系都得到了飞跃的发展，就消化学科领域的全国学术组织，目前就包含了中华医学会消化病分会、中华医学会内镜分会、中华中医药学会脾胃病分会、中国中西医结合学会消化专业委员会、世界中医药学会联合会消化专业委员会、中国医师协会中西医结合医师分会消化专业委员会，这些学术组织中，中国中西医结合学会消化系统疾病专业委员会是成立最早的国家级学术组织之一。

（一）中西医结合消化学科队伍的建设

中西医结合消化专业委员会已经成立30周年，2018年7月第三十届全国中西医结合消化系统疾病学术会议在郑州召开。会议在中国中西医结合学会专职工作人员的主持下完成了第六届中国中西医结合学会消化系统疾病专业委员会换届。会议选举北京中医药大学附属东方医院的李军祥教授担任主任委员，北京中医医院陈誩教授担任名誉主任委员，中国中医科学院西院医院唐旭东教授、中日友好医院姚树坤教授、广西瑞康医院梁健教授、上海曙光医院刘成海教授、广州南方医院肖冰教授、山西省中医院冯五金教授任副主任委员，福建中医药大学附属二院柯晓教授任秘书长。学会下设青年中西医结合消化委员会，并在原7个专业学组的基础上重新组建了多个分支学科的专科专家委员会。特别要指出的是，会上成立了以危北海、杨春波、张万岱等教授为主的顾问专家委员会，包括河北医科大学姚希贤、广州复大肿瘤医院徐克成、武汉协和医院李道本、广州中医药大学劳绍贤、长沙湘雅医院李家邦、上海瑞金医院吴云林、上海长征医院魏品康、原沈阳军区总医院王长洪和哈尔滨解放军第二一一医院陈治水等教授。顾问专家委员的杨春波教授是第三批"国医大师"，危北海教授和姚希贤教授是2017年首届国家名中医，劳绍贤教授和张万岱教授及其他专家都是全国名老中医师承博士或师承博士后导师。目前，学会的新老委员有数十位教授担任国家名老中医师承博士生导师，还有更多的专家被评为省级名医或名中医，并且大多成立了名中医工作室。可以说，中西医结合消化学科高级人才培养已在祖国各地遍地开花，并结出了丰硕的成果。

（二）中西医结合脾胃学说基础理论研究现状

中西医结合脾胃学说基础理论研究经历了 20 世纪 70 年代、80 年代、90 年代轰轰烈烈的广泛研究后，出现了更加重实际应用和临床创新的新形势。目前，针对脾胃学说基础理论研究的单位主要集中在北京中医医院、中国中医科学院西苑医院、北京中医药大学附属东方医院、广州中医药大学脾胃研究所和福建中医药大学附属第二医院。北京中医医院的消化学科建设力量雄厚，是中国中西医结合消化学会和中华中医药学会消化分会的发起单位，原附属的北京市中医研究所对脾胃学说研究沉淀了深厚的基础，有危北海教授、李乾构教授两位全国名中医领衔指导，近日成立的中西医结合脾胃学说应用与创新专家委员会也挂靠在北京中医医院，这为中医脾胃学说研究注入更多的新鲜血液。西苑医院唐旭东院长领衔的北京中医脾胃研究所，基础和临床研究实力均国内位列前位。北京中医药大学东方医院李军祥教授领衔的中西医结合消化团队和唐旭东教授都是已故泰斗级大师董建华院士的博士研究生和学术传人。李军祥教授自担任专业委员会秘书长以来，在学科建设和中西医结合脾胃学说基础与临床应用研究方面都取得了不小的成绩。广州中医药大学脾胃研究所自王建华教授建立以来，传承于劳绍贤所长，目前已传承至第三代所长胡玲教授的团队。他们有数十年脾胃学说研究的丰富经验传承和强有力的学术团队，在新世纪的脾胃学说创新研究中也是更上一层楼。福建团队在杨春波大师的带领下，数十年来在消化疾病湿热证研究中取得了引人瞩目的成就，杨春波教授指导下的中医脾胃研究团队和中西医结合消化团队，两支力量协同发展，将会对中医脾胃学说的研究做出更多创新。由此可见，中国中西医结合消化疾病专业委员会可谓大咖云集，人才济济，许多知名专家在多个消化学会交叉任职，如原常务委员、现专家委员会高级顾问杨春波教授就曾担任过世界中医药学会联合会消化分会的第一届主任委员，并兼任多届中华中医药学会消化病分会常务委员；副主任委员唐旭东教授不仅现任中国中西医结合学会副会长和中华中医药学会脾胃病分会主任委员，并曾担任中国医师协会消化专业委员会和世界中医药学会联合会第二届消化分会主任委员，张万岱教授、姚希贤教授、徐克成教授、吴云林教授、吕宾教授、姚树坤教授和李岩教授等都曾兼任中华医学会消化病分会的常务理事。学会主要领导在学会的交叉任职，加强了中医、西医和中西医结合三大学科领域的合作研究和学术交流，繁荣和促进了中西医结合消化学科的发展。

近十年，中医脾胃学说的基础研究和常见消化疾病中西医结合治疗研究，以及消化领域中药创新研究所取得的进展和成就，在相关会议上报告，在《中西医结合消化杂志》发表。

三、中西医结合脾胃学说研究的未来

中西医结合脾胃学说的研究和消化系统疾病的中西医结合治疗研究，以及创新治疗药物的发展还有很长的路要走，其中充满了艰难曲折和重重困难。对此，危北海教授曾用伟大爱国主义诗人屈原《离骚》中的"路漫漫其修远兮，吾将上下而求索"来勉励大家。他常说："世上本无路，路是人走出来的。""千里之行，始于足下。"告诫我们，中西医结合的道路要一步一个脚印、脚踏实地地去践行。危北海教授提出了创造中西医结合新消化病学的构想：一是在理论研究中有众多闪光的新结合点，能熔中西医理论于一炉，有新的论点、新的发现。它既不同于中医也不同于西医，但又应高于中医或西医。二是在临床诊断中，辨病与辨证相结合，宏观与微观相结合，定因、定位、定性与定量相结合，建立中西医结合新的诊断模式。三是在临床疗效上能取得更高、更确切和经得起重复验证的疗效，既高于西医也高于中医。四是在提高疗效的基础上，对医、理、药等各个方面进行系统而综合的研究，在整体、细胞、分子、基因等不同层次上阐明其疗效机理，开发出治疗常见病、多发病和疑难重症的系列方药，立足于国内，面向21世纪的国际。这四点中西医结合新消化病学的构想是中国中西医结合学会消化系统疾病专业委员会学术研究努力的目标和方向，是一项对人类的文明健康有十分重大意义的长期重要工作。

（陈治水）

传承"通降论"学术思想　创建脾胃病辨证新八纲

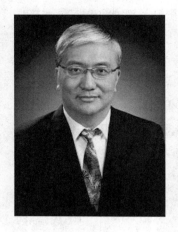

唐旭东，医学博士，主任医师，博士研究生导师，中国中医科学院首席研究员，享受国务院政府特殊津贴，全国政协委员。现任中国中医科学院副院长（原中国中医科学院西苑医院院长），中药临床疗效与安全性评价国家工程实验室主任，北京市中医脾胃病研究所所长，国家中医药管理局脾虚重点研究室主任；兼任国家中医药管理局全国脾胃病重点专科协作组组长、中国中西医结合学会副会长、中国医师学会中医师分会常务副会长、中华中医药学会脾胃病分会主任委员、国家药典委员会委员、国家中药保护品种专家委员会委员、国家食品药品监督管理总局中药新药审评专家等。长期从事中医脾胃理论研究、中西医结合消化系统疾病的基础与临床研究、中医临床疗效评价方法学研究，先后主持科技部"十一五""十二五"支撑计划项目、重大新药创新项目、国际合作项目、"973"计划，以及国家自然科学基金面上课题等国家级、省部级科研课题三十余项，发表学术论文百余篇。先后获中华中医药学会科技进步一等奖1项、北京市科学技术三等奖两项。被评为卫生部有突出贡献的中青年专家，入选"万人计划"百千万工程领军人才、国家中医药管理局中医药传承与创新"百千万"人才工程岐黄学者。

　　脾胃学说是中医理论体系最具生命力的学说之一，其理论源于《黄帝内经》，辨证法于仲景，集大成者则系东垣。董建华院士潜心研究脾胃学说，师古而不泥，在长期临床实践的基础上提出了脾胃"通降论"。其既是对脾胃通降相关论述的继承总结，也是对传统脾胃学说的重要补充和深化，在中医学术界影响深远。

　　中医学的理法方药是一个完整且完善的体系，理是法、方、药之纲，理明法自立，方遵法组成。在临床，重在理法方药功底深厚及其系统一致，在明理之上识证准确才是后续立法遣方用药的根基与前提。我跟随董老多年，在继承脾胃"通降论"的基础上，创建了脏腑、虚实、气血、寒热之脾胃病辨证新八纲，以期能将"通降论"之理落实，为消化系疾病临床中医辨证提供抓手和操作技术路线。

一、研究总结董建华脾胃"通降论"学术思想

(一) 脾胃"通降论"的内核

"通降论"以脾胃的生理功能正常为核心，以脾胃通降失常的病理表现为关键，根据其生理功能、病理特点，提出脾胃病认识上的三要素，即生理上以降为顺，病理上因滞为病，治疗上以通祛疾。三位一体，以胃为中心，由胃及脾，由脾胃联系其他脏腑及气血阴阳，纲目分明。

1. 生理上以降为顺

胃为水谷之腑。六腑者传化物而不藏，以通为用，以降为顺。通降是胃生理特点的集中体现。正如《灵枢·平人绝谷》所云："胃满则肠虚，肠满则胃虚，更虚更满，故气得上下，五脏安定，血脉和利，精神乃居。"脾胃为后天之本，腐熟水谷、化生气血、滋养五脏六腑是其主要的生理功能。《灵枢·营卫生会》云："人受气于谷，谷入于胃，以传于肺，五脏六腑，皆以受气。"《素问·玉机真脏论》云："五脏者，皆禀气于胃，胃者五脏之本也。"脾胃同居中焦，在解剖上脾与胃以膜相连，运纳协调，升降相因，燥湿相济，共同调节饮食物的消化吸收。

2. 病理上因滞为病

胃肠为市，无物不受，易被邪气侵犯而盘踞其中。邪气犯胃，胃失和降，脾亦从而不运。一旦气机壅滞，则水反为湿，谷反为滞，形成气滞、血瘀、湿阻、食积、痰结、火郁等相因为患，邪正交结，气道闭塞，郁于中焦，属于实滞。阳明多气多血，多气则气郁易于化热，多血则易伤及络脉，出现出血、瘀血。若脾胃虚弱，传化失司，升降失调，清浊相干，郁滞自从中生，属于虚而夹滞。《素问·调经论》云："有所劳倦，形气衰少，谷气不胜，上焦不行，下脘不通。"其论述了虚而有滞的病机，当升者不得升，当降者不得降，郁滞于中。在临床上，脾胃的通降功能失调表现在三个方面：①胃气不降：常表现为噎膈、脘腹胀满、便秘等症状。②胃气上逆：常表现为呕吐、嗳气、呃逆等症状。③脾失升清：常表现为腹泻、疲乏、精神倦怠等症状。胃病多病程缠绵，虚实互见，寒热错杂，但无论虚实寒热，内有郁滞是共同的，所谓寒则凝而不通，热则壅而失降，伤阳者滞而不运，伤阴者涩而不行。

3. 治疗上以通祛疾

董建华治疗胃病强调一个"通"字，擅用通降之法。董建华认为，胃病虽有寒热虚实之别，立法用药亦有温清补泻之分，但总以开其郁滞、调其升降为目的。"通"可以调畅气血，疏其壅塞，消其郁滞，并承胃腑下降之性推陈出新，导行食浊瘀滞下降，使上下畅通无阻，血络流畅，从而恢复正常的脾胃功能。胃腑实，宜消积导滞，专祛其邪，不可误补；胃气虚，气机不运，虚中有滞，宜补虚行滞，又不可壅补。董老将临床治疗胃病的通降方法概括为理气通降、化瘀通络、通腑泄热、降胃导滞、滋阴通

降、辛甘通阳、升清降浊、辛开苦降、平肝降逆、散寒通阳十法。诚如清代高士宗在《医学真传》所说："通之之法，各有不同。调气以和血，调血以和气，通也；上逆者使之下行，中结者使之旁达，亦通也；虚者助之使通，寒者温之使通，无非通之之法。"

（二）脾胃"通降论"的要点

董建华在长期大量临床实践的基础上，结合《素问·太阴阳明论》中"太阴阳明为表里，脾胃脉也，生病而异者何也"的启发，在继承张仲景、李东垣、叶天士等历代医家有关脾胃学术思想的过程中，对其进行了深入的剖析，从而建立了自己对胃系疾病论治的认识，即胃病治则上的两点论和胃病治法上的一轴线，对慢性胃病的诊治有着重要的学术价值和指导作用。

1. 脾胃病治法上的两点论

董老在胃病的治疗原则上，主张两点论，即既"脾胃分治"又"脾胃合治"。脾胃同居中焦，在解剖上，"脾与胃以膜相连"；在生理上，运纳协调，升降相因，燥湿相济，共同调节着饮食物的消化吸收；在病理上，胃病脾病每多互传，最后形成脾胃同病。因此，董老在临床治疗中，每于补脾之剂中辅以开胃之品，常在通降之方中佐以升清之味。通过"脾胃合治"而使治法方药更切合胃宜降、以通为补，脾宜升、以运为健的生理特性，利于祛邪愈疾。然脾与胃，二者同中有异。在"脾胃合治"的同时，要注意脾与胃在生理、病理上的不同之处。脾属脏，藏精气而不泻；胃属腑，传化物而不藏；脾主升，胃主降；脾喜燥，胃喜润，临床上应注意有侧重地区别对待。董老认为，胃疾主病在胃，由胃及脾，治疗理应重点治胃，察胃及脾。胃之病理环节至要之点乃"郁滞"二字，且胃又为多气多血之腑，故调理气血、行畅气机、疏通血络是对应大法。胃之病理结果及表现为通降失常，甚至及脾，故治疗总以复其通降之性为最终目的。

2. 胃病治法上的一轴线

胃为多气多血之腑，凡情志不遂、饮食不节、冷热失常、劳倦过度等内外因素均能使胃的气血功能异常而导致气滞血瘀。因此董老认为，固然胃病有温、清、补、泻等众多治法，但调理气血如同其中的一条中心轴线，贯穿其他。抓住调理气血这一环节，也就抓住了恢复胃气通降功能的整个治法。气滞不通是胃病发生发展的重要环节，无论肝气犯胃或脾胃虚弱，均可先致胃气壅滞，而血络郁滞、血络瘀阻与痰湿、食积、寒凝、热郁等则多在气滞基础之上产生，因而临床上董老非常注重调畅气机，复其通降。因为它既能使气滞消而免生血瘀之变，又可因气行则血行而有助血瘀消散。在调理气血上，董老往往视证情而决定调气与活血的孰轻孰重，或调气以和血，或调血以和气。在掌握调理气血贯穿治胃诸法的轴线作用上，董老根据胃为阳土、主纳主降、喜润恶燥，以及脾为阴土、主运主升、喜燥恶湿的特点，结合患者胃病的具体证候，在调理气血的前提下，或伍温阳刚燥之品，存其温通之性，取其助气药行气散寒，助血药活血通络之用；或配清热化湿之剂，以祛热毒灼络之源，解湿阻气滞之因；或佐养阴滋润之味，益胃阴而使润降，和阴血而通络脉；或辅消食化积之药，助运祛结而畅气机，使食积血瘀并消而和胃络，从而通过清热、散寒、消食、化湿、温阳、养阴而切实达到调和中焦气机、胃腑血络的作用，使脾胃功能恢复正常。

二、创建脾胃病临床辨证新八纲

（一）落实"通降论"之途径——辨证新八纲

明理方可准确辨证，识证才能对证用药，所以辨证方法是基础理论与立法遣方用药之间桥梁，也是临床专家的临证抓手。辨证是中医探讨疾病发生发展机理的根本方法，是将四诊所收集的各种症状及检查所得资料加以分析、综合、归纳，从而得出疾病的证候诊断结论的方法。中医辨证分析疾病的方法多种多样，八纲辨证则是各种辨证方法的总纲。其名称由近代祝味菊先生在《伤寒质难》一书中提出，曰："所谓八纲者，阴、阳、表、里、寒、热、虚、实是也。古昔医工，观察各种疾病之征候，就其性能之不同，归纳于八种纲要，执简驭繁，以应无穷之变。"其被认为是外感内伤诸疾临床辨证之准绳和大纲。

我在此基础上，承袭董老脾胃"通降论"之思想，结合多年临床实践，创建了脾胃病临床辨证新八纲——脏腑、虚实、气血、寒热，既是消化系疾病临床中医辨证的具体抓手和操作技术路线，也是将"通降论"之理落实的方法。辨证新八纲的要义如下。

1. 辨脏腑——以明确发病病位为辨证基础

清代唐容川在《血证论》中指出："脏腑各有所主，各有经脉……业医不知脏腑，则病原莫辨，用药无方。"脏腑功能各有特点，同种病邪侵犯的脏腑不同，发病及症状就不相同。因此，脏腑辨证是疾病定位的重要依据，在中医辨证体系中处于核心地位。

脾胃系统疾病在病位上层次有三：一为胃本腑自病、胃病及脾，二为胃（脾）病及他脏，三为他脏及胃（脾）。初起病位主要在胃，无论外邪、饮食、情志均可导致胃气受损，轻则气机壅滞，重则和降失司。病久则影响及脾，脾胃合病。《素问·五运行大论》云："气有余，则制己所胜而侮所不胜；其不及，则己所不胜，侮而乘之；己所胜，轻而侮之。"基于五脏五行生克制化体系，胃（脾）病及他脏的证型常见有土虚木乘、土虚水侮、土不生金。他脏及胃（脾）的证候常表现为心火及胃、肺金及胃、肝木及胃等。以胃脘痛为例，临证时需辨明病位之单纯在胃还是在肝、在脾，受寒、冒暑、伤食、积热易于伤胃，胃气壅滞，不降反逆；情志不遂易于伤肝，肝气郁结，横逆犯胃，致肝胃气滞，肝胃郁热。日久或郁而化热或久病入络或耗伤胃阴。久病及脾，可见脾气虚弱，中气下陷，或见脾阳不振。

以脏腑为纲，可将胃病治法分为单纯治胃法、脾胃合治法、从他脏他腑调治脾胃法三类。治胃法如理气和胃法、化瘀通络法、温胃散寒法、养阴益胃法、清热和胃法、泻下通腑法、降逆和胃法等；脾胃合治法如温中补虚法、升阳降浊法、化湿运脾法等；从他脏他腑调治脾胃法如从肝治胃法（如疏肝和胃法、清肝和胃法、柔肝养胃法）、从心治胃法（如清心益胃法、补益心脾法）、从肺治胃法（如宣肺降胃法、肃肺通腑法）、从肾治胃法（如补火生土法、滋肾益胃法）。诚如《金匮要略》所云："五脏病各有所得者愈；五脏病各有所恶，各随其所不喜者为病。"以脏腑为纲，不仅是明确病位为辨证基础，更是指导治疗的重要手段。

2. 辨虚实——以明确病证特性为辨证要点

《素问·调经论》云："百病之生，皆有虚实。"饮食不节，或外感受邪，或情志不畅造成食积、湿邪、气滞等实邪内阻，日久可致脾失健运，气血精微化生不足，出现乏力、畏寒等虚象；中气不足，气机升降失司又可出现气机阻滞，化痰生湿。由于脾与胃不同的生理特性及病理特点，胃病多实，脾病多虚。同时因虚致实，因实致虚，虚实夹杂证在脾胃系疾病中尤为常见，故临证当以明辨虚实、明确邪正盛衰为要点。

关于虚实辨证之法，以胃脘痛为例，《景岳全书·杂证谟·心腹痛》云："痛有虚实……辨之之法，但当察其可按者为虚，拒按者为实；久痛者为虚，暴痛者为实；得食稍可者为虚，胀满畏食者为实；痛徐而缓，莫得其处者为虚，痛剧而坚，一定不移者为实；痛在肠脏中，有物有滞者多实，痛在腔胁经络，不干中脏而牵连腰背，无胀无滞者多虚。脉与证参，虚实自辨。"

以虚实为纲进行辨证，对脾胃虚证、实证，尤其是虚实夹杂证的论治有着重要的意义。虚实辨证，可以为治疗的补泻提供基本依据。虚实辨证准确，补泻方能无误，轻重恰当、平衡补泻才不致犯"实实虚虚"之戒。

3. 辨气血——以明确在气在血为辨证中心

《医林改错·气血合脉说》云："治病之要诀，在明白气血，无论外感内伤，要知初病伤人何物，不能伤脏腑，不能伤筋骨，不能伤皮肉，所伤者无非气血。"指出气血为致病之起因，百病始生皆伤气血。胃为多气多血之腑，以气血调畅为贵，其病证亦有一个由气及血的演变过程，临证当明辨病证之在气在血。

一般气滞在先，血瘀在后。气滞病浅而较轻，未及络脉；血瘀病深而较重，病在络脉。气血两者相互影响。叶天士在《临证指南医案》中指出："初病在气，久必入血，以经脉主气，络脉主血也。"以胃脘痛为例，初起多病在气，多表现为胃痛且胀，以胀为主，痛无定处，窜走胸胁，时作时止，聚散无形。胃病日久多病在血，久病入血，临床多表现为胃痛持久而夜甚，胃痛如刺如刀割，痛有定处，固定不移，舌质紫暗，甚则呕血、黑便。气血之间往往相互影响，气滞可致血瘀，而血瘀内阻，有形之邪阻滞气机又可造成气滞，临床多见气机阻滞、血络失和。

将气血辨证运用于临床，对于气病、血病、气血同病而见气虚血瘀或气滞血瘀证候者，治疗时均需注重调气活血，调畅气机以复其通降。这样既能使气滞消而免生血瘀之变，又可因气行则血行而助血瘀消散。同时，应视证情而决定调气与活血的孰轻孰重，或调气以和血，或调血以和气。

4. 辨寒热——以明确机体状态为辨证要素

脾为太阴，其气易虚，虚则生寒；胃为阳明，其性易实，实则生热。寒与热之间常相互影响，相互转化。如脾胃运化不及，水湿不化，日久湿蕴生热，或进食辛辣厚重之味使湿热内生，而各种热证失治误治，迁延日久耗气，可转变为寒证。同样，各种寒证迁延不愈，气机不畅，郁而化热，可表现为寒热错杂证，故而临证需辨明寒热，以明确机体状态。

寒热辨证可将脾胃系疾病分为单纯寒证、单纯热证和寒热错杂证。寒证常以"喜热恶冷、便溏、舌苔白润、脉缓"为审证要点。"烧心、便干、喜冷、苔黄、脉数"常为热证的审证要点。脾胃系统疾病寒热错杂证尤为常见，其审证要点为寒证和热证交结并见，即患者表现某些寒证，兼见便干、苔黄、脉数等热象；患者表现某些热证，同时兼见便溏、苔润、脉缓等寒象。其中"冷热好恶、大便性状、舌苔颜色、脉象"为审证要点中之要点。

治疗方面，面对寒热错杂之病证，寒热药物同处一方时，当审寒热之主次、辨寒热之部位、察寒热之真假，以指导处方用药。

（二）辨证新八纲临床运用释要

辨证是基于对疾病病因、病机的认识，结合四诊，尤其是问诊获得的病情资料，进行分析、综合、整理、推理、判断的思维过程，从而明确疾病发展过程中某一阶段的病因、病性、病位、病势，揭示疾病的本质，为论治提供依据。在临床上，辨证是一门非常复杂且灵活的学问，常常需要边诊边断，边断边诊。这样制定一个指导临床问诊、辨证的纲领就显得十分必要。我在临床辨治脾胃系疾病，从脏腑、虚实、气血、寒热四个维度进行问诊和辨证，从而指导遣方用药，纲目分明，每可取得良好疗效。现以胃食管反流病为例作一"新八纲"临床运用释要。

胃食管反流病是指胃内容物反流入食管、口腔和（或）呼吸道，引起反流相关不适症状和（或）并发症的一种疾病。烧心和反流是典型症状，常伴上腹痛、有烧灼感、嗳气、腹胀、恶心、呕吐等症状。西医学认为，其发病机制与下食管括约肌功能障碍、食管蠕动障碍、胃运动障碍及食管黏膜屏障功能受损有关。胃食管反流病属于中医"吐酸""反胃""嘈杂""胃脘痛"等范畴。中医学认为，该病的病位在食管与胃，与肝脾关系密切。脾主运化，升则健；胃主受纳，降则和。肝主疏泄，影响脾胃升降，如《医学心法·吞酸》云："凡是吞酸，尽属肝木曲直作酸也。"本病以脾胃升降失调为基本病机，胃失和降、气机上逆为病机关键，食积、湿阻、痰浊等相因为患。

辨脏腑，按照胃本腑自病、脾胃合病、他脏及胃（脾）之层次，辨明其在胃、在脾、在肝。通过询问病程长短，症状的诱发、加重和缓解因素，由情志因素引起的病位多在肝胃，劳累诱发或加重的常与脾相关。辨虚实，胃之病理特点因滞为疾，又常见虚实夹杂之证,故当辨明实证之气逆、痰结、食积、湿阻、血瘀;虚之或中气不足,或胃阴亏虚。辨气血,当辨明其为气病、血病抑或气血同病。最后,以"冷热好恶、大便性状、舌苔颜色、脉象"为审证要点,四诊合参,明确寒热之病性与机体状态。审证求因又以寒热、疼痛、饮食口味及二便为问诊要点。具体来讲,肝气犯胃与情志不遂有关,以胁肋胀痛、口干口苦、脉弦为辨证要点;脾胃湿热常以胃脘灼热、舌红苔黄为辨证要点;食滞胃脘常以胃脘胀满、嗳腐吞酸、呕吐宿食为辨证要点;痰浊中阻可见恶心频作、呕吐痰涎;胃阴不足常以吞咽困难、口干咽燥、舌红苔少、脉细数为要点;同时重视大便之干湿、通畅与否,以明确腑气之通降与否。

基于上述对病机的认识以及辨证的方法与步骤,可确立通降为治疗之大法。根据证型的不同,可确立疏肝理气和胃降逆、化湿清热和胃降逆、消食化滞和胃降逆、理气化痰和胃降逆、益气养阴和胃降逆的治法,结合行气通腑、平调寒热进一步遣方用药,腑气通降适度则胃气通降适当,每可取得良好疗效。

中医学以中国古典哲学为根基,其思维方式与西方精密科学不同,一病一证在于悟,一理一方在于辨。以脾胃"通降论"为理论指导,辨证新八纲以辨脾胃脏腑、气血为中心,结合寒热、虚实的发病特点和机体状态,搭建了临床辨治脾胃系疾病从理通向法、方、药的桥梁,起到了拨云见日、有的放矢的作用,这也是对董老"通降论"思想的继承和进一步应用。

(唐旭东　马祥雪)

国医大师张琪脾胃论应用

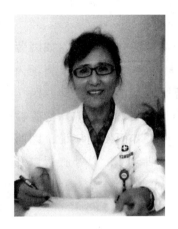

潘洋,医学博士,二级教授,黑龙江省中医药科学院消化科主任,硕士研究生导师。享受国务院政府特殊津贴专家,全国老中医药专家学术经验继承指导老师,国家中医药管理局重点专科学术带头人,首届龙江名医,黑龙江省名中医,黑龙江省领军人才梯队带头人,黑龙江省卫生系统有突出贡献中青年专家,黑龙江省政协委员,中华中医药学会脾胃病分会常委,世界中医药学会联合会消化学会常务理事,中国中西医结合学会消化分会委员,黑龙江省中西医结合学会消化病内镜学分会会长、黑龙江省中西医结合消化分会、肝病分会副主任委员。师从国医大师张琪教授,注重其学术思想传承,在诊治消化系统常见病和疑难病方面积累了丰富经验。曾主持国家、省级科研课题16项,获省科学技术奖二等奖三项、省级其他奖七项。

《脾胃论》李杲所撰。全书尊崇《黄帝内经》"人以水谷为本"的宗旨,以"人以胃气为本"的思想为基础,着重阐述"内伤脾胃,百病由生"的病机理论,倡导培补脾土、潜降阴火的治则思想,形成了较为系统的脾胃内伤病辨证论治理论体系。李杲师承张元素,继承和发展了张元素的医学理论,创立了脾胃学说。张元素指出:"胃者,人之根本,胃气壮则五脏六腑皆壮也……胃气绝,五日死。"根据此理论,李杲在《脾胃论》中提出了"胃气者,谷气也……阳气也,分而言之则异,其实一也"的胃气理论,并且认为"脾为万物之母,胃乃人之根本",李杲继承发挥了其师的思想,创立了"脾胃学说"。他在《脾胃论》中提出"盖胃为水谷之海,饮食入胃……上行春夏之令,以滋养周身;升已而下输膀胱……而传化糟粕,转味而出",进一步阐明了脾胃是元气的根本,是气机升降的枢纽。

张琪教授(以下尊称"张老")是全国首届国医大师,首批享受国务院政府特殊津贴专家,全国老中医药专家学术经验继承工作指导老师。从事疑难病研究七十余载,张老向来推崇李东垣重视脾胃的学术思想,因脾胃为后天之本,内伤杂病从脾论治多获佳效。重视调脾胃的理论,起源于《黄帝内经》。《内经》云:"胃为水谷之海,气血生化之源,脏腑经络之根。""五脏六腑皆禀气于胃。"因此,张老临证中非常注重对脾胃的调护。我在攻读博士学位期间师从张老,有幸聆听张老亲自授课,多有感悟。

一、升阳益胃汤治疗杂病

升阳益胃汤是金·李东垣所创,主治脾胃虚弱,湿热流连,肺失所养,表气不固。原方以柴胡、防风、羌活、独活升阳以除湿;白术、茯苓、半夏、橘皮益胃以化湿,湿祛而阳气得以升发;黄连清滞留之余热;泽泻引湿热下行;黄芪、人参、甘草补肺气;芍药和营,收肺气之散,并节制柴胡、防风、羌活、独活的辛燥作用。诸药相合,共奏健脾升阳益胃、清热利湿兼以补肺固表之效。

张老临证凡见脾胃虚弱、清阳不升为主症者,多以升阳益胃汤化裁治之。如因劳倦伤脾、清阳不升、阴火上乘而致内伤发热,即西医学的"无名热",以升阳益胃汤为主方,甘温除热;因脾胃虚弱、清气下陷,同时又有湿热蕴结所致的飧泄,即西医学的慢性肠炎,遵循中医理论之"清气在下,则生飧泄",以升阳益胃汤为主方,健脾益气、升阳止泄,佐以清利湿热,疗效甚佳;因脾气虚弱、肌肉失养而发的痿证,即西医学的重症肌无力,遵循中医理论之肌肉之精皆属于脾,脾主肌肉,治以补脾胃以升阳。张老临床治疗杂病皆以调护脾胃为本,屡见疗效。

二、脾胃论在慢性肝炎中的应用

张老十分重视脾胃在慢性乙型肝炎发病中的作用,认为脾虚不运是慢性乙型肝炎演变过程中的关键环节。肝郁脾虚系慢性乙型肝炎之重要病机,亦是常见证候。该证在慢性乙型肝炎一是持续时间较长,二是发生广泛,几乎所有乙肝患者皆会出现或贯穿病程始终。该证对疾病的转归影响至关重要。脾胃居中州,主运化,为气血生化之源,又为人体气机升降之枢纽、疾病上下传变之路径。脾胃虚弱,化源匮乏,必致机体正气不足,易使疫毒之邪伏恋。恰如《脾胃论》所说:"元气之充足,皆由脾胃之气无所伤。脾胃之气既伤,而元气亦不能充,而诸病之所由生也。"脾虚不能运化水湿,则湿邪蕴久多从阳化热。若进一步熏蒸肝胆则见黄疸,出现本虚标实之象。湿热中阻,壅塞气机,必致肝失畅达,所谓"土壅木郁"也。脾虚气血生化不足,筋骨肌肉无营而见疲乏无力之虚劳。脾虚不能散精于肝,肝体失养,则肝用难以布展而郁滞,所谓"土虚木郁"。张老对此治以疏肝健脾,方用柴术汤加减(柴胡、党参、白术、茯苓、白芍、枳壳、甘草、麦芽等)。

三、肝硬化腹水的治疗

肝硬化腹水属于中医学"鼓胀""单腹胀"等范畴。其病因不外乎内外两端。情志失调、饮食不节、劳欲过度等为内因,感受湿热邪毒为外因。张老认为,肝硬化腹水多虚实夹杂,本虚标实,病机的关键就在于肝郁脾虚,湿热中阻。湿热之邪蕴蓄,日久伤及脏腑气血。脾为湿热所困,脾失健运,水气不得下行,导致水液停蓄于中而腹部胀大。气为血之帅，气滞日久则血阻，终致气血水互结于腹中而形成本病。

张老将鼓胀分为湿热蕴结、脾虚气滞、正虚水盛、标本俱实四型。

1. 湿热蕴结型

木不疏土，脾失健运，湿热之邪蕴蓄，水湿不化，水气不得下行，渐致水液内停而成腹水。"中满者，泻之于内"。张老常用中满分消丸为基础方化裁，以清化湿热，健脾和胃，行气利水。

2. 脾虚气滞型

多发生于肝硬化腹水初起，腹水量不多，此时湿热之象尚未显现，乃脾虚失运，气机阻滞，致使水停中州，腹部胀大。此时不可拘泥清化湿热之法而徒伤脾胃，致使脾胃更虚，加重病情，临证多用加味茯苓导水汤加减，以健脾行气利水。

3. 正虚水盛型

水邪盛当祛之，但肝硬化腹水患者正气日耗，气血不足，一味攻下则正气不支。张老认为，此时虽然腹水量大、腹胀甚，但切不可急于攻下，须掌握消补兼施之法，正邪兼顾方能取效，遂以攻补兼施之法立方，自拟藻朴合剂，以收行气逐水、益气扶正之效。

4. 标本俱实型

正虚邪盛乃许多疾病之病机，此处的"本实"是相对而言，是指正气尚能耐受攻伐，只要患者尚未出现形脱、便血、昏迷等，辨证尚有可攻之际，应把握时机，采用峻下逐水之法以除标实，临床常用舟车丸加减。

无论哪种证型，张老均以健脾益气为基础，由此可见脾气在鼓胀病传变过程中的重要作用。

四、脾胃论在肾脏病治疗中的应用

张老受前贤李东垣补脾治后天和张景岳补肾治先天的影响，强调补脾肾的重要性，其中尤为强调脾胃在慢性肾脏病中的作用。张老认为，疾病的发生、发展及转归是正邪相争的结果，脾胃运化气血和水谷精微，是正气的重要组成部分。

张老擅用升阳益胃汤方加减，治疗慢性肾小球肾炎，肾病综合征水肿消退后蛋白尿长时间不消，伴体重倦怠、面部及下肢轻度浮肿、食少纳呆、腹胀、尿少、便溏等症。因清气不升，精微不能归藏，下泄而为尿蛋白；清阳不升、水湿泛溢，故而水肿。此乃脾虚下陷、湿邪留连之候。张老常用升阳益胃汤化裁，其有益脾胃升清降浊之特点，通过调整脾胃使得胃纳脾运功能恢复，以后天补先天，促进肾功能的恢复。同时和胃降浊，使尿素氮、肌酐得以下降，并改善患者纳差、腹胀、便溏等症状，增进食纳，以利消化，吸收精微，从而减少蛋白质丢失，提高蛋白质在胃肠的吸收，以改善低蛋白血症，为进一步治疗提供时机，使疾病恢复有望。

张老运用半夏泻心汤化裁用于治疗急、慢性肾衰竭亦获得良好疗效。慢性肾病发展至慢性肾衰竭会出现小便不通、呕吐不止、脘闷纳呆、少寐烦热、舌苔垢腻或舌紫有瘀斑等症。此乃浊邪壅塞三焦、正气不得升降所致。关应下而小便闭，格应上而呕吐，恰如酸中毒症状。张老从调节中焦气机升降入手，治以和胃降浊，清热化湿，以半夏泻心汤为主方，加辛香之草果仁、藿香、苍术等，祛除湿邪，而不至苦寒伤胃；辛温之姜、夏辛以散寒，共达和阴阳、顺升降、调虚实之功，临证应用常随手奏效。虽为肾病，然通过调理脾胃亦可收到预期效果。

总之，张老认为，由于患者病情变化多样，证型也非固定不变，故治疗过程中必须多法并用，不可墨守成规，如此才能收到良好效果。《脾胃论》重脾胃，尤重胃气。脾为阴，胃为阳，二者相互表里，同居中焦，相辅相成。脾胃生化气血，为后天之本，内养五脏六腑，在中医临床中地位独特，尤其在治疗消化系统疾病方面，对后世医家影响深远。

（潘洋）

蔡淦教授治疗消化性溃疡经验

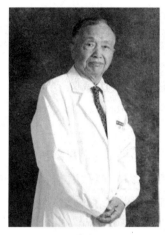

蔡淦，首届全国名中医，首届上海市名中医，教授，主任医师，博士研究生导师，中国中医科学院博士后导师，全国老中医药专家学术经验继承工作指导老师，享受国务院政府特殊津贴专家。1962年毕业于上海中医学院（现上海中医药大学）首届六年制本科医疗专业，长期从事脾胃病的中医诊治及科研工作。擅长运用中医理论，病证结合治疗慢性胃炎、消化性溃疡、溃疡性结肠炎、肠易激综合征等各类消化性疾病。先后获国家科技进步三等奖及教委特等奖各1次，获上海市科技进步三等奖三次。主编或编写《脾胃病学》《高等中医院校教学参考丛书——中医内科学》《上海市普通高校"九五"重点教材·中医内科学》等55部，在核心期刊发表论文113篇。

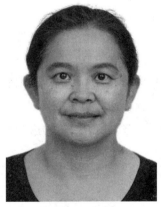

凌江红，主任医师，博士研究生导师，上海中医药大学附属曙光医院脾胃病科副主任。兼任世界中医药学会联合会综合医院中医药工作委员会副会长，中国民族医药学会脾胃病分会常务理事，世界中医药学会联合会消化分会理事，中华中医药学会脾胃病分会委员，中华中医药学会治未病分会常务委员。参编教材7部，其中任副主编3部，发表论文71篇，SCI收录两篇。

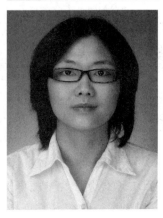

申定珠，主任医师，硕士研究生导师，博士，全国首批优秀中医药传承博士后。国家自然科学基金项目评议人，中国中西医结合学会消化系统疾病专委会脾胃学说应用与创新专委会常委，中华中医药学会针刀医学分会委员。《Chinese Journal of Integrative Medicine》《中国医药导报》等杂志审稿专家。作为项目负责人先后主持国家自然科学基金两项、博士后科学基金两项，作为学术骨干参与"973"、国家自然科学基金重点项目等重大项目，近5年发表SCI收录论文5篇、CSCD/中文核心期刊论文10篇，参编著作3部。

消化性溃疡具有周期性、节律性上腹部疼痛及反酸、嗳气的特点，属于中医学"胃脘痛""吞酸""胃疡"病范畴。病因主要有起居不适，外邪犯胃；饮食不节，食滞伤胃；情志内伤，肝气犯胃；素体脾虚，后天失养等。消化性溃疡的病位在胃，与肝、脾二脏的功能失调密切相关。病理因素包括虚实两方面，实的病理因素主要有气滞、寒凝、食积、湿热、血瘀，虚的病理因素主要有气（阳）虚、阴虚。其基本病机为胃之气机阻滞或脉络失养，致胃失和降，不通则痛或不荣则痛。蔡淦教授治疗本病经验独到。

一、健脾益气，托毒生肌

托毒生肌法是中医外科治疗体表慢性疮疡的一种重要方法。明代医家陈实功在他的《外科正宗·痈疽治法第二》篇中深刻阐明了"托毒生肌"一法对治疗体表溃疡的重要意义："托里则气壮而脾胃盛，使脓秽自排，毒气自解，死肉自溃，新肉自生，饮食自进，疮口自敛。"本法意在通过扶正解毒双管齐下，一方面补益正气，提高机体的生命水平，鼓动并增强机体的抗病祛邪能力；一方面清除死肌腐肉、秽脓败血，改善局部微环境，最终实现固其本元之气、拔其邪毒之根、气畅血活腐祛新生的治疗目标。消化性溃疡和体表疮疡都表现为溃烂、上覆黄白色脓苔，周围组织红肿，属中医学"内疡"范畴。因其病机特点相近或相似，因此可用托毒生肌法治疗消化性溃疡。采用四君子汤或黄芪建中汤为基本方，加白及，健脾益气，托毒生肌。治脾重在温升中阳，脾阳旺则运化自强，营卫丰足，正胜邪却；中气升则清者自上，浊者自下，无内生湿毒之患。黄芪这味药不仅有补益肺脾之气的作用，还有托毒生肌的作用，为中医外科治疗疮疡的要药之一。利用其托毒生肌特性治疗内疡，多用生黄芪或生黄芪、炙黄芪并用。白及在此主要取收敛止血和生肌之功，促进溃疡面愈合。整个配伍，立方宗旨为健脾益气，托毒生肌，正旺邪祛则溃疡自愈。

二、虚实并治，以平为期

蔡淦教授认为，消化性溃疡迁延日久，多呈现寒热失调、虚实夹杂的复杂征象，如常见上热下寒、胆热脾寒、肝郁脾虚、脾虚湿滞、阳虚血瘀等证。此外，临床还常见湿热阴虚并存现象。蔡淦教授遵从吴鞠通《温病条辨》提出的"中焦如衡，非平不安"的脾胃病治疗重要法则，兼顾虚实两面，扶正祛邪并举，在温中健脾、滋养胃阴基础上又兼顾疏肝理气、活血化瘀、清热利湿，遣方用药，以平为期。对于上热下寒，胃强脾弱，常寒热并用，以半夏泻心汤或左金丸为基本方，并常伍蒲公英、紫苏叶加强辛开苦降、消痞散结之功。对于脾阳虚、胃失温煦、寒凝血瘀、不通则痛所致的阳虚血瘀，常以黄芪建中汤合丹参饮加减。湿热阴虚并存，用二至丸（女贞子、旱莲草）加石斛、天花粉等。此外，理气之品多伤阴，叶天士说"柴胡劫肝阴"，他在《临证指南医案·木乘土》中强调："若肝阴胃阴未亏……用药则远柔用刚……若肝阴胃汁已虚……用药忌刚用柔。"因此，蔡淦教授还强调"理气谨防伤阴"，临证常选理气和中、轻柔疏散之品，如佛手、玫瑰花、代代花、木蝴蝶等，或者理气时并用北沙参、麦冬、石斛、黄精等养阴之品。

三、辨证辨病，相得益彰

蔡淦教授认为，中医治疗消化性溃疡当以辨证论治为基础，结合西医辨病，抓住消化性溃疡发病的病因病理和胃镜下的黏膜改变，注重辨证辨病相结合，临证时灵活运用治病专药方能效如桴鼓。对幽门螺杆菌（HP）感染，临床湿热型多见，治疗可选清热燥湿、清热解毒之品，如黄连、黄芩、蒲公英、白花蛇舌草等。对于反酸、烧心等胃酸分泌过多之症，蔡淦教授常用瓦楞子、海螵蛸、白螺蛳壳、浙贝母制酸。焦虑、抑郁等精神心理失衡在溃疡病发病中起着重要作用，治疗时要注重疏肝解郁，调节情志，选用柴胡疏肝散、四逆散、逍遥散等。加强胃黏膜保护，可用凤凰衣、马勃。凤凰衣有养阴清肺敛疮之效，马勃功长止血清热疗疮，二者均有很好的胃黏膜保护作用。

四、变症丛生，随症治之

消化性溃疡易出现出血、穿孔等并发症。对出血变症，要随症治之，务重其标。虚人当治其气，实人当治其火。虚寒者，当温阳益气摄血，可与补中益气、黄土汤加减，其中生黄芪、炙黄芪常并用，酌加白及、花蕊石止血，可加用仙鹤草，除止血外还有扶正补虚之功效。对于火热妄行者当治其火，可选用三黄泻心汤合犀角地黄汤加减。后者现在消化性溃疡已不多见，可见于感染重疾并发的应激性溃疡。对于胃溃疡活检提示的上皮内瘤变，应考虑早期癌变的可能，其多属邪实内蕴，瘀血致病，可用莪术破血逐瘀，藤梨根清热解毒、利湿抗癌之品。

五、三因制宜，精准用药

因时、因地、因人而异，灵活处方用药，即三因制宜。这是中医学整体观念、恒动观念和辨证论治的体现。溃疡病的证型有着明显的时代变迁性，以往患者营养状况欠佳，虚寒证较多，黄芪建中汤使用较为广泛，以补为主。而今时之人，生活条件好，营养过剩，且南方人偏嗜甜食，加之上海地处长江三角洲气候湿热，故湿热证较多。高鼓峰在《医学心法·吞酸》中说："胃脘窒塞，脾气不运而酸者，是怫郁之极，湿热蒸变，如酒缸太热则酸也。"治疗多用苦寒清泄之品，较少用附子、肉桂、干姜等温燥之品，注重应用芳香化湿醒脾之砂仁、木香等，酌加陈皮、枳实等理气助运。新加坡乃海洋性气候，天气炎热，温补之红参会使人的内火加剧，非但起不到补益作用，反会对身体有害，故应适当进补一些益气养阴生津之品，如西洋参、铁皮石斛等。

六、中西结合，有的放矢

随着抑酸药物特别是质子泵抑制剂（PPI）的发明，以及HP的发现、消化道内镜技术和制药工艺的发展，西医在消化性溃疡诊断和治疗方面取得了重大突破，大多数消化性溃疡患者短期内溃疡能够愈合。治疗溃疡病，单纯采用中医疗法已不合时宜。但近年来，这些药物的副作用、耐药性，以及HP再感染、溃疡的复发等问题逐渐暴露出来。

HP属于"邪气"范畴，"正气存内，邪不可干""四季脾旺不受邪"。脾胃之气健旺，则不易感染HP。即使感染也不易致病。因此，中医治疗HP当以扶正祛邪为基本原则，中药联合根除HP三联疗法有增效减毒之功，在根除后序贯使用四君子汤等健脾益气，能扶正祛邪，提高免疫力，尤其对于防治HP再感染有积极的作用。

抑酸剂为消化性溃疡治疗带来了里程碑式的进步，但潜在的副作用不可忽视。尤其是可能增加萎缩性胃炎发病概率受到广泛关注，长期用药的安全性受到质疑。临床观察显示，溃疡反复发作者多表现为脾胃虚弱、虚寒，选用四君子汤、黄芪建中汤加海螵蛸、瓦楞子等治疗，能够提高溃疡愈合质量，长于缓慢和长效制酸剂。因此，经西医治疗症状消失、溃疡愈合后，在PPI减药或停药时序贯使用中药2~3周可巩固疗效，减轻类似激素停药后的"反跳"现象，并可避免长期使用PPI，减少毒副作用，降低溃疡复发率，取得较好的远期疗效。

七、倍重食养，防变防复

《脾胃论·脾胃虚实传变论》云："若胃气之本弱，饮食自倍，则脾胃之气既伤，而元气亦不能充，而诸病之所生也……故夫饮食失节，寒温不适，脾胃乃伤。"因此，对于消化性溃疡来说，饮食调养至关重要。平素饮食要注意：①避免坚硬粗糙、油炸烧烤。这些食物粗糙不易消化，直接损伤脾胃，耗伤阴津。②戒烟酒：烟草中的尼古丁能改变胃液的酸碱度，扰乱胃幽门正常活动，诱发或加重溃疡病。乙醇可以直接破坏胃黏膜保护层，引起胃黏膜糜烂，形成溃疡。中医学认为，烟酒可化生湿热，壅滞肠胃。③少食咖啡、甜食及辛辣刺激食物，这些食物可增加胃酸分泌，刺激胃黏膜，使溃疡加重或复发。④忌生冷寒凉：生冷寒凉之品耗伤阳气，影响脾的运化。饮食宜选择柔软易消化、富于营养之品，如牛奶、米面、瘦肉、鱼等，荤素搭配，合理营养，饮食规律，定时定量。

八、病案举隅

某女，55岁，住院号：01619764。主诉：3天内解柏油样便3次。

患者于2016年10月20日无明显诱因下解柏油样便，伴头晕、恶心，无腹痛、呕吐，无心悸胸闷，遂来诊。急查血常规示：红细胞 3.63×10^{12}/L，血红蛋白 109g/L；大便隐血（+++）；胃镜示：胃窦溃疡性病变。给予抑酸护胃、止血等补液治疗两天。2016 年 10 月 23 日上午又解柏油样便，伴头晕、冷汗，120 送至医院急诊科，予止血、保肝、营养支持治疗，并建议胃镜检查，收治入院。刻下：大便转黄 3 日，每日 1 次，仍头晕乏力，无心悸胸闷，自汗，畏热，夜寐欠安，面色萎黄，苔薄腻，舌质淡，脉细弦。诊断：便血。辨证：脾气亏虚，瘀热互结。治以健脾益气，清热化瘀。

处方：生黄芪 30g，当归 10g，炒白术 10g，茯苓 15g，炒白芍 10g，生甘草 6g，半夏 9g，陈皮 6g，黄芩 9g，连翘 9g，木馒头 30g，藤梨根 30g，白花蛇舌草 30g，太子参 15g。

按：患者因年老体虚，脏腑功能衰退，脾气亏虚，气血生化乏源，统血无力，血溢脉外，故出现便血症状。《灵枢·百病始生》曰："猝然多食饮则肠满，起居不节，用力过度，则络脉伤……阴络伤则血内溢，血内溢则便血。"出血量多则气血亏虚，气虚则清阳不升，血虚则脑失所养，故见眩晕；脾气不足，气虚血少，则见乏力、面色萎黄；气虚腠理不固，或血虚无以养心，心不敛营，阴液外泄则自汗；心失所养，心神不安而见不寐。正如《景岳全书·不寐》所云："无邪而不寐者，必营气之不足也。营主血，血虚则无以养心，心虚则神不守舍。"离经之血便是瘀。如唐容川在《血证论》中曰："离经之血，虽清血鲜血，亦是瘀血。"久瘀成热，热迫血行，血不归经，瘀热互结。瘀血与出血并行，瘀血不去则新血不生，且瘀热伤气，进一步导致气血亏虚，可见畏热、舌质淡、苔薄腻、脉细弦。

本病为脾气亏虚、瘀热互结之证，方以补中益气汤加减。方中生黄芪补中益气，升阳固表，与太子参、炒白术相合，增强补气健脾之功；当归、炒白芍养血和营，协生黄芪补气养血，两药相配，补中有通，使补血而不滞血，祛瘀而不伤正；木馒头活血通络；茯苓健脾宁心；陈皮理气和胃；半夏行气散结，使诸药补而不滞；黄芩、连翘、藤梨根、白花蛇舌草、生甘草清热解毒，黄芩、藤梨根还有止血之功，白花蛇舌草兼活血。诸药合用，健脾益气与清热化瘀兼顾，药证合拍故获良效。

（凌江红　申定珠）

"调脾胃 安五脏"学术思想的传承与临床应用

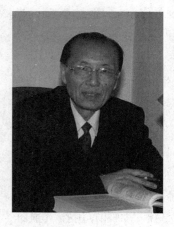

李德新(1935—2017),辽宁中医药大学著名专家,教授,博士研究生导师,首批享受国务院政府特殊津贴专家,曾任国家"973"计划中医理论专项专家组副组长,中华中医药学会中医理论分会主任委员、名誉主任委员,世界中医药学会联合会标准化建设委员会副理事长。长期从事中医药理论、临床、科学研究工作,是中医基础理论学科的领军人物,主持编写30余部教材及专著,在国内率先开展中医理论的实验研究,开创脾藏象理论相关性研究,创建中医术语学学科,创立中医药术语标准化研究中心。行医五十余载,致力于脾胃学说的研究与探索,形成了"调脾胃 安五脏 致中和"的学术思想。创新脾胃学说,临证以调理脾胃、调畅气机为特色,精于辨证,遣药组方宗经立论,为国内外享有盛誉的集中医理论家、临床家、教育家、科研家于一身的中医大家。

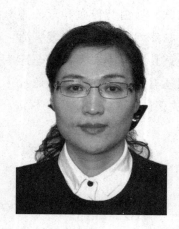

海英,博士研究生导师,沈阳市名中医。国家中医药管理局首批传承博士后,第四批全国老中医药专家学术经验继承人,眼针学术继承人,第四批全国中医临床优秀人才。辽宁省百千万人才工程"百人层次人选"。现任辽宁中医药大学附属医院脑病科主任,辽宁省眼针研究所所长,国家中医药管理局针灸重点专科负责人。兼任中华中医药学会外治分会常务委员,中国中医药研究促进会脑病学分会副会长,世界中医药学会联合会眼针专业委员会副会长兼秘书长,中国针灸学会皮内针专业委员会常务理事,中国民间中医医药研究开发协会常务理事及特种针法研究专业委员会秘书长,辽宁省中医药学会脑病专业委员会主任委员,辽宁省中医药学会眩晕专业委员会副主任委员等。主持参与国家、省部级课题近15项,拥有专利两项;在核心期刊发表论文三十余篇,出版著作十余部。

李德新教授作为中医理论大家,潜心研读经典,博古融今,博采众长,从事医学理论及临床研究五十余载，致力于脾胃学说的研究与探索，形成了独特的临证思路，提出治疗脾胃病应注重"调脾胃 安五脏 致中和"。其学术思想根植于《黄帝内经》，取仲景脾胃学说之精华，融东垣之温补、元素之扶正、叶天士之温润于一体，临证以调理脾胃、调畅气机为特色，精于辨证，遣药组方宗经立论。笔者为李德新教授的传承博士后，多年来深入学习、潜心研究、传承发展李德新教授的学术思想，现将其"调脾胃 安五脏"的学术思想及临床应用等简述如下。

一、"调脾胃 安五脏"学术思想的内容

1. 理论依据

李德新教授提出的"调脾胃 安五脏"根植于《黄帝内经》，汲取仲景脾胃学说之精华，受药王孙思邈"五脏不足，求于胃"思想的影响，融东垣脾阳虚之论、元素扶正之观念，汇叶天士脾胃阴虚之理论，合诸医家"善治脾者，能调五脏""脾统四脏"之说，铸"调脾胃 安五脏 致中和"学术思想之基奠。李德新教授所言的调脾胃不同于传统意义的补土派思想，而是从调补入手，以调为补，将脾胃与气血、阴阳、升降、燥湿等理论相结合，不是单纯的温补与凉润，亦不是单纯的升降与燥湿，而是重视脾胃与气血、阴阳、升降、燥湿之间的平衡。临床中，李德新教授旨在通过调理脾胃功能，调理五脏六腑之间的复杂关系，平衡人身之气血阴阳，达到机体中和的状态。

李德新教授出身于书香门第、中医世家，受中国传统文化的熏陶，饱读"四书五经"等国学经典，又曾在哲学系攻读中西方哲学，具有中医文化功底和哲学思想。中国古代哲学思想五行之中的"土爰稼穑"，是说土具有载物、生化的特性。明代张景岳在《类经图翼·五行统论》中云："土之互藏，木非土不长，火非土不荣，金非土不生，水非土不蓄，万物生成，无不赖土，而五行之中，一无土之不可也。"《国语·郑语》云："先王以土与金、木、水、火相杂，以成百物。"可以说，"万物土中生""土为万物之母"。李德新教授认为，土具有生生之义，为世界万物和人类的生存之本，"四象五行皆藉土"，故五行以土为贵。

《说文解字》曰："脾，土脏也。"五脏应五行。脾主运化，生化气血，为生命活动提供物质和能量的特性与五行之土德之性相类。故脾归属于土，有脾为"土脏"之称。所以说，脾"土"在人的机体中处于核心和关键位置。李德新教授在中医学术上崇尚脾胃论，重视后天之本，强调"土为万物之母"。脾胃居中焦而主运化，为五脏六腑之枢纽。《素问·玉机真脏论》云："脾有功于四脏。善则四脏之善，脾病则四脏亦病矣。"亦云："内伤脾胃，百病由生。"五脏六腑患病与否皆与脾胃功能状态相关。脾胃之病可传变至他脏，他脏之病亦可传变至脾胃。然脾胃为后天之本，固本以扶他脏，脾胃得养以调和五脏，五脏和合以脾胃为枢轴。脾胃健运，可化生水谷精微，运达周身，精神乃健。脾胃虚弱，则脏腑不安，正气不存，邪有所侵，变生诸疾。"故人生存活之原，独脾土之功为最大"。

李德新教授以"调脾胃 安五脏"立论，临证注重调理脾胃。脾胃合则中气足，"正气存内，邪不可干"。其核心是无论治疗哪方面疾病，无论治疗哪个系统的疾病，在掌握本系统疾病生理特点和病理变化的基础上，始终坚持以脾胃为中心进行诊治，脾胃功能正常，才能使疾病向愈且预后良好，恢复机体的平衡状态。

2. 学术思想内涵

"调脾胃 安五脏"学术思想的内涵是无论何系统发生疾病，都要在了解本系统疾病生理特点及病理变化的基础上，始终坚持以脾胃为中心进行诊治，通过调脾胃而达到安五脏的最终目的。

"调脾胃"包括两个方面的含义。其一，在疾病的整个治疗过程中，要始终注重顾护胃气。这里的胃气，并非狭义的胃中水谷精气，而是广义的脾胃运化功能，是脏腑、气血的功能状态表现，正所谓"有胃气则生，无胃气则死"。顾护胃气，使脾胃调和，以保证化生有源，生命得以继续，才有能力祛除病邪，进而恢复健康。其二，虽然疾病不同，但治疗均要从脾胃入手，以调脾胃为中心，核心是保护正气，调补后天。张仲景在《金匮要略·脏腑经络先后病脉证》中提出了"四季脾旺不受邪"的观点。脾健则四脏皆健，机体功能活动正常。脾气旺则正气存于内，"正气存内，邪不可干"。李德新教授旨在通过调脾胃，平和人身之气血阴阳，达到中和的状态，进而使五脏受益。最终目标是保护健康，防治疾病，追求有质量的生活，使人健康长寿。

然而"调脾胃 安五脏"学术思想的内涵并不是只调脾胃，而是以脾胃为切入点，调和五脏之气血阴阳。木能疏土，相克为用，理脾以助肝之疏泄；母子相生，火土互用，补脾以益心血；母子相生，木金互用，调脾以宣畅肺气；先天与后天互相资生促进，运脾以资生肾精。李德新教授重视从脾胃入手治疗五脏疾病，以顾护脾胃为根本原则，在此基础上对整体进行调理。只有脾胃安和，五脏有所受，才有能力针对病变之脏腑，纠正阴阳气血之所偏，维持脏腑之间的动态平衡，才能达到治疗的目的，以复康健。

李德新教授主张调脾胃，而非单纯地补脾胃，而是注重脾阴、脾阳之间的平衡；不是偏重温阳，亦不是偏重补阴；不单纯升，也不单纯降，而是根据脾与胃的生理功能，以及二者之间的密切关系，从气血、阴阳、升降、燥湿等方面综合分析，辨证论治。五脏皆有其体用，"体"即形质，"用"即功能，这种本体与功能的关系称体用关系。脾胃同属土，此为体；土有涵养万物之德，此为用。其中，脾为太阴湿土，在体为阴，但主运化，所以其用为阳。脾阳是脾运化功能及在运化活动过程中起温煦作用的阳气。脾具有运化水谷、运化水液、升发清阳、温煦四肢肌肉等功能，脾阳不足，脾中阴津失于温化，则生理之津液变为病理之水湿，使脾阴虚与脾湿并见，故脾阴需要脾阳的运化温煦。脾阴指存于脾脏的阴液和脾脏本身的形质，可滋养脾气，涵润脾阳，是协助脾阳共同运化水谷精微的重要物质。脾阴有濡润脏腑、安抚脾阳甚至诸脏之阳的生理功能，能助脾之运化，并能濡润五脏，营养肌肉筋骨，所以脾阳亦需脾阴的濡润安抚。偏补阴阳，会破坏其体用关系，故补阳之中应兼顾滋阴，益阴之中应兼顾温阳，临证中应注意审察病机，遣方用药要注重调整阴阳体用平衡，进而调节机体整体阴阳，使其保持平衡状态，达到"阴平阳秘，精神乃治"。

脾与胃一脏一腑，一升一降，一燥一湿，既有联系，又有区别。"脾以阴体而抱阳气，阳动则升。胃以阳体而含阴精，阴静则降"。脾气升依靠脾阳的鼓动，胃气降有赖胃阴的濡润。脾胃升降失调，相互为因，即脾气不升则胃气不降。胃气通降失常则脾气亦难以升发，故升脾气与降胃气当并重同调。脾胃以膜相连，脾主升，胃宜降；脾喜燥，胃宜润，升降相因，燥湿相济。一旦为病，脾为太阴湿土，宜升宜燥；胃为阳明燥土，宜降宜润，此乃正治。脾与胃，各随其所喜，而燥湿相宜，才能化生不已。

李德新教授合众多医家之长，师古而不泥古，创新提出"调脾胃 安五脏"的学术思想，突破了传统补土派思想的局限，与气血、阴阳相结合，用于全身各系统的调节，将脾胃学说的应用范围进一步延伸。

二、"调脾胃 安五脏"学术思想在抑郁症辨治中的运用

抑郁症是指以显著而持久的情绪低落、活动能力减退、思维与认知功能迟缓为临床特征的一类情感性精神障碍。本病具有患病率高、复发率高等特点。根据其临床表现和特征，抑郁症属中医学"郁证""失眠""善忘""癫证""百合病""梅核气"等范畴。抑郁症严重影响工作效率和生活质量，极易导致精神心理疾患的发生。

1. 抑郁症的病因病机

凡气不调而致病者皆可为郁。郁者，滞而不通之谓。正如《诸病源候论》所云："结气病者，忧思所生也，心有所存，神有所止，气留而不行，故结于内。"明确指出，忧思会导致气机郁结。临证治疗抑郁症当分清因病致郁抑或因郁致病。因病致郁者，乃脏腑气血失和导致情志失调，病为因而郁为果。因郁致病者，则郁为因，病为果。"郁"作为一种特定的病理因素或病理状态，历代医家经过长期实践提出了"郁生百病"的观点。如朱丹溪在《丹溪心法》中提出："气血冲和，万病不生。一有怫郁，诸病生焉。故人身诸病，多生于郁。"李德新教授推崇朱丹溪六郁之说，认为人身诸病多生于郁，而诸郁以气郁为先。"气郁则生湿，湿郁则成热，热郁则成痰，痰郁则血不行，血郁则食不化"。六郁常可相因为病，多转化兼夹。其中以气郁、痰郁、血郁三者为要。朱丹溪尤强调以气郁为先。《素问·六微旨大论》云："出入废则神机化灭，升降息则气立孤危。"亦云："郁者结聚，而不得发越，当升者不得升，当降者不得降，当变化者不得变化，所以传化失常，而六郁之病见矣。"注重从气机升降失调角度分析郁证的病机特点。肝失疏泄，气郁为先，其他诸郁均由气郁发展而来。气郁而湿滞，湿滞而化热，热郁而生痰，痰凝而血郁，血郁而食不化，继而发为湿郁、热郁、痰郁、血郁、食郁诸证，因此气郁是六郁的核心和前提。本病初起多属谋虑不遂、郁怒不解等情志因素，使肝失条达，疏泄失司，导致肝气郁结，实证

多夹痰、夹瘀、夹湿，久则由气及血，损伤脾胃，气血生化乏源，形成心脾两虚，甚则伤血耗气，以致气血心脾俱虚，或郁久化热耗伤阴血而致心肾阴虚，故久病多属虚证或虚实夹杂之候。

2. 李德新教授的治疗特色

（1）治郁以理气为先：李德新教授治疗抑郁症非常注重调畅气机。"百病皆生于气"。气机调畅，人的正常生理活动才能顺利进行。气机失调，则百病丛生。《丹溪心法》云"气顺则一身之津液亦随气而顺矣"，指出了调畅气机在治疗中的重要性。本病始于肝失调达，疏泄失常，以气机郁滞不畅为先。气机郁滞为病理基础。李德新教授认为，"土得木而达，治木必先理气"。因此常选枳壳、青皮、陈皮、香橼、佛手等药性平和的理气不伤阴之品，使气行血行，气血流畅，郁滞自开。

（2）治郁不忘调脾胃：李德新教授提出，治郁之法多以调中为要。朱丹溪在创立"六郁学说"的同时对疾病的病因病机进行了深刻分析，指出"凡郁，皆在中焦"。脾胃居中，心肺在上，肝肾在下。脾胃在中焦具有总揽全局的统治地位，固有"四脏一有不平，则中气不得其和而先郁矣"之说。《景岳全书·卷十七》云："脾为土脏，灌溉四旁，是以五脏中皆有脾气，而脾胃中亦有五脏之气，此其互为相使……故善治脾者，能调五脏，即所以治脾胃也。"四脏所受之邪过于中者，中先受之。若情志不遂，忧思郁闷，易伤脾气，脾失健运更加重气机郁滞。加之素体虚弱或脾虚日久不能充养先天，故治宜鼓舞中州，健运脾胃，如此郁证不攻而自解矣。临床上，李德新教授喜用归脾汤补气生血，健脾养心，治脾而开郁；用逍遥散疏肝解郁，清泻肝火，调肝而疏郁。

（3）从虚论治女性抑郁：女性的经、孕、产、乳无不与气血有关。体内气血精（津）液充足，则外界的刺激，如忧愁、悲哀、思虑、惊恐等不会引起机体持续而过度的反应。气血一旦虚弱，即使相同的刺激也可引发疾病。体质素虚是郁证发生的内在因素。五脏中与思维、情绪变化等精神活动联系密切的是肝。女性的生理、病理也与肝的关系尤为密切。女子以血为本，肝脏之血对女子有滋养作用。肝还可通过冲任二脉间接地影响女性的生理病理，故有"女子以肝为先天"之说。因此，治疗女性郁证应注重使用调肝补血活血之品，多用柴胡、香附、郁金、桃仁、红花以疏肝养血，活血解郁。

3. 病案举例

王某，女，49岁。初诊：2014年5月8日。

主诉：情志抑郁，心烦数月。现症：情志抑郁，胸闷心烦，胁肋胀痛，胃脘痞闷，彻夜不得眠，舌淡，苔黄白而薄，脉弦细。既往史：不详。

诊断：郁证（肝气郁结，气郁化火）。

处方：当归20g，赤芍15g，焦术15g，茯苓15g，生牡蛎20g，淡豆豉20g，焦栀子15g，甘草10g。7剂，日1剂，水煎，分3次服。

2014年5月15日二诊：心烦、抑郁好转，仍咽中哽塞，有时乳房胀痛，偶尔脘腹痞闷不舒，少寐，舌淡，苔薄白，脉弦细。

处方：当归20g，赤芍15g，香附15g，郁金15g，生龙骨20g，甘草10g，柴胡10g，丹参20g，桃仁10g，红花15g，桔梗10g，夏枯草15g。7剂，日1剂，水煎，分3次服。

2014年5月22日三诊：药后诸症悉减，饮食、二便如常，舌淡，苔薄白，脉弦细。

处方：当归20g，赤芍15g，香附15g，郁金15g，甘草10g，柴胡10g，茯苓15g，鸡内金15g。7剂，日1剂，水煎，分3次服。

随访半年，未见复发。

按：治疗郁证当推崇朱丹溪之"六郁相因致病"，即"气郁则生湿，湿郁则成热，热郁则成痰，痰郁则血不畅，血郁则食不化"的学说及脏腑相关理论。考虑该患者平素性格内向，又因与邻居发生争吵后致病情加重。此乃肝气郁滞、气郁化火扰乱心神、横逆犯脾而致，治疗以疏肝理气、养血健脾、清热安神为原则，予丹栀逍遥散加减。肝阴肝血不足，肝气郁结，气郁化火易伤肝阴，故方中当归养血活血，赤芍滋阴柔肝，两药合用，养肝体以助肝用，佐制肝气过旺之症。"见肝之病，知肝传脾，当先实脾"，故用逍遥丸以治肝郁脾虚之症，白术、茯苓、陈皮以顾护脾胃；淡豆豉、焦栀子出自仲景《伤寒论》之栀子豆豉汤，取其清热泻火除烦之功；逍遥散中柴胡为君，功以补肝体而疏肝，配伍龙骨、牡蛎又为柴胡加龙骨牡蛎汤，以重镇安神，除彻夜不得眠之苦；甘草健脾益气，调和诸药，同时配伍茯苓、焦术使运化有权，共消龙牡碍胃之弊。药仅12味，包含多个经方，同时体现了从脾入手，心、肝、脾三脏并调的学术思想。二诊时抑郁症状减轻，仍咽中哽塞，乳房胀痛。此乃肝气郁久化痰，痰气交阻，瘀血内生，六郁相互致病，故以理气活血为主。血行则气畅，气血流畅则郁滞自开。方中加入丹参、桃仁、红花以增强活血止痛之功。在活血化瘀药的选择上，多用药性平和之品，代替药性峻猛之品，以达化瘀而不伤正之目的。这也体现了处处不忘顾护脾胃的思想。二诊仍少寐，故配伍夏枯草以使卫气从阳入阴，顺应天时，使营卫循行有序，恢复睡眠节律。三诊时诸症悉减，故从顾护后天、预防传变的角度出发，加入鸡内金健脾消食。整个治疗过程始终用归、芍保护肝阴，最终达到气血冲和、阴阳协调、脏腑安和之目的。

（李德新　海英）

从气血水理论辨治脾胃病

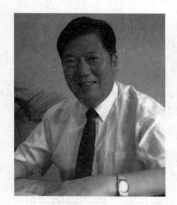

单兆伟,首届全国名中医,南京中医药大学教授,博士研究生导师,江苏省中医院主任医师,中华中医药学会中医内科分会脾胃病专业委员会副主任委员,江苏省脾胃病研究会主任,江苏省中西医结合消化专业委员会常务副主任,南京中医药学会副理事长,《中国中西医结合脾胃杂志》副主编,《新消化病杂志》编委,《南京医学》常务编委,南京中医药大学学位委员会委员。

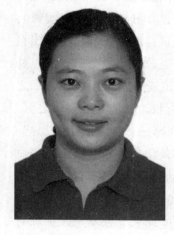

徐艺,南京中医药大学中西医结合专业博士,主任医师,国家名老中医单兆伟教授传承工作室副主任,世界中医药学会联合会消化病专业委员会委员,全国第四批老中医药专家学术经验继承人,江苏省中医院"最满意的医务工作者"。传承吴门医派、孟河医派,师从徐景藩、单兆伟、刘沈林教授。完成省级课题两项,在研省级课题1项;参编消化道专业书籍6本,发表学术论文二十余篇。

一、关于气血水理论的认识

气血水理论最早见于《金匮要略》。气、血、水三者是维系脏腑的物质基础,无论生理还是病理,气、血、水与脏腑之间始终存在着互为因果的密切关系。生理状态下,气为阳,血和水同属阴液,皆由脾胃所化生的水谷精微转化而成,故《灵枢·邪客》曰:"五谷入于胃也,其糟粕、津液、宗气分为三隧。故宗气积于胸中,出于喉咙,以贯心脉而行呼吸焉。营气者,泌其津液,注之于脉,化以为血。"病理状态下,气、血、水三者致病亦有序可寻。基于此,张仲景又提出了"气分、水分、血分"的概念。《金匮要略·水气篇》云:"经为血,血不利则为水,名曰血分。"尤在泾注云:"曰血分者,谓虽病于水,而实出瘀血也。"清代何梦瑶在《医碥》中曰:"气、血、水三者病常相因，有先病气而后病血者……有先病血而后病水者。"

单兆伟认为，脾胃病之病机可从"气血水理论"出发进行阐释。中焦枢纽之脾胃为病，脾胃升降无序，枢机不利，脾不升清，胃不降浊，此乃脾胃气郁，表现为中焦痞满。肝主疏泄，脾胃气郁会使肝之气机不利，从而影响全身气机之条达，此乃病在气分。血分之病乃脾胃虚弱、气血化生乏源，发为血虚，脾不统血，发为出血。气血之间常常相互为患，尚有气分之病迁延，气滞而脉络瘀阻，发为瘀血。至于水分，生理状态下，脾胃化生之津液得以上行布达，糟粕得以下行；病理状态下，无论病在气分抑或血分，均可导致脾不运湿，水液停聚，发为"水走肠间沥沥有声"之痰饮。同时，脾胃系统疾病虽病位在脾胃，但根据脏腑相关理论，脾胃之为病，大小肠司泌浊、传导、排泄糟粕之功能亦会受到影响。而肝脏因木土克之关系，亦与脾胃两脏关系密切。

脾胃病在演化过程中，气、血、水相互影响、传变，治疗时需根据不同阶段正虚、邪实程度不同，结合气血水的关系进行合理辨证，酌情进行药物加减配伍。针对气血水动态发展变化的这一特性，单兆伟将复杂的气血水理论凝练成最具代表性的柴胡、芍药两味药。单兆伟认为，脾胃病虽病位在中焦脾胃，实则与肝有着千丝万缕的联系。肝主疏泄，协调胃气升降，促进食气运化，使脾气健旺，得以藏泻有度。若肝之疏泄太过或脾虚失运，肝木乘脾，则肝脾不和，表现为腹痛、胁痛和腹泻等多种症状，故脾胃病常常表现为肝脾同病。

柴胡味苦、辛，性微寒，入肝、胆经，属气分之要药。《神农本草经》云："味苦，平。主治心腹，去肠胃中结气。"肝统摄一身之疏泄，故柴胡可疏利气机，引脾胃之清气上行输布。白芍味苦酸，性凉，归肝、脾经。《神农本草经》云："芍药味苦，平。主邪气腹痛，除血痹。"白芍入血分，养血和营，使脾化生有源，并可柔肝缓急止痛。脾居中焦，亦为水液传输之枢纽，二者一静一动，一气一血，补散兼施，养血活血，以畅肝扶脾，可使气机周流通畅，脾胃升降有序，枢机运转，三焦通达。脾胃气郁得开，脾胃化生之津液得以上行布达，糟粕得以下行，不予补益而补尽在其中。柴胡、白芍相配，共奏理气健脾、和血利水之功。单兆伟认为，二药还暗合小柴胡汤及当归芍药散之意。小柴胡汤理气，断血病之源；当归芍药散和血利水，清肃病理产物，同时补血之亏虚。如此用药，对复杂、多主诉疾病常可收到意想不到的效果。

此外，柴胡、白芍与其他药相配，往往相得益彰。①柴胡配黄芩：柴胡味苦微寒，气质轻清，理气兼疏少阳胆经中之邪热；黄芩苦寒，可清肝胆之郁火。二药相合，清疏并行，使气郁得达，火郁得发，枢机通利。②柴胡配半夏：半夏味辛，具有降逆之性。该药午月而枯。午月正是火气当令之时，万物升发之势达到顶峰，而半夏则能在生长升发的大环境中收敛阳气。其降性可知，该药可直驱少阴厥逆之气，可降胃中之浊阴；而柴胡可升发少阳之气，疏肝理气，引清气上行，推陈致新，一升一降，则气机调畅。③黄芩配白芍：黄芩苦寒，可清肝胆郁火，燥中焦湿热；白芍酸寒，养血柔肝，收敛肝气。二者配伍，泻养结合，肝体得养，肝气畅达，对肝气失调所致腹痛、两胁疼痛具有协同作用。④当归配白芍：当归辛温，补血行血，其性走而不守；白芍酸寒，补血敛阴，其性守而不走。二药配伍，辛而不过散，散而不敛，一开一阖，动静相宜，使补血而不滞血，行血而不耗血，养血柔肝，助肝气调达，在逍遥散、四物汤均可体现。⑤柴胡、白芍配干姜：单兆伟的方药中常易生姜为干姜，其意图有二：一是生姜难以保存，药房多不提供，患者自行放入则剂量不甚准确；二是生姜在治疗内伤杂病过程中所起的作用较外感病并不突出，多为解表散寒，止呕解毒，拟方可直接去掉。易生姜为干姜，与太阴脾经的发病特点有关。干姜辛、热，归脾、胃经，具有温中散寒、回阳通脉、温肺化饮之功，常用于中焦虚寒之呕吐、腹痛、泻泄等症。本方可振奋脾阳，化中焦水湿，从而恢复脾胃升降功能，合理气之小柴胡汤阴阳同调，则三焦通畅。若患者肝郁化火伤阴明显，亦可去此药，或调整用药剂量及配比，不必拘泥。干姜的功效在配伍中体现得更充分。干姜配柴胡：柴胡可引干姜入肝经，直达病所；柴胡得干姜，辛而不燥，温肝暖脾。干姜配白芍：白芍敛阴制其辛散之性；白芍得干姜，寒热并举，阴阳和调。

单兆伟认为，柴胡、芍药对用于消化系统疾病，基本病机为气机不畅，脾胃亏虚，湿瘀互结，与气血水理论不谋而合，实乃气分向血分发展的过程。肝为刚脏，阴血易亏，用柴胡疏肝、芍药养血柔肝，可防止肝阴受损；肝之气机不畅，易横克脾土，脾胃升降失调，则诸症丛生。中焦为水液代谢的枢纽，脾胃病最常见的症状为湿浊内生，水液停聚。因此，在气分向血分发展的过程中，水湿之邪作为一个病理因素可贯穿始终，故单兆伟在临床应用时，常配伍白术、茯苓、党参益气健脾，配泽泻、法半夏健脾利湿，配干姜振奋脾阳，助水湿运化。此外，因方中有当归、川芎补血行血；合大枣健脾养血，补而不滞；黄芩清热，防止肝气郁滞化火伤阴；干姜温中，运化水湿，防止脾阳进一步耗损，故临证凡肝气郁滞、肝血虚少，湿阻困脾之肝脾不调、气血不合者，投之应手取效。

临床上，柴胡、芍药的运用范围十分广泛，在治疗脾胃病，如胃食管反流病、慢性胃炎、慢性乙肝、胃及十二指肠溃疡、功能性胃肠病等，若病机符合肝气不调均可酌情选用。其能有效改善患者嗳气、反酸、腹胀、胁痛、大便不调等不适症状。抓住气血不和这一病机，治疗肠易激综合征、功能性腹痛、功能性腹泻、炎症性肠病等，也可有效改善腹泻、腹痛、水肿、神疲乏力等症状。

运用气血水理论治疗脾胃病范围广，但需注意加减用药方面要灵活机变。热象不著者，减少黄芩用量；热象重者，增加黄芩用量，易党参为太子参；气郁化火明显者，可加用丹皮、栀子，减少干姜用量；痰湿重者，可加陈皮、厚朴、苍术等理气化痰；水湿内盛者，增加白术、茯苓、泽泻用量；血瘀征象明显者，加益母草、红花等；饮食积滞、水谷不运者，加山楂、谷麦芽、神曲等消食导滞。此外，血虚风燥、皮肤瘙痒者，可加防风、荆芥，以加强祛风理血的作用。本方在临床运用中不可拘泥于病名及症状,而应以切合证机为要。

二、验案举隅

1. 克罗恩病

钱某,男,54 岁。主诉:腹泻反复发作 9 年。

患者 9 年前出现腹泻,后确诊为克罗恩病,曾予西药治疗,渐出现肠梗阻。两个月前,患肠穿孔及腹膜炎,病情控制后转中西医结合治疗。患者腹泻,每受饮食、寒冷、作息及情绪影响发作,大便日行 2~3 次、量少质稀、无脓血,偶尔腹痛腹胀,面黄体瘦,神疲乏力,偶尔关节痛、受凉后加重,下肢轻度浮肿,时脘腹不适,畏风怕冷,纳食可,咽部偶尔疼痛,寐差。舌淡,苔白微厚,脉沉细弦。既往史:有原发性双侧膝关节病史 5 年,未行特殊治疗,病情反复发作。

诊断:克罗恩病。

辨证:气机不畅,寒湿瘀互结。

处方:柴胡 10g,黄芩 5g,姜半夏 10g,党参 10g,炙甘草 5g,当归 10g,川芎 15g,白芍 15g,白术 15g,茯苓 15g,泽泻 15g,干姜 10g,大枣 20g。14 剂,水煎服,日 1 剂。

药后复诊:腹痛、腹泻好转,关节痛未现,下肢水肿减轻,睡眠好转。原方续服 1 个月,后无特殊不适,精神转佳。

分析:本例克罗恩病病史较久,已出现多种并发症,远期愈后不佳,腹痛腹泻日久伤血留瘀,气血亏虚日久则阳气受损,温煦不及则血瘀更甚。因此,本案气机瘀滞、寒湿瘀互结均见,治疗以解郁结、调和气血、温养阳气为要,予柴归汤理气化瘀,健脾行水。本案增加干姜用量,以助脾气健运,散寒结,煦日得生则阴寒自化。患者服药后腹痛腹泻均减轻,关节痛未作,下肢水肿减轻,面色好转,睡眠改善,病情稳定,说明调和气血、散寒化瘀乃针对根本原因的治疗法则,可收到显著疗效。患者症状不仅限于脾胃系统,全身上下诸症皆可调理。

体会:克罗恩病多以腹痛腹泻为主诉,多以脾虚为核心病机,治疗宜健脾为主。本病多并见气机不畅表现,一与患者情绪相关,二可由气血亏虚、血瘀阻滞、气机周流不畅所致,病史久者多见瘀水互结,临床可见腹内结块而成梗阻之症。因此理气畅达、调和气血在改善症状及预防并发症方面就显得尤为重要。

2. 便秘

李某,女,29 岁,家住广东。主诉:便秘四年余。

患者自生产后即渐渐大便干结,至今四年余。现大便黏腻、量少难解、3~4 日一行,口中有异味,自觉疲乏,四肢欠温,怕冷,近两周皮肤瘙痒阵作,无腹胀腹痛,无反酸、嗳气及口干口苦等不适,平素性情急躁,纳食正常,睡眠可。

经带及婚育史:初潮 14 岁,周期 28~37 天,月经量少、经色暗、夹血块多,偶尔经间期出血，带下量少色绿，25 岁结婚，顺产 1 次，无流产及早产等病史。面色黄，雀斑多，口唇色暗，形体适中，肌肉不丰。舌质暗，边尖红，边有齿痕，苔黄微腻，脉弦细。

既往史：有阴道炎病史 5 年；夏季阴部瘙痒发作频繁；3 年前曾反复发作舌下腺囊肿，2016 年 2 月行舌下腺囊肿切除术；2009 年因阑尾炎行腹腔镜下阑尾切除术。

诊断：便秘。

辨证：气机郁滞，湿热内蕴。

处方：柴胡 15g，黄芩 10g，太子参 10g，法半夏 6g，干姜 4g，红枣 20g，生甘草 5g，当归 10g，川芎 15g，白芍 20g，白术 15g，茯苓 15g，泽泻 15g，荆芥 10g，防风 10g。7 剂。

药后大便顺畅，日 1 次，口中异味较前明显减轻，皮肤无瘙痒，苔腻渐化。上方去荆芥、防风，继服 7 剂，以观疗效。嘱畅情志，清淡饮食。

按语：本例患者以便秘为主诉，纵观全方，无一味通便药物，然功效明显。原因在于辨证准确，充分了解便秘的发生机制。患者产后，平素性情急躁，此乃气机不畅，郁而化火，肝气不调，影响了脾胃气机升降。加之久居湿热之地，湿热内蕴中焦，继而脾气不得升发，胃气不得下行，困于中焦，发为便秘。症见大便量少、黏腻，口中异味。湿热内困脾胃，气血生化乏源，导致神疲乏力，面色暗沉，月经量少、色暗等，带下色绿乃肝经湿热。本病发病根源为肝气郁滞，之后出现中焦湿热、脾胃运化等一系列征象，治疗以疏肝清利湿热为主，佐以益气和血。方中柴胡合白芍养肝疏肝；黄芩配半夏清热燥湿；党参、白术、红枣合当归益气健脾养血；川芎配当归养血和血，祛除血中之滞；茯苓配泽泻健脾化湿；稍佐干姜，合红枣辛甘化阳以祛水湿，防止药物呆滞；另加荆芥、防风为荆防柴归汤，合奏祛风止痒之意。

体会：便秘为临床常见症状，发病机制较复杂，常合并其他主诉，故临床辨证时切不可呆板，一见便秘即补、润、下。这样虽可解决一时症状，但停药后极易反复，故辨证时切记追根溯源，了解便秘的发生机制。本例看似症状繁杂，然皆乃肝郁气滞，进而化热生湿，中焦受困引起。抓住气郁这一关键病机，即可收到较好疗效。

从以上案例看，气血水理论的立意在于理气畅达，和血利水。消化系统疾病患者大多有肝气不调的症状，如胸、腹、胁肋部不适，或闷或胀或痛，乳房胀痛，大便或秘或稀，寐差，而且时好时坏，易受情绪影响反复发作；女性可出现月经不调、周期参差、月经量少、痛经等，或烦躁易怒、双目干涩刺痛、头晕目眩等肝郁化火表现。脾气不足，可见纳差、腹痛、腹鸣、泻泄、疲劳乏力、面黄无华、晨起口苦、口干、嗳气等症；血水不利，可见水肿、怕冷、肌肤甲错、肠鸣等症。处方的前提是病机相符，切不可拘泥病名，局限其适应病证。其他系统疾病亦可选用本方，灵活加减运用，方可收到良效。

（单兆伟　徐艺）

脾胃浊毒、湿热论的临床应用

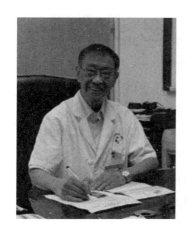

劳绍贤,1962年毕业于广州中医学院(现广州中医药大学)医疗系,师从邓铁涛教授。现为广州中医药大学教授、中西医结合临床专业博士研究生导师、博士后指导老师,中国中西医结合学会消化系统疾病专业委员会委员,中华中医药学会脾胃病分会委员,卫生部药品审评委员会第二、第三、第四届委员,广东省新药审评委员会第二、第三、第四届委员,国家食品药品监督管理总局、广东省食品药品监督管理局药品审评委员,《中药药理与临床》《中药新药临床与药理》《广州中医药大学学报》《中国中西医结合脾胃杂志》编委。

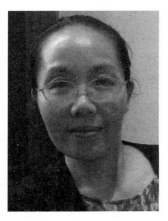

胡玲,博士,教授,博士研究生导师,首届国医大师邓铁涛教授大徒孙,九芝堂中医世家第10代传人,劳绍贤教授大弟子;广州中医药大学国家"双一流"重点学科——中医学(脾胃方向)和国家中医药管理局脾胃病脾虚证候重点研究室学术带头人,脾胃研究所第三任所长,中加联合脾胃病研究中心国际研究平台及北上广脾胃研究学术联盟广州负责人;中国中西医结合学会、中华中医药学会等全国5个脾胃消化专业委员会常委,广东省中医药学会消化病专业委员会副主任委员;从事脾胃虚实病证辨治规律及其病理本质研究,主持国家、省部级及一流学科研究重点课题12项,发表论文100余篇(SCI收录12篇);指导国内外硕士研究生和博士研究生40名。其中近5年获教育部研究生国家奖学金5人,广东省优秀研究生1人,新南方教学奖励基金研究生创新奖1人,国家留学基金委公派博士生赴国外高水平大学留学项目资助2人,担任澳大利亚中医药学会会长和副会长各1人。

一、从浊毒辨治口臭

口臭在临床十分常见,可明显影响人们的生活质量,甚至危害心身健康。其发生除缘于口腔外,还是消化系统疾病的重要信号,与幽门螺杆菌(helicobacter pylori,HP)感染密切相关。临床观察显示,口臭患者常伴舌苔厚腻、口干苦、大便黏滞、臭秽等浊毒之象,故试从中医学浊毒理论进行探讨。

1. 口臭的中西医理论基础

口臭并非独立疾病,而是一个临床常见症状,可散见于历代中医学文献记载中,并常伴随其他病证出现。《素问·阴阳应象大论》曰"清阳出上窍,浊阴出下窍",体现了中医学对人体脏腑功能和气机升降生理活动的认识特点。一旦各种原因使脏腑气机逆乱,升降失常,浊气上泛则口臭易见。《诸病源候论·唇口病诸候·口臭候》载:"口臭,由五脏六腑不调,气上胸膈。然腑脏气臊腐不同,蕴积胸膈之间而生于热,冲发于口,故令臭也。"提示口臭与人体脏腑功能失调密切相关。一项城市和农村 15~64 岁年龄段的 2000 人流行病学调查显示,口臭的发生率为 27.5%,提示口臭存在具有一定的普遍性。西医学对口臭经历了从牙周到消化相关性疾病的认识过程。口臭与 HP 的关系最早可追溯到 1984 年。诺贝尔奖获得者之一的 Marshall 博士曾在当时吞服 HP 菌液以力图证实其致病性,数天后被同事发现其口腔中散发出难闻的气味,分析原因与 HP 分解尿素产生氨、引起口臭的挥发性硫化氢和甲硫醇,以及各种原因致胃内容物反流造成口腔内 HP 定植有关。由此可见,尽管中西医在人体生理结构和功能的认识上有所不同,但对口臭发生的理解则有一定程度的相似之处。

2. 基于浊毒之邪认识口臭

《金匮要略心典》曰:"毒者,邪气蕴结不解之谓。""六气太过即成毒,气机不畅易生浊"为浊毒之邪既是病理产物又是致病因素的观点提供了理论支撑。在当今社会,经济快速发展,环境污染日趋严重,饮食不节、作息无序已悄然成为人们的生活方式。由于化工、粉尘等有别于传统意义的六淫邪气;恣食肥甘厚腻易损脾伤胃致湿浊内生;长期工作紧张致肝气不舒可影响脾胃运化,故外邪蕴结日久可成毒邪。加之湿浊内阻或肝气失畅,内外合邪则浊毒易生,并阻碍气机,致清阳不升、浊阴不降而出现口臭。从西医学的角度理解,外籍菌,如口腔内微生物或 HP 均类似于中医学之邪气,其在原籍菌生态平衡受到干扰或破坏,即所谓"正气不足"的情况下,易侵犯机体并定植于体内,或过度繁殖而产生引起口臭的氨或硫化氢和甲硫醇。有学者发现,薄白苔舌面菌群种类单一,且无明显炎症存在,但随着由薄白至黄厚腻的变化,舌面菌群总数随之增多,这一变化一定程度上体现了浊毒之邪致病由浅入深的演变过程。

3. 基于浊毒理论辨治口臭

人体的气机涉及诸多脏腑,却只有脾胃具备一升一降的功能特点。尽管口臭的发生原因较多,临床症状复杂多变,但根本病机乃浊毒内蕴,致浊阴不降上泛而为。治疗上宜紧扣中焦运脾和胃,芳香化浊,兼以清热解毒。浊邪偏甚者,宜给浊邪以出路,药用茯苓、薏苡仁、泽泻淡渗利湿健脾;石菖蒲、白豆蔻、藿香、佩兰芳香化浊,开窍醒神;茵陈、白茅根既可利湿化浊又可清热。尽管浊毒致病,脾胃必损,但临床尚需分清气、阳或阴之所虚而有所兼顾。脾胃气虚，可配五爪龙、白术健脾益气而不助湿碍邪；脾阳不足，予少量干姜、吴茱萸温化中焦，运化湿浊；浊毒内蕴日久，致阴液暗耗，宜适当伍不滋不腻之山药、石斛健脾养阴。与此同时，其治还需兼顾他法，祛浊泄毒才算完满。如疏肝利胆配以小量柴胡、郁金；宣降肺气用瓜蒌皮、柿蒂等。值得一提的是，若热毒明显，宜清热解毒为主；毒轻用蒲公英、连翘，重者则用白花蛇舌草、半边莲；一旦热象渐退或舌质渐淡即减量或停用，以免脾胃复伤。

4. 验案举例

韦某，男，43 岁，2012 年 10 月 9 日就诊。

病史：2012 年 4 月因十二指肠球部溃疡穿孔在当地医院行修补术，术后即受口臭困扰。半年来多方求治于中西医均罔效。诊见：口气臭秽弥漫诊室，嗳气反酸，口干苦，大便黏滞欠畅，胃无明显疼痛，纳、寐一般，舌淡红，苔白厚腻根微黄，脉濡。

诊断：口臭。

辨证：浊毒内蕴。

治则：芳香化浊解毒，兼降逆制酸。

处方：茯苓皮、白茅根、薏苡仁、海螵蛸、柿蒂各 30g，郁金、佩兰、石菖蒲（后下）、瓜蒌皮各 15g，法半夏、白豆蔻（后下）、茵陈（后下）各 10g。7 剂，日 1 剂，水煎服。嘱清淡饮食，勿进寒凉之物。

1 周后二诊：口臭大减，面对面交流才能闻及，嗳气、反酸、口干苦减，大便每天 1 次、畅顺，舌苔白腻根微黄。

上方去茵陈，加炒扁豆 15g，以加强健脾化湿之力，续进 7 剂。

三诊：饮食不节时仍口臭，但程度不重，余无不适，苔白腻。

上方去佩兰，加白术、枳壳各 15g，以行气健脾，助运化浊，14 剂。

此期间针对患者活动期十二指肠溃疡并穿孔修补术后线头残留、反流性食管炎和慢性胃炎伴糜烂的胃镜复查情况，按疗程配合治疗。金得乐，每次 0.4g，每天 2 次，口服。共治疗 4 周，溃疡制酸之力平和，所含之铋剂能抑杀 HP。之后上方加减巩固近 1 个月，并注意生活起居的调理。之后病情稳定，口臭基本消除，未再复发。

二、从湿热辨治反酸

临床上，反酸较常见。其既可由精神紧张、疲劳过度致大脑皮质功能紊乱，或进食过于刺激、酸甜、油腻等导致生理性胃酸分泌增加所致；也可因慢性胃炎、消化性溃疡引起病理性胃酸分泌过度导致。此外，生活不规律、嗜烟、不良消夜习惯及各种引起贲门、食管下括约肌松弛的疾病也常常表现为胸骨后烧心不适和不同程度的反酸。可见，并非所有反酸都需药物治疗。对生理性和不良习惯所致者，消除相关诱因后反酸不适症状便可逐渐缓解，甚至消失。若属病理性的需进行正规治疗，否则不仅会错过最佳治疗时机而贻误病情，也会因不正规治疗而遗患无穷。美国《胃肠病学杂志》

的一项新的临床随机双盲对照试验结果表明,健康成人使用质子泵抑制剂(PPI)4周后停药,可出现胃灼热、反酸、消化不良等与反酸相关的症状,且此类症状与长期使用PPI治疗患者出现的情况基本一致。换句话说,不规范治疗引起反弹性胃酸过度分泌所致的反酸相关症状,可能一定程度提示了PPI治疗依赖性问题的存在。

其实,反酸一症历代中医已有较多描述。《素问·至真要大论》云"诸呕吐酸,暴注下迫,皆属于热",是对其病因病机的最早认识。《素问玄机原病式·六气为病·吐酸》云"酸者,肝木之味也,由火盛制金,不能平木,肝木自甚,故为酸也……酒之味苦而性热……烦渴呕吐,皆热证也,其必吐酸,为热明矣",强调本症多由肝火旺盛、热邪犯胃所致。《证治汇补·吞酸》云"吞酸,小疾也,然可暂不可久;久而不愈,为噎膈反胃之渐也",更明确指出,反酸日久,灼损胸膈,烧心、胸痹、噎膈等症可随之而至。而且情绪波动、饮食不慎易致本病复发或加重,治疗上宜寓防于治,根据病情恰当辨证用药,切忌贪功图利,仅以制酸为治。古人强调的重视预防和规范辨证用药与现代临床不恰当使用PPI会带来反弹性胃酸过度分泌并引起依赖的观点可谓殊途同归。

从中医学的角度看,肝气郁结、胃气失和为反酸主要的病理机制;偏热、偏寒或寒热错杂为临床常见证型。然而观察发现,广东地区以脾胃湿热型多见,这可能与岭南气候炎热、潮湿多雨及当地人喜食海鲜等阴柔之品易致湿热内侵、脾胃不和有关。一项5例较典型的抑酸药依赖性患者的观察显示,3例慢性胃炎患者非间断性不规则服用不同的抑酸药持续1~2.5年,另1例慢性胃炎和1例十二指肠球部溃疡患者间断性不规则服用不同的抑酸药分别达8年和10年,5例患者均有自行在药店购买抑酸药并不规则服用的病史。由于5例患者均表现为不同程度的嘈杂反酸、脘痞恶心、嗳气纳呆、精神紧张、口黏苦、大便滞而不爽、舌红苔黄腻等湿热内阻、肝胃不和之象,遂根据病机采用清热利湿、调和脾胃兼疏肝理气之法,在藿朴夏苓汤的基础上,根据辨证分别加救必应、海螵蛸、丹参、柴胡、赤芍等味进退。其中4例中药加减治疗1~2个月,1例因胃镜检查提示活动Ⅱ期的十二指肠球部溃疡,加减治疗两个半月,同时配合使用H_2受体拮抗剂4周,并嘱咐患者无论治疗期间还是今后生活中都要保持规律的生活及乐观、舒畅的心情。结果5例患者均取得了比较好的临床疗效,至今未见再发。

上述病例提示,在西医诊断明确的基础上必须明确告诉患者,尽量不要对抑酸药产生依赖心理,也不可把抑酸药当成止痛药使用。若为一般的慢性胃炎,抑酸药并不是非用不可,合理、正确的辨证论治方能达到治疗的目的。如果属于消化性溃疡,尤其是活动期或食管炎患者,需严格按照相应疗程合理运用抑酸药,并配合中医辨证治疗。这样不仅能够提高溃疡愈合或食管炎愈合效果,减少复发,还可避免抑酸药不规范使用和依赖性的出现。需要指出的是,服用抑酸药的时间越长,中医治疗和调理的难度越大。因此,针对反酸之症,临床规范、合理使用抑酸药和恰当的中医辨证治疗十分重要。

(劳绍贤　胡玲　龚琳)

脾胃与"太极升降论"的临床创新性应用

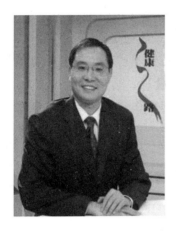

李军祥,教授,主任医师,医学博士,博士研究生导师。北京中医药大学东方医院消化内科主任,国家临床重点专科负责人,国家中医药领军人才支持计划——岐黄学者。兼任第六届中国中西医结合学会消化病专业委员会主任委员,中华中医药学会脾胃病分会副主任委员,北京中西医结合消化内镜学专业委员会主任委员,《中西医结合学报》《中华中医药杂志》编委等。致力于中医药防治胃肠病和慢性肝病的研究,擅长治疗溃疡性结肠炎、萎缩性胃炎癌前病变、胃食管反流病、脂肪肝和肝硬化等。承担国家科技重大新药、国家自然科学基金等省部级以上课题30余项,获教育部和中华中医药学会科技进步二等奖多项,发表论文100余篇,其中SCI收录5篇,发明专利4项。承担中医内科学临床带教,带教四十余名硕士研究生、博士研究生和博士后。

《备急千金要方》曰:"不知易何以言医。"由此可见《周易》对中医学的影响。《景岳全书》云:"易者,易也,具阴阳动静之妙;医者,意也,合阴阳消长之机。虽阴阳已备《内经》,而变化莫大乎《周易》,故曰天人一理者,一此阴阳也;医易同源者,同此变化也。"提出医易同源,医易共通,即阴阳的运动变化。《素问·六微旨大论》提出,阴阳之气运动的基本方式为升降出入,即"出入废则神机化灭,升降息则气立孤危,故非出入则无以生、长、壮、老、已;非升降则无以生、长、化、收、藏。是以升降出入,无器不有"。万物的生、长、壮、老、已和生、长、化、收、藏均有赖气的升降出入。太极生两仪,两仪生四象。黄元御在《四圣心源》中亦提到,"阴阳未判,一气混茫"。太极即阴阳浑然一气,"气含阴阳,则有清浊,清则浮升,浊则沉降,自然之性也。升则为阳,降则为阴,阴阳异位,两仪分焉"。可以看出,太极的升降运动,即阴阳之气的升降运动。

一、脾胃的气机升降

(一)脾与胃的生理关系

1. 经脉相连,表里络属

《灵枢·经脉》云:"胃足阳明之脉……其支者,从大迎前,下人迎,循喉咙,入缺盆，下膈，属胃，络脾。"又云："脾足太阴之脉，起于大指之端……入腹，属脾，络胃。"《素问·太阴阳明论》曰"脾与胃以膜相连"，指出了脾与胃在解剖上紧密联系。

2. 胃纳脾运，纳化相因

脾胃的主要功能就是纳化。胃主受纳，脾主运化。《诸病源候论·脾胃诸病候》云"脾者脏也，胃者腑也，脾胃二气相为表里，胃受谷而脾磨之，二气平调则谷化而能食"，准确地描述了饮食物受纳于胃、运化于脾而形成水谷精微并得以输布的过程。《临证指南医案》亦云，"纳食主胃，运化主脾；脾宜升则健，胃宜降则和"，指出二者同居中焦，相互协调，方能共同完成水谷的消化吸收，敷布营养。胃的受纳和腐熟为脾之运化提供了原材料，而脾主运化，消化来自胃中的饮食物，转化为水谷精微，为胃继续受纳腐熟提供能源支持。因此，脾胃纳化相因，密切合作，最终完成饮食物的消化和精微的输布。

3. 脾升胃降，升降有度

脾胃居中央，斡旋阴阳，升清降浊，是人体气机升降运动的枢纽。脾为脏属阴，其性主升；胃为腑属阳，其性主降。正如《张氏医通》所云"胃之土，体阳而用阴；脾之土，体阴而用阳"，故脾气主升，胃气主降。

（1）脾主升清：《素问·经脉别论》曰："饮入于胃，游溢精气，上输于脾。脾气散精，上归于肺，通调水道，下输膀胱。水精四布，五经并行，合于四时五脏阴阳，揆度以为常也。"是说脾具有将精气上注于心肺，通过肺气之化、心气之变将精微物质转输布散以营养全身的特点。

（2）胃主和降：《素问·五脏别论》曰："六腑者，传化物而不藏，故实而不能满。所以然者，水谷入口，则胃实而肠虚，食下，则肠实而胃虚。"其从生理角度描述了胃具有通降下行的功能特性。《灵枢·五味》曰"水谷皆入于胃……谷气津液已行，荣卫大通，乃化糟粕，以次传下"，说明胃气下降能够促进体内糟粕的排泄。

4. 脾湿胃燥，燥湿相济

《临证指南医案》云："脾胃体用各异，太阴湿土，得阳始运；阳明燥土，得阴自安，以脾喜刚燥、胃喜柔润故也。"脾属阴脏，以阳为用。脾阳健则能发挥其运化的生理功能。因此，脾喜燥而恶湿。胃属阳腑，依靠阴液的滋润。胃阴充足则能发挥其受纳腐熟的功能。因此，胃喜润而恶燥。脾属阴土、湿土，喜燥用阳，以制水为事，湿胜则伤脾；胃属阳土、燥土，喜润用阴，用者易损，易津亏胃燥。因此，脾湿胃燥，燥湿相济，脾胃功能才能正常，才能完成饮食水谷的消化吸收。

综上，脾胃一阴一阳、一纳一运、一升一降、一燥一湿相反相成，共同担负着化生水谷精微，濡养五脏六腑、四肢百骸的作用。脾胃升降的功能至关重要。在正常生理情况下，脾升胃降，枢机和畅，清升浊降，阴阳平秘，则胃肠功能正常而协调有序。若脾胃升降失常，则内而五脏六腑、外而四肢九窍都会发生种种病证。

(二) 脾与胃的病理关系

《素问·太阴阳明论》曰："太阴阳明为表里，脾胃脉也，生病而异者何也……故阳道实，阴道虚。""阳道实，阴道虚"是对胃病多实、脾病多虚之病机趋向的高度概括。胃主受纳、降浊，病则浊阴不降，而生多燥、多实、多热之证；脾主运化、升清，病则清阳不升，而生多湿、多虚、多寒之证。临床常见脾胃湿热证、脾虚胃滞证和寒热错杂证3种证型。

1. 脾胃湿热证

《素问·痹论》云："饮食自倍，肠胃乃伤。"饮食不节，暴饮暴食，食滞胃脘，阻滞气机，脾胃升降失常，胃失和降，胃气上逆，脾失健运，水谷不得运化，水停为湿，湿聚日久化热，而成脾胃湿热之证。症见胃脘胀满疼痛，食后更甚，嗳气频作，或见反酸烧心，甚则恶心呕吐，大便黏腻不爽，或肛门灼热，舌红，苔黄腻，脉滑数。治以清热化湿，理气消胀；药用连朴饮加减。

2. 脾虚胃滞证

饮食不节，劳累过度，思虑伤脾；或年老体衰，久病耗伤脾气，造成脾气不足，生化乏源，肢体失养；脾虚不运，食积胃脘，气机停滞，胃失和降，而成脾虚胃滞之证。症见腹胀纳呆，食后胀甚，呕恶嗳气，倦怠乏力，肠鸣矢气，舌淡，苔厚腻，脉滑。治以健脾和胃，理气消胀；药用香砂六君子汤加减。

3. 寒热错杂证

贪凉饮冷，损伤脾阳，寒自内生，使胃中湿浊，饮食停滞，日久郁而化热，形成脾寒胃热证；或食滞胃脘，阻滞气机，郁而化热，或寒热杂投，损伤胃脘，累及于脾，成为胃热脾寒证。中焦寒热错杂，脾胃升降失常，气机痞塞，脾气不升，胃气不降。症见心下痞满，反酸烧心或呕恶，胃脘恶凉，喜温喜按，大便稀溏，甚则肠鸣下利，舌淡或红，苔白腻或薄黄腻，脉沉滑。治以平调寒热，健脾和胃；药用半夏泻心汤加减。

二、脾胃与肝的气机升降

(一) 脾胃与肝的生理关系

1. 经络相通

《灵枢·经脉》云："肝足厥阴之脉，起于大指丛毛之际……抵小腹，夹胃。"提示肝与胃紧密相关，二者相互影响。

2. 土得木而达，木得土而荣

《素问·宝命全形论》云："土得木而达。"中焦脾胃之土得肝木之条达才能发挥正常的纳化功能。《血证论》云："木之性主于疏泄，食气入胃，全赖于肝木之气以疏泄之，而水谷乃化；设肝之清阳不升，则不能疏泄水谷，渗泄中满之症，在所不免。"

另肝体阴而用阳，肝之疏泄功能有赖于肝阴的充足。脾胃为后天之本，气血生化之源。脾胃运化饮食水谷，化生精微物质，输布全身，亦荣养肝脏，所以说"木得土而荣"。"土得木而达"是指胃的受纳腐熟、通降和顺。脾的运化升清、化生精微有赖于肝气的疏泄、升发、条达。"木得土而荣"是指肝之疏泄功能有赖于脾胃化生的阴血滋养。二者须臾不可分离，共同合作才能保持脾胃气机的升降出入有序进行，完成饮食物的消化吸收。

（二）脾胃与肝的病理关系

1. 肝气郁结，木郁土壅

情志不畅，郁郁寡欢，可致肝气郁结，木不疏土，胃气壅滞，而成肝郁气滞、木郁土壅之证。

2. 肝胃气逆，木旺乘土

恼怒伤肝，或肝气逆乱，则疏泄太过，乘犯胃腑，导致胃气上逆，而成肝胃气逆、木旺乘土之证。

3. 胃病及肝，土壅木郁

外感邪气、饮食劳倦，使中焦气机失常。胃失和降，导致食、湿、痰、火、瘀结聚中焦。中焦气机阻滞，土壅侮木，影响肝的疏泄，故而出现肝失疏泄、土壅木郁之证。

4. 肝郁化热，肝胃郁热

《素问·至真要大论》云："诸呕吐酸，暴注下迫，皆属于热。"指出吐酸乃肝气郁滞、日久化热、火热横逆犯胃所致。肝郁日久化热，火热横逆犯胃而成肝胃郁热之证。情志失调为引发脾胃病的首要因素。肝之疏泄太过或不及均可影响脾胃气机的升降，引起消化道功能障碍。临床表现为上腹灼热疼痛、嗳气频作、反酸烧心、心烦易怒、胸闷善太息、纳食欠佳等，每因情志不畅而加重。

三、脾胃与肺的气机升降

（一）脾胃与肺的生理关系

1. 经络相通

《灵枢·经脉》云："肺手太阴之脉起于中焦，下络大肠，还循胃口，上膈属肺。"胃之大络又"贯膈络肺"。

2. 胃重纳运，肺重施布

《灵枢·营气》曰："谷入于胃，乃传之肺，流溢于中，布散于外。"肺之朝百脉、通调水道功能的发挥，有赖于胃的受纳腐熟和脾的运化升清。正如何梦瑶的《医碥》所云："饮食入胃，脾为运行精英之气，虽曰周而诸腑，实先上输于肺。肺先受其益，是为脾土生肺金。肺受脾之益，则气愈旺，化水下降，泽及百体。"胃受纳水谷，肺布散精微，两者具有协同作用。

（二）脾胃与肺的病理关系

胃气和顺通降，可以助肺气肃降下行。黄元御在《四圣心源》中指出："金水之能收藏者，阳明戊土之阴降也。"肺气的肃降有赖于胃气的通降；肺气的肃降，还可助胃气通降。肺为华盖，位居至高，其性为降，且人体气机运行中肝左升，肺右降，气机升降环绕有序，则肺气的肃降有助于胃气的通降。肺与大肠相表里，肺气肃降则大肠蠕动正常，糟粕之物可顺利排出，亦可助胃降。若肺失肃降，则胃气上逆；胃气上逆，亦可影响肺气宣降。《素问·咳论》曰："聚于胃，关于肺。"姚止庵注："聚者壅也，关者闭也，言气壅闭于肺胃也。"脾胃气机升降失常则饮食湿浊聚于胃而成痰，上渍于肺。肺脏受邪，清肃失司，可见咳嗽、上气喘满、咽喉不利等肺气不降症状。脾胃受损，后天之本亏虚，生化乏源，日久气血化源不足，土不生金，肺失所养，致肺气亏虚而咳。治疗总以宣肺和胃、理气通降为法，可用香苏散合麻黄杏子厚朴汤加减。

四、脾胃与心的气机升降

1. 脾胃与心的生理关系

《灵枢·五癃津液别》曰："五脏六腑，心为之主。"心脏的功能正常，其他脏腑功能才能协调，才能维持人正常的生命活动。另外还有"心火生脾土"之说，意指脾胃的运化功能有赖于心阳的温化。正如《医碥》所云："脾之所以能运化水谷者，气也。气虚则凝滞而不行，得心火以温化之，乃健运而不息，是为心火生脾土。"

2. 脾胃与心的病理关系

《素问·举痛论》云："思则心有所存，神有所归，正气留而不行，故气结矣。"如果思虑过度，劳伤心神，可致气机阻滞于中，碍及脾胃，导致脾胃气机升降失常。《素问·逆调论》曰："胃不和则卧不安。"脾胃虚弱，心失所养，或脾胃失运，痰湿水饮留聚，痰湿日久化热，导致痰热扰动心神，可出现心慌心悸、心烦易怒、坐立不安、头晕乏力、失眠多梦等症。临床上脾胃病往往伴有抑郁、焦虑状态，心、肝、胃同调常能取得良效。

五、脾胃与胆、大肠的气机升降

《灵枢·四时气》云："邪在胆，逆在胃。胆液泄则口苦，胃气逆则呕苦，故曰呕胆。"胆主通降，胃主和降，胆与胃同主于降。胆失于疏泄，通降不利，胆热犯胃，胃失和降，可出现胃脘灼热疼痛，类似于胆汁反流性胃炎，治疗可予柴芩温胆汤，以预防萎缩性胃炎的发生。胃肠同为六腑之一，六腑以通为用。胃失和降，可影响大肠传导功能，腑气不通反过来可影响胃的和降功能。临床上，脾胃病无论大肠传导功能是否异常，均可考虑使用通腑降浊之法，以利于胃的和降，常用药如枳实、全瓜蒌、酒大黄等。

六、脾胃亏虚与阴火的气机升降

李东垣的《内外伤辨惑论》曰："火与元气不两立，一胜则一负。脾胃气虚则下流于肾，阴火得以乘土位。"脾胃亏虚，阳气不升，阴火上乘。阴火包括4种内火：情绪变动，五志过极所致的心火；肝气有余，木旺所致的肝火；下元亏虚所致的肾火；阴血不足所致的虚火。脾胃病中以脾胃亏虚、阳气不升、阴火上乘最为常见。方用升阳益胃汤，补益脾胃，升阳气，降阴火。

七、脾、肝、肾左升，心、胃、肺右降

脾胃位居中焦，为全身气机升降的枢纽，脾升则健，胃降则和。但脾胃气机的升降也有赖于肝气的疏泄、肾阳的蒸腾气化、心火下降之温煦和肺气的肃降。诸脏腑气化功能相互配合，才能完成脾胃的受纳腐熟水谷、化生精微、生气化血、濡养全身四肢百脉的功能。

1. 脾与肝、肾气机升降

脾主运化，其性升清。升则清阳得升，元气充沛，气血化源充足，阴火得以潜降。肝主疏泄，其性升发。升则气机调畅，气血流通，脾胃得助，生机向上。肾主藏精，其性潜藏，肾水上升，上济心火，使心火不亢，达到心肾相交的状态，故脾、肝、肾气机主以左温升。

2. 胃与心、胆、肺气机升降

胃胆同属六腑，六腑以通为用，以降为和。降则腑气得通，糟粕得泻。心居上焦，为阳中之阳脏。心火下降以温肾水，使肾水不寒。心肾相交，水火既济，阴阳相交，则五脏安和。肺主气，其气以降为顺，降则气机下达，水道通利，故胃、心、胆、肺气机主以右降。五脏六腑的整体性使得各脏腑在生理上息息相关，病理上环环相扣，任何脏腑之间的平衡被打破，都会直接或间接引发脾胃升降失衡，严重时易导致人体脏腑内部整体气机升降失调，临床上需注意从太极整体气机升降观把握病证，随证治之，往往能收获良效。

八、病案举例

患者，男，36岁，2013年6月10日初诊。

主诉：胃脘胀满疼痛1个月，伴嗳气，偶有反酸烧心，纳食欠佳，食后脘腹胀满，大便不畅，黏滞难解，睡眠尚可。舌红，苔黄腻，脉弦滑。胃镜提示：萎缩性胃炎。

幽门螺杆菌检测阳性。四诊合参，诊断：萎缩性胃炎。

辨证：脾胃湿热证。

治疗：连朴饮加减。

处方：黄连 6g，厚朴 10g，陈皮 10g，清半夏 9g，茯苓 15g，芦根 15g，石菖蒲 15g，旋覆花 10g，赭石 9g，枳实 10g，竹茹 15g，威灵仙 15g，浙贝母 15g，蒲公英 15g，全瓜蒌 30g，川楝子 9g，延胡索 10g，炙甘草 6g。7剂，水煎服，日1剂。

6月24日二诊：胃脘胀满疼痛和嗳气明显缓解，大便成形。上方去赭石，浙贝母、蒲公英加至30g。14剂，水煎服，日1剂。

7月8日三诊：诸症明显缓解，二诊方去川楝子、延胡索，继服1个月，诸症消失。

按语：中焦脾胃湿热阻滞，导致脾升胃降功能失常。脾气不升，胃气不降，气机阻滞中焦，故胃脘胀满疼痛；胃气不降，反夹湿热之邪上逆，故见嗳气、反酸、烧心；湿热下注大肠，故见大便不畅、黏滞难解；舌红、苔黄腻、脉弦滑均为脾胃湿热、中焦气滞之征。故治疗采用连朴饮加减，以清热化湿，调畅气机，升清降浊。湿热得以清利，气机调畅，则脾升胃降功能得以回归正常。

脾胃病临证应以脾主升、胃主降，因滞而病、以通为治的理论为指导原则，从整体观出发，以太极思维调整脾胃升降气机为核心，结合调肝、宣肺、调心、温肾、泄胆、润肠等法进行治疗，遵照太极升降理论以解决整体矛盾，方可取得满意的临床效果。

（李军祥　谭祥　毛堂友）

脾胃病临床辨治纲目

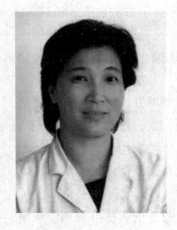

陈誩，主任医师，教授，研究生导师。首都医科大学附属北京中医医院原党委书记、副院长，消化中心主任。兼任中国中西医结合学会消化系统疾病专业委员会名誉主任委员，脾胃学说应用与创新专家委员会名誉主任委员，第五届中国中西医结合学会消化系统疾病专业委员会主任委员，北京市中医协会会长，中国中医药信息研究会医院信息系统专业委员会主任委员，北京中西医结合学会青年工作委员会副主任委员等。第二批全国老中医药专家学术经验继承人，师从王嘉麟教授。长期从事中西医结合治疗消化系统疾病的临床研究。主持和参与科研课题8项，获科学技术奖3项，发表论文三十余篇。

脾胃病是临床常见疾病，也是能体现中医辨证论治特色和优势的病种。脾主运化水谷精微和水湿，胃主受纳、腐熟；脾主升清，胃主降浊。清阳之气升浮，则出上窍（耳、目、口、鼻诸窍通利），发腠理，实四肢；浊阴出下窍，走五脏，归六腑。脾胃属中焦，通连上下，是人体气机升降运动的枢纽，在脾胃病的临床辨治中要根据脾胃的生理病理特点，运用脾胃病对立统一的辨证规律，深入、细致地分析疾病的病机规律，方可提高临床疗效。脾胃病辨治可从"纳运""升降""燥湿""寒热""虚实""气血""通涩"等多个矛盾的对立统一关系上加以考虑。

一、脾胃之"纳运"辨证

脾胃功能密切相关，首先就体现在对水谷的消化、吸收和输布上，其功能特点为纳运相司。"纳"指受纳水谷及初步腐熟水谷的功能为胃所主持，故称"胃为水谷之海"。"运"指运化水谷的功能为脾所支持。如《素问·太阴阳明论》曰："四肢皆禀气于胃，而不得至经，必因于脾，乃得禀也。"明·王节斋谓："胃司受纳，脾司运化，一纳一运，化生精气……胃损则不能纳，脾损则不能化，脾胃俱损纳化皆难。"脾胃在生理功能上相互配合，病理上既有不同表现也相互影响。如脾失健运，可出现食欲不振、食后堵满、腹胀便溏，日久则出现疲乏无力、消瘦、面色萎黄等症状。胃主受纳腐熟功能障碍，则会出现食欲不振、食量减少、胃脘作痛等症状。脾胃运化水湿功能障碍，可导致水湿停滞。如停于肠道则见腹泻、停于肌肤则见水肿、充溢四肢则身困体沉等。《证治辑要》载："凡能食而食之不化者，乃胃不病而脾病也，治当补脾……凡不能食，食之而反安然者，乃胃病而非脾病。"故而临床上辨治脾胃病需注意脾胃之纳运辨证与同治。

二、脾胃之"升降"辨证

脾胃互为表里，一升一降，升降相因，清气上升，浊气下降，不但主持着水谷的腐熟，精微的布化，而且关乎整个人体的阴阳、气血、水火之升降，所以为人体升降之枢纽。升降是脾胃的不同功能特点。脾气主升：脾气因能上升，故可将水谷之精气和精微、津液上输于肺，再输布到其他脏腑，而化生气血。胃气主降：胃气下降，水谷才能下行，便于消化吸收及排泄。如《医碥》曰："脾脏居中，为上下升降之枢纽。饮食入胃，脾为行运其气于上下内外，犹土之布化于四时，故属土。"《临证指南医案》曰："脾宜升则健，胃宜降则和。"脾胃之升降，又相互因果。胃失和降，则脾不升。脾升失常，则胃亦不降。如脾气不升，反而下陷（中气下陷），则出现气短懒言、久泻、脱肛、子宫脱垂及其他内脏下垂等症。如胃气不降反而上逆，则出现嗳气、呃逆、恶心、呕吐等症状。故而临床辨治脾胃病，须注意脾胃升降相因之生理特性，用药以纠正脾胃升降失常的病理状态。

三、脾胃之"燥湿"辨证

脾为阴脏、为湿土，胃为阳腑、为燥土，脾喜燥恶湿，胃喜润恶燥，一润一燥，润燥相济。脾虚不运则容易生湿，且湿邪过盛也最易困脾，故脾喜燥而恶湿。《临证指南医案》云："盖胃为戊土，脾属己土，戊阳己阴，阴阳之性有别也。"又云："太阴湿土，得阳始运，阳明燥土，得阴自安，以脾喜刚燥，胃喜柔润故也。"《金匮翼》云："土具冲和之德，而为生物之本。冲和者，不燥不湿，不冷不热，乃能化生万物，是以湿土宜燥，燥土宜润，使归于平也。"脾胃健运，则燥湿相济，冲和协调。脾胃燥湿失济，则病证丛生，相互影响。若脾为湿困，就会出现头重、体沉、大便溏泄、舌苔白腻等症状，亦可导致胃失受纳而见纳差、脘胀痞满之症。治疗时宜燥湿健脾，用药也应偏于温燥。胃性喜润恶燥，易生胃热；热邪亦易犯胃，耗伤胃津，而出现口舌干燥、口渴欲饮等燥象，而且会耗及脾阴，导致津液亏虚，大便秘结。治疗就需用滋养胃阴、清热生津等药物。

四、脾胃之"寒热"辨证

脾主运化、升清，病则清阳不升。湿易伤脾，故脾病多寒证。脾虚易招致湿邪来犯，故若过饮，身处湿地，或水湿不化而湿邪过盛，"脾胃受湿则水谷不分"，则可见脘腹冷胀、泄泻清稀、腹鸣而矢气等寒湿之症。《素问·脏气法时论》云："脾苦湿，急食苦以燥之。"胃主降浊，推陈致新，病则腑气不通，浊气不降，糟粕不行，易于化热燥结，故病则多从燥化、热化。胃喜润恶燥，若吐泻过度、大汗、发热等可导致津液丢失，或饮食辛辣之物，灼耗津液，导致胃津亏虚，故见口苦、口渴、嘈杂等胃热津亏证。若脾先受病，脾阳虚不能"为胃行其津液"，胃津亏虚，腐熟功能失常，饮食积滞，郁而化热，则形成脾寒胃热证。若食积胃腑，郁而化热，胃津亏虚，则饮食不化，精微不足，脾气无以充养，脾阳不升，而见胃热脾寒证。《临证指南医案》指出："脾胃体用各异，太阴湿土，得阳始运；阳明燥土，得阴自安，以脾喜刚燥、胃喜柔润也。"故治疗脾之寒湿证，用药宜甘燥补中；治疗胃热之证，用药宜甘凉濡润；寒热错杂之证，当寒热温清并用。

五、脾胃之"虚实"辨证

《素问·太阴阳明论》云："黄帝问曰：太阴阳明为表里，脾胃脉也。生病而异者何也……故阳道实，阴道虚。故犯贼风虚邪者，阳受之；食饮不节、起居不时者，阴受之。阳受之则入六腑，阴受之则入五脏……入五脏则䐜满闭塞，下为飧泄，久为肠澼。""阳道实，阴道虚"是对胃病多实、脾病多虚的病机概括。胃实证可分为实热证、实寒证。实热证多见口渴引饮、消谷善饥、反酸烧心等，实寒证多见脘腹疼痛甚至绞痛不能触碰、怕冷等。胃病多实，亦可出现虚证。若饮食不节，或他脏有病损及胃气，而见食少纳呆、胃脘不舒等之胃气虚证；若素体阳虚，过食生冷、苦寒或胃部受寒，损伤胃阳，可见胃阳虚证；若虚体阴虚，或肝火犯胃，或服用辛辣燥热之物，耗伤胃津，而见胃阴虚证，有似饥不欲食、口干、大便干等阴虚之症。

脾虚证分为脾气虚、脾阳虚。脾气虚多见食欲减退、食后脘闷不舒、乏力、面色萎黄、大便溏等症；脾阳虚常相兼脘腹怕冷、喜温喜按等症。"实则阳明，虚则太阴"，在治疗上胃病侧重泻实，脾病侧重补虚，相兼为病，补虚泻实同用。

六、脾胃之"气血"辨证

脾胃为营卫气血生化之源，为后天之本，为全身气机升降之枢纽，脾胃气血又以疏通为贵。若脾胃气血亏虚、瘀滞，则导致疾病产生，正如《黄帝内经》所言："百病皆由脾胃衰而生也。""脾藏营"，脾主统血，脾能藏纳营血。脾气健运，能推动血行，又能约束血液行于脉内而不外溢。脾胃气虚，则乏力倦怠、气短懒言、纳少便溏，甚则气不摄血。脾胃气滞或上逆，则见"腹胀经溲不利"、嗳气、呕吐、反酸等症。脾胃病凡痛在气分者多见胀痛，时作时止，痛无常处，发作时痛有形可见，可扪而得；消散时则荡无形迹。脾胃病凡痛在血分者可见痛而硬满，持续不消，不离其处。气之与血如影之随形，气行有滞，血必因之而涩；气行有阻，血必因之不通。《血证论》曰："瘀血在中焦，则腹痛、胁瘛、腰脐间刺痛……"脾胃之为病，须详辨气血之虚实盈亏、通滞，调之和之，达到气血冲和，脾胃则安。

七、脾胃之"通滞"辨证

脾胃为气机升降之枢纽，"脾宜升则健，胃宜降症则和"。胃为阳腑，宜通宜降，当情志不遂、外感邪气、饮食伤中或病理产物侵犯脾胃、阻滞中焦，则可导致脾胃气机升降失司，而出现脾气不升、胃气不降、气机壅滞中焦，症见脘腹胀满、呕吐、恶心、便秘、疼痛等。叶熙春言："胃痛者，或疼痛，或胀满，或呕恶，或吞酸。虽证候变动不一，然总由通降失司而起。"脾胃气机郁滞常与肝相关，"后天脾胃难离肝"。叶天士认为，"肝为起病之源，胃为传病之所"。情志不畅，可导致肝气郁滞。肝病则侮其所胜，乘上犯胃。肝胃气滞，导致食积、瘀血等，症见脘腹疼痛、恶心、纳呆、吐酸等。根据脾宜升、胃宜降的特性，治疗用药宜选轻清之品，忌药性呆滞或大力滋补，以防气机壅滞，通降失常，并佐以疏肝理气之品。

脾气主升清，其性燥，多虚多寒，气多于血。胃主受纳、腐熟水谷，胃气主通降，其性湿，多实多热，多气多血。脾胃升降相因，燥湿相济，纳运相司，寒热互调，气帅血和。病理上或因外感风、寒、暑、湿、燥、火、疫毒等邪气，或因七情、饮食、劳逸等所伤，或因外伤，或因内生瘀血、痰湿、水饮等，导致脾胃纳运失司，升降失常，清浊相混，燥湿不济，寒热错杂，虚实夹杂，气血不和，影响阴阳失衡，故脾胃之病随之而生。脾胃病之辩证，当辨脾胃之"纳运""升降""燥湿""寒热""虚实""气血""通滞"，兼顾五脏，观其脉证，知犯何逆，随证治之。

（陈誩　周滔　王帅　申青艳　梅晗　朱向东）

"调枢通胃"理论的探讨与构建

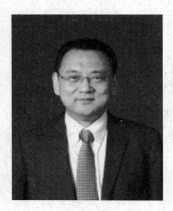

魏玮,中国中医科学院望京医院脾胃病科主任,主任医师,教授,博士研究生导师,博士后合作导师,国务院政府特殊津贴专家。师从国医大师路志正教授。"国家百千万人才工程"国家级人选,国家有突出贡献的中青年专家,国家中医药领军人才支持计划"岐黄学者",中国中医科学院首席研究员,功能性胃肠病中医诊治北京市重点实验室主任,国家中西医结合临床重点学科、国家临床重点专科学科带头人,国家中医药管理局"辛开苦降法"重点研究室创始人。现任中国中西医结合学会消化内镜学专业委员会主任委员;中国中医药研究促进会消化整合医学分会会长;中华中医药学会理事、脾胃病分会副主委;世界中医药学会联合会消化病专业委员会副会长等。承担及指导国家及省部级课题34项,发表论文150余篇,获专利两项,出版著作6部,获省部级科研奖4项,获国际胃肠电生理协会最高奖"阿尔瓦雷茨奖"。

随着时代的发展,中医学需要与当代科学技术相适应才能体现持续发展的活力。发展中医理论新概念,需要在中医理论、治法、新药开发中遵循"古为今用、洋为中用、他为我用"的创新思维。我们总结提出"调枢通胃"的现代中医理论,即通调脏腑之枢脾胃、神明之枢心脑、开阖之枢少阳以达到治疗疾病的目的。"调枢"可以看作是调控疾病及其病理变化过程的关键环节,而"通胃"既是治疗目的也是治疗手段,即通过调节脏腑之枢脾胃,治疗脾胃功能失调引发的消化系统疾病以及其他脏腑失调引发的疾病。"调枢通胃"理论强调气机通畅、神志安和、纳化有常,以达机体整体调控稳健的状态,与现代医学"脑-肠-微生态轴"强调的精神心理因素、神经-内分泌免疫调控网络与肠道微生态三者之间的动态关联相一致。

一、"调枢通胃"的理论依据

(一)中医理论——脾胃学说

脾胃学说肇始于《黄帝内经》,继承于《伤寒论》,发展于《脾胃论》,完善于叶天士，是中医理论的重要组成部分。《素问·灵兰秘典论》指出脾胃为"仓廪之官，五味出焉"。《伤寒论》继承了《黄帝内经》中阳明病需"治以辛温，佐以苦甘，以苦泄之，以苦下之"的治疗原则，发展出脾胃病"辛开苦降"的治疗大法并创立了以半夏泻心汤为代表的辛开苦降系列方。金元时期，李东垣认为脾胃之气充盛是元气充盈的前提，强调"脾主升"的重要意义，认为脾气不升是多种疾病的主要病机，并创立升阳十七方。叶天士在"取法乎东垣"的基础上提出"脾胃分治"的观点，曰"纳食主胃，运化主脾，脾宜升则健，胃宜降为和"，明确了脾胃为"上下升降之枢纽"功能，临床中采用多种通调胃腑之法治疗脾胃疾病。至此，脾胃一升一降为中焦气机枢纽的理论逐渐明晰。

脾胃为后天之本，气血生化之源。胃为水谷之海。《灵枢·营卫生会》曰："中焦亦并胃中……此所受气者，泌糟粕，蒸津液，化其精微，上注于肺脉，乃化而为血，以奉生身。"可见，水谷为气血精液化生之源，唯有脾胃功能健运，水谷化生有常，人体气血精液方能充沛。

国医大师路志正继承《素问·太阴阳明论》中"脾者土也，治中央，常以四时长四脏"的观点，总结出"持中央，运四旁，怡情志，调升降，顾润燥，纳化常"的学术思想核心。"调枢通胃"理论以传统脾胃学说为本，继承路志正之精髓，立于调理脾胃气机之枢、通调脾胃运化功能，重视"中央"即中焦调畅，恢复脾胃升降正常枢转，以达到"脾胃健运，纳化有常，水湿不生，百骸通调"的目的。

（二）现代医学理论——脑-肠-微生态轴

大脑主宰人体各种生理、病理信息的输入、编码、储存、提取、输出，是机体的信息贮存和加工中枢；肠道菌群又称人体的腹脑，参与维持机体的生理功能，与疾病的发生发展密切相关，是大脑和胃肠道功能相互调节的重要桥梁，是机体各种生理、病理产生和传递信息的枢纽。

脑肠互动（脑肠轴）紊乱是胃肠、精神心理等多系统疾病的主要发病机制，其通过影响胃肠黏膜免疫功能、神经信号传导（内脏高敏感）、中枢神经系统调控及肠道微生态等导致临床症状的产生。脑肠轴是指中枢神经系统（central nervous system，CNS）与胃肠道的肠神经系统（enteric nervous system，ENS）和自主神经系统（autonomic nervous system，ANS）之间形成的双向神经——内分泌网络。一方面胃肠道传入神经纤维通过脑肠轴投射到CNS的躯体、情感和认知中枢，对各种胃肠道刺激信号产生反应。另一方面，CNS还能够抑制或者激发各种传入信号，调节机体的内脏活动功能。

肠道微生态参与功能性胃肠病的发病过程，一方面，肠道菌群可通过激活肠黏膜固有免疫应答，进而影响肠黏膜屏障，引致黏膜通透性的改变，造成菌群位移，并进一步激活肥大细胞、巨噬细胞、嗜酸细胞等免疫细胞，释放如肿瘤坏死因子α（TNF-α）、白细胞介素1β（IL-1β）、白细胞介素6（IL-6）等炎症因子，作用于迷走神经感受传入通路,引起 ENS 的异常调节,甚至进一步影响 CNS 功能,从而引致疾病发生;另一方面,CNS 亦可通过改变肠道内环境而间接影响肠道菌群,或通过免疫神经网络、神经信号分子而对肠道菌群产生直接的影响。研究证实,肠道菌群不仅仅在消化系统,其与神经系统如阿尔茨海默病、精神类疾病如抑郁症、代谢类疾病如 2 型糖尿病的发病具有一定关系。

我们在继承传统脾胃学说基础上,采用辛开苦降、温肾健脾等中医内治、外治法,多层次、多维度对消化系统疾病,如胃食管反流病、功能性消化不良、慢性萎缩性胃炎、肠易激综合征、功能性便秘等疾病进行干预,临床疗效满意。随着现代社会的快速发展,医学模式已经从单一的生物医学模式转变为生物-心理-社会医学模式,疾病的病因、机理和临床表现呈多样性和复杂性,我们提出"调枢通胃"理论,对现代疾病的病理生理机制进行更加全面的诠释,并且拓展了疾病的治疗思路及手段,以期更好地指导临床工作。

二、"调枢通胃"理论的内涵与外延

(一) 调枢

"调枢"可以看作是调控疾病及其病理变化过程的关键环节,具有"位置"和"功能"的内涵,可包括调节脏腑之枢、开阖之枢、神明之枢。

1. 脾胃——脏腑之枢

从生理角度看,《素问》中"脾气散精,上归于肺"的描述,是最早对脾"升散"功能的描述。《素问·逆调论》对胃降也有论述,曰:"胃者六府之海,其气亦下行。"后世张仲景注重脾气升清的作用,清代张聿青提出"六腑以通为用"的观点,叶天士又总结为"脾宜升则健,胃宜降为和"。因此,脾胃生理上互为表里,气机一升一降,水谷精微之轻清者随脾气上升,布散五经,其重浊者随胃气下行,经代谢后从二阴排出体外,完成人体内的生理循环。

从病理角度看,《素问·阴阳应象大论》记述了"清气在下,则生飧泄;浊气在上,则生䐜胀",将气机升降的否泰与脾胃症状关联,从侧面反映了脾升胃降的生理特点。脾与胃同居中焦,共同发挥受纳腐熟水谷、运化水谷精微的作用,被称为"后天之本"。由此可见,脾升胃降功能是维持一身气机升降正常运转的枢纽,是水谷精微化生的重要保障,也是精微物质布散全身、濡润心肺肝肾等的重要基础,是维持人体内能量动态平衡的核心。因此脾胃作为脏腑之枢,其功能失常除了可导致如胃痞、胃痛等脾胃系统疾病外,还可导致如"脾咳""胃咳""卧不安"等其他疾病,临床中多有通过调节脾胃升降功能治疗各系统疾病的实例。

2. 少阳——开阖之枢

"开阖枢"理论首见于《黄帝内经》。《灵枢·根结》曰:"太阳为开,阳明为阖,少阳为枢。"少阳枢机，从经络而言，少阳经脉介于表里之间，司主阳气出入，连接表里经气，是以为枢；从脏腑而言，少阳统属胆与三焦，胆主阳气升发，胆主枢以启动气机运转，三焦主持诸气、通调水道，三焦主枢以络通脏腑、气布水行，胆为气枢、三焦为水道，相火熏蒸，并统气火水，共为少阳枢机。居中的少阳胆和少阳三焦通过转输气液发挥枢转太阳、阳明之阳气的功用。枢机不利会导致人体气机出入失调，调节少阳之枢能够畅达经气，治疗如抑郁症、胆汁反流性胃炎、不寐等疾病，临床疗效显著。

3. 脑——神明之枢

《灵枢·海论》云："脑为髓之海。"脑为"元神之府"，是生命的枢机，主宰人体的生命活动。陈无择《三因极一病证方论》认为，"头者诸阳之会，上丹产于泥丸宫，百神所集"，阐明了脑与神的密切关系。神是人体生命活动的主宰及其外在的总体统称，故而脑的正常生理功能对于人体生命活动具有至关重要的作用。张介宾《类经》云"诸髓者皆属于脑，乃至高之气所聚，此头之气街也"，且头为"诸阳之会"，因此脑是人体阳气汇聚、枢转的重要部位之一。脑的功能异常，轻则导致精神、记忆等功能紊乱，如《医林改错·脑髓说》所言，"所以小儿无记性者，脑髓未满。高年无记性者，脑髓渐空"；重则立能致命，如《素问·刺禁论》所载，"刺头，中脑户，入脑立死"。通过调神健脾、通督调神等途径改善脑的功能，能够治疗如功能性消化不良、痴呆、眼病的多系统疾病。

（二）通胃

胃的本意指胃腑，《灵枢·本输》曰："大肠小肠皆属于胃，是足阳明也。"《伤寒论·辨阳明病脉证并治》认为："阳明之为病，胃家实是也。"胃与小肠、大肠在解剖结构上上下联通，在生理上都具有"实而不能满"的特点，在功能上都是饮食水谷贮存、转化的通道，在病理上相互影响，腑气不通则变生痞满、腹痛、便秘等疾病。脾胃脏腑阴阳对应，若脾胃健旺，吸收运化功能健全，则正气充足，人体不易受到邪气的侵袭，即"四季脾旺不受邪"。若脾胃虚弱，纳运不佳，则人体易受疾病侵袭，即"百病皆由脾胃衰而生也"。可见"胃"涵盖了现代医学消化系统的概念。胃此处不但指病位，更是涵盖脾胃之功能。在临床中，"通胃"的内涵极其广阔，并不仅指"腑以通为用"，凡是围绕脾胃的特性和生理功能，以及脾胃与其他脏腑、经络、五官、九窍、气血、津液的生理病理关系，治疗相关疾病的治则治法皆可归为"通胃"法范畴。

（三）"调枢通胃"的临床指导意义

"调枢通胃"临床具体应用包括辛开苦降法、温肾健脾法、调肝理脾法以及针灸等非药物途径升脾气、降胃气，疏通少阳经气，刺激中枢神经调控，以达到枢机运转流畅、调控稳健的状态。其目的是采用不同的干预手段，通过整体调节，平衡机体枢机，使其运转流畅，脏腑功能和合。

由此可见，脱胎于传统中医理论的"调枢通胃"理论与现代医学"脑－肠－微生态轴"有异曲同工之处。生理上，承载"心（脑）-胃（肠）"轴的足阳明胃经联通脑、肠；病理上，调节脾胃、少阳之枢，刺激神经中枢；治疗手段上，为中医、中药、外治法治疗功能性胃肠病、慢性萎缩性胃炎等消化系统疾病，及精神心理疾患提供共同的理论基础。

三、展望

病理生理学认为："疾病是在一定病因作用下，机体内稳态调节紊乱而导致的异常生命活动过程。在疾病过程中，躯体、精神及社会适应上的完好状态被破坏，机体进入内环境稳态失衡，与环境或社会不相适应的状态。"《中医诊断学》认为："疾病是在致病因素作用下，阴阳失调，脏腑功能失衡，与自然、社会的协调统一遭到破坏的异常状态。"可见，二者都认为疾病是在致病因素（病因）作用下导致机体内阴阳（稳态）失衡而产生的状态。这表明，中西医虽然理论思想及表述方式不同，但在对人体生命健康的认知本质上是一致的。

"调枢通胃"理论继承、发展于以《黄帝内经》为代表的传统中医基础理论和当代临床经验，结合现代科学技术，丰富了传统脾胃学说的内涵，尤其适用于现代疾病的中西医防治。"调枢通胃"理论仍需不断丰富，仍需开展更多的利用"调枢通胃"治疗疾病的作用机制研究，立足于该理论治疗手段的创新。

（魏玮）

"四位一体"消化心身识别法与临床应用

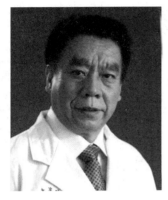

冯五金,教授,博士、硕士研究生导师,山西省中医院原副院长,主任医师,中国中西医结合学会消化系统疾病专业委员会副主任委员,山西省首批重点学科带头人,中华中医药学会内科分会委员,山西省中西医结合学会消化系统专业委员会主任委员,山西省脾胃病专业委员会副主任委员,山西中医药学会常务理事,山西省新药评审委员会委员,山西医学会消化专业委员会理事等。

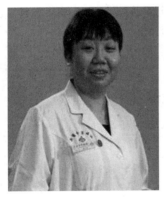

吕小燕,中西医结合博士,副主任医师,师从山西名医冯五金教授,2018年9月赴华西医院学习重症胰腺炎的中西医结合诊治,发表论文近20篇,主持省级课题1项,参与省级课题1项。现任中国中西医结合学会消化心身专家委员会秘书,中国中西医结合学会青年委员,中华消化心身联盟山西省委员会、山西省医学会消化病学专业委员会、中华炎症性肠病多学科联合诊治联盟山西分联盟等理事。

近年来,随着科学技术的进步和生活方式的转变,与心理、社会、环境因素相关的消化系统功能性障碍和器质性疾病日渐增多。关于心身疾病的诊断,国际心身研究小组曾提出一个简单、有效、可靠的定式访谈工具——心身研究诊断标准(DCPR)用于筛查、诊断心身疾病。但鉴于中西医对疾病认识理念的差异,冯五金教授根据多年临床诊治实践,融合中西医的病、症、征、证概念,提出了"四位一体"的消化心身识别法,以方便、快速、准确地识别消化心身疾病。

一、消化心身疾病的概念与"四位一体"识别法

1. 消化心身疾病的概念

消化心身疾病是指发病原因与心理、社会、环境因素相关的消化系统器质性疾病

和功能性障碍。对于心身疾病的诊断，陈玉龙教授提出14条快速诊断线索，陈胜良教授总结出四大类消化心身的临床表现，冯五金教授在中医整体观念的指导下，顺应生物－心理－社会医学模式的转变，提出囊括"病、症、征、证"的"四位一体"的中西医消化心身疾病的诊断理念。

对于疾病的概念，中医多以临床主要症状命名，如胃脘痛、泄泻、嗳气、呃逆等；不如西医病名规范、准确，如慢性浅表性胃炎、急性阑尾炎。中医诊疗的核心——"证候"在西医疾病的诊断中没有体现。"心身合一"的理念是西医心身疾病的诊断前提和基础，与中医"形神合一"的整体观基本吻合，故心身疾病的诊断要从中西医的不同角度相互借鉴，优势互补。

2. 消化心身疾病"四位一体"识别法

"四位一体"的消化心身疾病识别法是在胃肠病的生物学诊断的基础上，加主症1条＋共症1条＋次症2条＋佐症1条。

（1）主症：消化道症状，如胃痛、腹痛、泄泻等。

（2）共症：精神症状，如：①心烦意乱。②胡思乱想。③郁郁寡欢。④失眠多梦等。

（3）次症：躯体症状，如：①胸腹胀痛。②嗳气呃逆。③腰背酸困。④形寒肢冷。⑤周身窜痛。⑥恶风汗出。⑦口干口苦。⑧舌苔厚腻。⑨大便不畅。⑩小便频数等。

（4）佐症：如：①有家族类同病史。②有负性生活事件。③有心理刺激因素。④有就诊行为异常。⑤有不良视听影响。⑥对已患疾病过分担忧、恐惧等。

该识别法囊括了西医心身诊断的内容，也包含了中医形神体现于外的症状、证候，方便、快速、准确，适用于多疑、情绪不稳定等心身疾病的快速诊断。

二、病案举隅

病案1

患者李某，女，47岁，太原水利水泥厂职工，主因"腹部膨隆胀满四年余，加重两年"于2017年7月6日由门诊收入我科。

2013年患者因事与人生气后出现胃脘、腹部憋胀不适，次日晨醒时发现腹部膨隆如鼓，后腹胀呈进行性加重，胀满严重时伴腹部疼痛、食欲减退。曾在外院行胃镜检查提示：胃溃疡；上消化道造影示：胃下垂（未见诊断报告）。予保护胃黏膜、消胀等对症治疗，效果不佳。2015年患者腹部膨隆胀满症状加重，当地诊所予加味逍遥丸、中药汤剂等治疗，效果一般，后逐渐出现胸部、胁肋、后背部胀痛不适。2017年3月，同时出现双膝关节、双踝关节、双腕关节、双肘关节阵发性胀痛不适，头痛、头晕。

患者既往于2013年在山大一院诊断为子宫肌瘤，否认有高血压、糖尿病、冠心病等慢性病史，否认有肝炎、结核等传染病史。

入院时查体：体温36.3℃，脉搏68次/分，呼吸18次/分，血压105/69mmHg，身高166cm，体重60kg。神志清楚，精神差，腹部膨隆，腹围92cm，全腹软，按之有轻压痛、部位不固定；无反跳痛，肝脾肋下未触及，无移动性浊音，肠鸣音约3次/分，双下肢无浮肿。

入院时症见：腹部膨隆、胀大；胃脘、腹部憋胀疼痛；食欲减退、偶伴反酸、烧心；伴头晕、头痛；伴胸胁、双乳房、后背部胀痛不适；伴双膝、双踝、双肘、双腕关节阵发性胀痛不适；伴腰困、颈椎困痛。夜眠差、每晚睡3~5小时，多梦。大便干稀不调或2~3日一行，或1日2~3次。舌淡胖，苔薄白腻，脉沉细。

入院后完善血常规、尿常规、便常规、血清电解质、血肾功、空腹血糖、肝功、肿瘤筛查（AFP、CEA、CA125、CA199、CA50）、风湿免疫、传染病检查（乙肝、丙肝、梅毒、人类免疫缺陷病毒抗体）、甲功未见明显异常。心电图示：窦性心律，正常心电图。胸片：双肺未见活动性病变。腹部彩超示：肝胆脾胰双肾未见异常（未见腹水及腹膜增厚）。妇科彩超示：子宫及双附件未见明显异常（未见占位性病变）。甲状腺彩超示：甲状腺实性及囊实性结节；甲状腺弥漫性病变——桥本？胃镜检查示：①慢性浅表性胃炎伴胆汁反流；②胃底憩室。HP（−）。腹平片：腹部立位片未见明显异常（肠腔未见明显积气）。全腹部CT示：①肝右叶钙化灶；②阑尾多发结石；③宫颈形态饱满（未见腹部脂肪增厚及腹腔积气）。

综上，患者在胃镜、彩超、CT等影像学检查未发现器质性病变的基础上，结合主症：自觉腹部胀满不适，同时查体可见腹部膨隆；共症：伴失眠多梦、焦虑忧郁等精神症状；次症：伴明显头部、胸胁、四肢等不适的躯体症状；佐症：患者为女性，发病前有与人生气的负性生活事件。"四位一体"诊断为功能性腹胀的消化心身疾病之一。

患者入院后予中药、针灸、脑神经递质药物综合治疗，腹部憋胀、疼痛明显减轻，两周后测腹围89cm，之后出院，出院后继续上述方案治疗，1月后门诊复诊，病情平稳（图1、图2）。

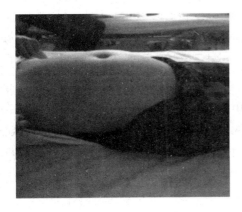 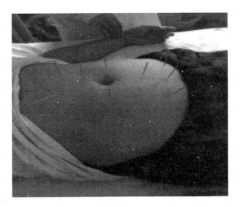

图1 治疗前　　　　　　　　　图2 治疗后

病例 2

患者杨某,男,66 岁,山西临汾乡宁县农民,主因"便秘 30 年,加重伴腹部凹陷 1 月"于 2017 年 7 月 11 日由门诊收入我科。

30 年前患者无明显诱因出现大便排出无力、困难,便意感差,大便色黄、成形、5~6 日一行。先后在当地多家医院就诊,行肠镜检查未见异常。予麻仁润肠丸、芦荟胶囊、芦荟西洋参软胶囊、中草药(具体用药不详)等治疗后,便秘症状曾有所改善,但停药后便秘症状加重。4 年前出现食后胃脘部憋闷不舒,某医院行胃镜示:反流性食管炎(Grade B);痘疹性胃炎伴糜烂。予"抑酸护胃"等治疗后,胃胀症状改善不明显,后又在某附属医院就诊,予中药、针灸等治疗,效果一般。1 月前出现腹部凹陷,站立时中腹部呈紧缩"川"字状,不能自行松弛和鼓腹。

既往有高血压病史 10 年,现予伲福达口服 Bid 控制血压;有肺气肿病史 9 年;2006 年曾患脑梗死;10 年前查出乙型病毒性肝炎;1 年前曾行上消化道造影示:胃下垂。否认冠心病、糖尿病等慢性病史,否认结核等传染病史。

入院时查体:体温 36.2℃,脉搏 72 次/分钟,呼吸 20 次/分钟,血压 131/74mmHg,身高 172cm,体重 52kg。神志清楚,精神困倦,表情忧虑,形体消瘦。平卧时腹部中度凹陷呈舟状,不能自行配合呼吸鼓腹;站立时中腹部呈川字形紧缩状,不能自行松弛。肝脾肋下未触及,全腹软,无压痛及反跳痛,无移动性浊音,肠鸣音约 4 次/分钟,双下肢无浮肿。

入院时症见:便秘,无便意,大便需药物辅助治疗后 2~3 日一行、色黄、稀溏状;食欲尚可,食后觉胃脘部、胸胁部憋闷不适,伴嗳气、胃脘嘈杂不适,伴阵发性咳嗽、咳白色稀痰,伴神疲乏力,倦怠懒言,夜眠差,入睡困难,每日入睡 2~3 小时,小便夜间频数、夜 4~5 次。

入院后查血细胞分析:白细胞计数(WBC)5.2×10^9/L,红细胞计数(RBC)3.68×10^{12}/L↓,血红蛋白量(HGB)124.0g/L↓,红细胞压积(HCT)0.374 L/L↓,红细胞平均体积(MCV)101.6 fL↑。肝功、甲功、空腹血糖、血脂、血清电解质、血肾功未见异常。心电图示:窦性心动过缓 56 次/分钟,大致正常心电图,心电轴不偏。胸片示:双肺未见明显异常;腹平片检查未见肠道积液积气及占位性病变。乙肝五项:乙肝表面抗原(HBsAg)7120.00 IU/mL↑,乙肝表面抗体(HBsAb)0.01 mIU/mL,乙肝 e 抗原(HBeAg)0.01 NCU/mL,乙肝 e 抗体(HBeAb)>26.4 NCU/mL↑,乙肝核心抗体(HBcAb)>13.20 NCU/mL↑。纤维化检查:血清Ⅲ型胶原测定(PCIII)70.79 ng/mL↑,血清Ⅳ型胶原测定(CIV)58.67 ng/mL↑,血清层黏连蛋白测定(LN)11.57 ng/mL,血清透明质酸酶测定(HA)144.37 ng/mL↑。腹部彩超示:胆囊壁毛糙,肝、胰、脾、双肾及门脉未见明显异常。胃镜检查示:慢性浅表性胃炎伴胆汁反流。

综上,患者在外院肠镜检查未见异常,我院胃镜检查示胆汁反流性胃炎,腹部立位片、腹部彩超检查未见异常的胃肠病生物诊断背景的基础上,结合患者的主症:便秘、食后胃胀、嗳气、胃脘嘈杂不适；共症：倦怠乏力、失眠、焦虑等精神症状；次症：胸胁部憋闷不适、阵发性咳嗽等躯体症状；佐症：因便秘30多年四处求医，出现胃脘不适后，反复行胃镜检查，1月前因饮食不佳、重度焦虑出现腹部凹陷，腹肌紧缩呈"川"字状不能自行恢复。"四位一体"诊断为功能性便秘的消化心身疾病之一。

该患者入院后在中药、针灸、脑神经递质药物综合治疗下，精神困倦、表情忧虑症状明显改善，大便日一行、色黄、成形，胸胁部胀满不适症状改善，食欲可，食后略觉胃胀，要求出院。出院1个月门诊复诊，病情平稳，情绪稳定（图3、图4）。

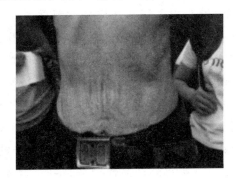

图3　治疗前

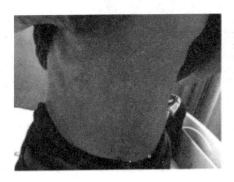

图4　治疗后

上述两例患者病程均较长，四处求医，情绪低落焦虑，经"四位一体"消化心身识别法快速诊断后，予中药、针灸、脑神经递质药物综合治疗，均取得很好的临床疗效。

（冯五金　吕小燕）

吕文亮脾胃湿热理论及证治经验

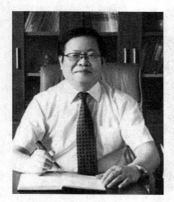

吕文亮，湖北中医药大学校长，党委常委，副书记，教授，博士研究生导师，湖北中医药大学温病学科学术带头人，国医大师梅国强教授学术经验继承人。2009年10月至2015年7月任湖北中医药高等专科学校校长。兼任世界中医药学会联合会中医治未病专业委员会副会长，中国高等教育学会理事，湖北省中医药学会副会长，为中医温病（感染病）领域知名专家，主要研究方向为病证结合模式下运用疫病理论防治重大感染性疾病的研究及证候标准化研究。主持各级各类课题12项，获得湖北省教学成果一等奖等8项，发表学术论文 六十余篇，主编《脾胃病证治精要》等著作6部。

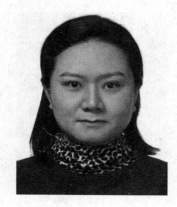

孙易娜，博士，主治医师。湖北中医药大学中医临床学院教师。世界中医药学会联合会温病委员会委员，湖北省中医药学会肿瘤专业委员会委员，武汉市中医药学会肿瘤专业委员会委员，武汉市中西医结合学会肿瘤专业委员会委员。致力于运用中医温病学理论防治恶性肿瘤、脾胃病等的研究。主持湖北省卫健委中医药科研项目1项，参与国家自然科学基金项目、湖北省卫健委中医药科研项目等多项。发表学术论文二十余篇，参编教材1部、著作1部。

吕文亮教授对《湿热病篇》《温病条辨》等温病学经典著作研究透辟，致力于湿热证理论实质的挖掘与扩展，对多系统疾病均有独到的见解。

一、温病脾胃湿热证的理论研究

（一）湿热证的病因

薛生白概括了湿热证的两个原因：一为先有内伤，再感客邪，即"太阴内伤，湿饮停聚，客邪再至，内外相引，故病湿热"；二为先罹湿邪，正气再虚，即"或有先因于湿，再因饥劳而病者"。然而无论感邪之先后均属于"内伤夹湿，标本同病"。此观点与同时代叶天士"外邪入里，里湿为合"的论述相一致。湖北地处卑湿，湖泽密布，水气氤氲，其民病湿热者尤多。吕文亮教授临床三十余年，积累了丰富的湿热证辨证论治经验。

（二）湿热病邪的特性

首先，湿热为复合邪气，具有双重特性，即湿邪的黏滞之性和火热之邪的上炎之性。"热得湿则郁遏而不宣，故愈炽；湿得热则蒸腾而上熏，故愈横"。湿与热合则更胶结难解，且湿热久羁如油裹面，不若伤寒之一汗可解，温热之一清可除。

其次，湿热邪气致病具有广泛性。"两邪相合，为病最多"。朱丹溪有云："湿热为病，十居八九。"湿热病邪导致的病种繁多，遍及各科，这使得研究湿热证的现实意义愈加凸显。

再者，湿热邪气致病具有变化迅速复杂的特性。"湿热两合，其病重而速"。温病医家常于医案中形容湿热病邪"披猖""酷烈"，极言其病势汹汹急转直下。湿热病邪本就相互矛盾，祛湿药往往生药性辛温燥烈，把握不当即可导致阴液的进一步损伤；清热药运用不慎又可致湿邪冰伏，病深不解，贻害至深。加之病情急骤，两者的比重愈加难以精准拿捏，故借鉴专家经验，把握病理演变，对临证之从容至关重要。

（三）湿热证的感邪途径

薛氏认为，"湿热之邪由口鼻入者，十之八九"。其在《湿热病篇》中对此有间接表述，如"邪由上受，直趋中道"；亦有多次直接论述，其中最详尽的是"邪从口鼻而入，则阳明为必由之路"。

薛氏在前人将温病独立于伤寒的基础上更有进益，明确将湿热与温病加以区分，其中感邪途径就是显著区别。此外，湿热证的感邪途径与湿热证的病位病性密切相关。

（四）湿热证的病位中心

薛氏提出："湿热病，属阳明太阴经者居多。"一则与湿热病邪的性质有关，湿热始萌虽为外邪，但同气相求，最终内化作用于脾胃。二则与湿热证的感邪途径有关，湿热邪气由口鼻而进入体内，下归脾胃自不待言。

此外，在中焦脾胃这一群体共同的病位上，湿热邪气亦会随着个体差异形成从化，即"实则阳明，虚则太阴"。若人体正气充实则多为胃热见证，预后较好，"中气实者，其病必微"。若人体中气虚，甚或阳气虚，则以太阴脾虚见证为主，往往缠绵难愈，调治不易。结合叶氏亦有"在阳旺之躯，胃湿（热）恒多；在阴盛之体，脾湿亦不少"。可见，温病大家对于湿热证达成了一定程度的共识，即体质对于湿热邪气所呈现的外在证候及内在转归影响深远。

（五）湿热证的正局变局

湿热证的正局即湿热邪气病位局限于脾胃，正局必见提纲所列之证："湿热证，始恶寒，后但热不寒，汗出，胸痞，舌白，口渴不引饮。"湿为阴邪，阳为湿遏则见恶寒，而非伤寒之风寒伤表。"后但热不寒"是因为湿邪阻滞气机后郁而化热，为湿热证的常规变化。热蒸湿，故汗出。胸阳痹则痞。舌白为湿之外象。口渴为气不化津。正局中，湿热两邪力量较均衡，缠绵于中焦不移。

湿热氤氲弥漫，阻滞气机，故常兼夹三焦气机不通、少阳枢机不利等症，即"湿多热少，则蒙上流下；湿热俱多，则下闭上壅，而三焦俱困矣"。湿热之邪，或阻或蒙或流或闭或壅，均阻碍三焦气机，影响人体正常气化功能。三焦不畅，气化失司，又不利于湿邪消弭，使得湿热不能两分而消。

若湿热久郁，湿从燥化，病位加深、病势沉重，进一步导致手厥阴心包经和足厥阴肝经病变，即是湿热证兼见之变局，即"所以上下充斥，内外煎熬，最为酷烈"。即使在医疗技术充分发展的今天，仍可在该阶段见到神昏、痉厥等危重证候，甚至致死致残。吕文亮教授认为，充分把握湿热证的病证规律，在脾胃湿热证这一较为稳定的环节截断病程，是防治湿热重症的关键。

（六）湿热证的脉象

薛氏谓湿热证脉象不拘一格，这是由于湿热病邪是复合邪气，脉象表现多样，且变化迅速，可涉及多个脏腑。因此，历代关于湿热证脉象的专论甚少。吕文亮教授辨湿热证注重以舌象判知湿热之间的力量对比。

（七）湿热证的治则

1. 分解湿热

薛氏有言："而即清胃脘之热者，不欲湿邪之郁热上蒸，而欲湿邪之淡渗下走耳。"此观点与叶氏两分湿热的论述相合。病有兼夹则易产生用药冲突，吕文亮教授将复合邪气分化成单一邪气，使热无湿之裹挟，湿无热之凭恃，逐个击破。

2. 三焦分治

薛生白谓："湿热未尝无三焦可辨，犹之河间治消渴亦分三焦也。"这与叶氏"分消上下之势"的论述也是一致的。由于湿性黏滞，阻滞气机，当湿重于热或湿热并重时，湿邪阻碍了病势进一步向营分、血分蔓延，即叶氏所言"温（湿）热虽久，在一经不移"。并且由于同气相求，湿热以中焦脾胃为病位中心，则卫分证十分短暂。这就使得卫气营血辨证在湿热病的应用较为局限。相比之下，因湿邪蒙上流下，三焦辨证对湿热病更具指导意义。

湿热在上焦，宜芳香化湿（如条文2、3），用藿香、薄荷等；湿热在中焦，宜苦温燥湿（如条文8、10），用草果、半夏等；湿热在下焦，宜淡渗利湿（如条文11），用滑石、泽泻等。除此之外，常有二焦甚至三焦同病者，对此薛氏亦有详论，如第14条"湿邪阻闭中上二焦"、第9条"湿邪蒙绕三焦"等。对此宜联合运用宣上、燥中、渗下之法，借鉴喻嘉言"上焦如雾，升而逐之，兼以解毒；中焦如沤，疏而逐之，兼以解毒；下焦如渎，决而逐之，兼以解毒"的治则。临床上，吕文亮教授尤善用三仁汤、温胆汤治疗以脾胃湿热为病机的多种内科杂病，拓宽了分消走泄法的运用范畴。

3. 辨湿热轻重

湿重于热者，以祛湿作为主要治疗方向。条文 2 湿在表分而热微，以辛温发散药为主，稍佐薄荷、牛蒡子等辛凉发散药。条文 10 "舌遍体白"，湿重而暂无化热之虞，则"宜用辛开"，纯用温燥。热重于湿者，以清热为主、滋阴为辅，稍佐祛湿。条文 5、7 均为明证。以条文 5 热灼心包为例，药用犀角、羚羊角、银花露、连翘清热，用生地黄、玄参滋阴，仅以一味鲜菖蒲芳香化湿。因祛湿药不免辛温苦燥，与热病须"步步顾护阴液"治则相左，故稍佐引经的祛湿药以梳理气机，使热有外散之出路。湿热并重者，用药均衡，如条文 3、13、16 等。以条文 16 温胆汤加瓜蒌、碧玉散为例，半夏、陈皮辛温，竹茹、枳实苦寒，茯苓、甘草甘淡，总体清热祛湿效力均衡。瓜蒌性寒，味甘，微苦，且化痰力强，类似于一味天然的温胆汤。碧玉散为六一散加青黛，六一散为寒凉派代表人物刘河间所创，取"天一生水，地六成之"之义，以滑石六两合甘草一两，原方为利水效力强于清热效力，加青黛后则清热利湿之力两相均衡。这也体现了吴瑭在《温病条辨》中提出的"治中焦如衡，非平不安"的治疗思想。辨湿热之轻重，须遵叶氏审证精详之旨。因湿热两邪的力量对比处于动态变化之中，过于寒凉可转化为脾肾阳虚证（条文 25、26、46 等），过于温燥可转化为肝肾阴虚证（条文 20、24 等）。吕文亮教授在辨证之时、立方之时至少要参看舌苔两次，具体用药时也会根据药物的寒凉温燥之性重新观察患者舌象，对寒热的辨析极为审慎。

4. 重视梳理气机

薛氏重视梳理气机主要体现在两方面：一方面是病机属于厥阴肝经病变的，注重顺肝喜条达之性，疏肝理气，如条文 4 湿热侵入经络用丝瓜藤、海风藤，条文 5、7 发痉用犀角、羚羊角、钩藤，条文 15 胆火上冲用郁金、木香、香附、乌药，条文 20 厥阴风火上升用羚羊角、蔓荆子、钩藤。藤类药物以取象比类来说类似人体经络，且大多性凉，最切病机。另一方面体现在祛湿药的使用上注意配伍理气药，如条文 10 湿伏中焦，用枳壳、桔梗、郁金；条文 31 浊邪蒙闭上焦，用枳壳、桔梗、葛根。湿热弥漫三焦，阻滞气机，经曰"风能胜湿"，原文中的"开泄""涌泄"等字眼亦包含了宣畅气机之义。吕文亮教授在脾胃湿热证上尤其重视对全身气机的调治，并对具体脏腑的气机梳理有专病专药。

二、利用温病方治疗脾胃湿热证

湿热证是中医临床常见病证，随着当代疾病谱的改变，湿热性质疾病在临床上日益多见，成为常见证。湿热证的记载始肇于《难经》，然湿热证的系统论述，历代公认乃温病源流。古代医学提及湿热性质的疾病多责之于外感。近年来，随着人们生活习惯和饮食结构的改变，如多食肥甘厚腻、酒酪之物，极易内伤脾胃，湿热内蕴，湿热病多作为内伤杂病出现。两者虽病因不同，但病机一致，故治则治法一致，此即辨证论治之精髓。吕文亮教授临床尤善运用温病方治疗脾胃湿热证。

（一）王氏连朴饮

王氏连朴饮为王孟英创立，因核心药对为黄连、厚朴而得名。在核心药对恢复中焦脾胃升降平衡的基础上，佐以半夏、石菖蒲、香豉加强辛开之力，亦以栀子巩固苦降之功，并添芦根清热利湿而滋阴。全方配伍精当，中正平和。诸药合用，共奏清热燥湿、开郁化浊、升降气机之功，为治疗温病湿热并重、困阻中焦证的代表方。吕文亮教授认为，临床运用王氏连朴饮应注意几点：①紧扣湿热内蕴中焦的病机，湿热兼顾，不可偏治，正如吴鞠通在《温病条辨》中焦篇所说的："徒清热则湿不去，徒祛湿则热愈炽。"②湿热类疾病由湿邪与热邪相合为病，湿热胶结，故往往病势缠绵或反复。患者平时应注意清淡饮食，调养脾胃，未病先防。③久患湿热疾病的患者，湿性黏滞易阻滞气机。气阻则血液运行不畅，所谓"久病入络"，故治疗时可适当加入行气活血通络药物，以使方药与病机对症。

医案一

患者曾某，男，23岁。口腔泛唾液反复发作年余，近1个月来加重，口中和，消瘦，面色淡黄，有饥饿感。舌质红，苔薄黏。右脉弦大，左脉缓。

诊断：多涎症。

辨证：湿热蕴脾。

予连朴饮加味。处方：黄连10g，厚朴10g，栀子10g，茯苓20g，藿香10g，佩兰10g，蒲公英30g，砂仁6g，淡竹叶20g，淮山药20g，白扁豆10g。14剂，水煎服，日1剂。两周后复诊，患者诉咽中唾液量减少，舌质暗红，苔薄黄黏，左脉弦，右脉缓。上方加丹皮10g，茵陈20g，生白术10g。7剂，服法同前。1周后复诊，症状基本消失，患者要求改为丸药方便携带。两个月后电话随访，诸症消失。

医案二

患者徐某，女，45岁。半年来无明显诱因出现干呕，无呕吐物，进食咖啡等刺激性食物后加重，时反酸，胃脘痛，口中和，纳眠可，二便常，月经延期1周，双下肢乏力。同济胃镜示：胃溃疡、十二指肠球部溃疡、胃窦隆起，HP（+）。舌质暗红，苔黄腻，脉缓弱。

诊断：胃脘痛。

辨证：脾胃虚弱，湿热中阻，胃失和降。

予连朴饮合枳术丸加味。处方：黄连10g，厚朴10g，竹茹10g，枳实10g，吴茱萸6g，莱菔子10g，瓦楞子20g，乌贼骨20g，蒲公英20g，苏梗10g，焦白术10g，炙甘草6g，白及10g。14剂，水煎服，日1剂。

两周后复诊：患者感到干呕明显缓解，但仍感胃脘不适，纳差，口中和，舌质红绛，苔薄腻，脉缓弱。上方去吴茱萸，黄连改为6g，加白扁豆10g、焦三仙10g、佩兰10g。14剂，服法同前。两周后复诊，胃脘不适及纳差好转。

（二）温胆汤

温胆汤出自宋代医学家陈言的《三因极一病证方论》，为二陈汤的演化方，在原方基础上，保留了燥湿行气之半夏、陈皮及补利兼优之茯苓，针对胆郁痰扰之病机，以竹茹清化热痰，枳实下气除痞，使胆恢复中正之官品性。吕文亮教授认为，临床运用温胆汤应注意几点：①应用的关键在于把握病机，凡病机属痰阻气机、三焦受困、郁而化火的内伤杂病均可使用。②温胆汤症以情志异常为特征性表现，故临床上遇到患者诉心烦、寐差或易惊善恐时，应加以辨别，有时即是方证对应收取奇效的"抓手"。③痰湿蕴热，温邪黏腻，蒙上流下，易致三焦不利，故遣方尚应加入针对兼证的用药，标本兼顾。

医案一

患者陈某，女，56岁。5年前出现进食后胃脘梗阻感，痞满不适，伴呃逆。平素觉心慌、气短，双侧上肢发麻，干活后加剧，左侧为主，左侧肩关节痛，双下肢轻度浮肿，受凉则大便不成形，夜间易醒，复睡可，食欲、小便可。胃镜示：慢性浅表性胃炎（Ⅰ级）。舌质暗红，苔薄润，脉略数。

诊断：胃痞，心悸。

辨证：痰热蕴阻。

予柴胡温胆汤加减。处方：柴胡10g，黄芩10g，法半夏10g，远志10g，川芎10g，陈皮10g，丹参20g，生牡蛎20g，刘寄奴20g，徐长卿20g，蒲公英20g，乌贼骨20g，莱菔子20g，苏梗10g。14剂，水煎服，日1剂。两周后复诊：患者梗阻感、气短感缓解，余症同前，舌质暗红，苔薄干稍黄。上方去莱菔子、苏梗，14剂。两周后复诊，脾胃相关症状基本消失，易其主方以专治心悸。

医案二

患者杨某，女，50岁。近5个月无明显诱因出现失眠，入睡困难，纳差，胸闷。舌质暗红，苔薄润黏，脉缓弱。

诊断：失眠。

辨证：心脾不足，痰湿内蕴。

予归脾汤合温胆汤加减。处方：党参10g，白术10g，黄芪20g，陈皮10g，柏子仁30g，法半夏10g，茯苓30g，竹茹10g，枳壳10g，郁金10g，远志20g，生甘草6g，合欢皮20g。14剂，水煎服，日1剂。

两周后二诊：睡眠质量提高，纳差改善，但夜间易醒，咽中有痰，晨起燥热感，舌质暗红，苔薄润，脉缓。上方加太子参20g，生牡蛎30g，牛蒡子10g，丹皮10g，改黄芪为 10g。14 剂。两周后复诊，诸症减轻。

（三）泻心汤

泻心汤出自《伤寒论》，集中体现了为仲景创立的辛开苦降、寒热并用、攻补兼施的治疗方法。痞证的共同病机是寒热错杂，脾胃不和，升降失常，气机痞塞。根据临床表现的侧重不同，张仲景制定了五泻心汤。吴鞠通为符合湿热证的病理特性，在五泻心汤的基础上加以改造。温病学泻心汤载于《温病条辨·中焦篇》第 39 条，方中去除了甘温之品，如参、草、姜、枣，加入了杏仁以开宣肺气，枳实以下气消痞。吕文亮教授认为，运用泻心汤应注意以下几点：①泻心汤证的病机为湿热互结中焦，寒热错杂，升降失常。泻心汤对延绵难愈的寒热错杂之胃部不适收效甚佳。常见的胃肠道疾病，如慢性萎缩性胃炎、肠易激综合征、功能性消化不良等，其症状表现多为胸痞呃逆、纳呆、胃脘部嘈杂不适等，与泻心汤的因机证治高度一致。②湿热之邪流连，病程较长，久恙多虚，故临床运用需配合补虚之药，攻补兼施。

医案一

患者彭某，男，48 岁。患者十余天前外感，后出现晨起四肢乏力，酸软，易汗，以前额为主、口苦、晨起剧，空腹偶感心慌，胃脘嘈杂，进食后缓解，矢气频，夜尿两次，大便可，精神欠佳，食欲佳，嗜睡。胃镜提示浅表性胃炎，有胃息肉病史，现已切除。彩超示：中度脂肪肝。舌暗红，苔白滑，脉濡弱。

诊断：自汗、嘈杂。

辨证：脾虚痰湿蕴阻。

方用半夏泻心汤加减。处方：法半夏 10g，陈皮 10g，干姜 10g，黄连 10g，黄芩 10g，生甘草 10g，瓦楞子 20g，乌贼骨 20g，山楂 10g，茯苓 30g，枳壳 10g，焦白术 10g。7 剂，水煎服，日 1 剂。1 周后复诊：药后诸症好转，但近日睾丸炎发作，局部胀痛，夜尿多，倦怠乏力，纳眠可，大便尚调。舌红，苔中根厚，脉缓弱。上方加浙贝母 10g，苦参 10g，前胡 10g。14 剂，水煎服。半个月后复诊，诸症减轻。

医案二

患者张某，女，52 岁。20 天前因食生冷藕带后胃脘胀满不舒，按压可缓解，嗳气，偶尔反酸，矢气频，大便正常，小便色黄，无口干苦、手指麻木。电子胃镜示：非萎缩性胃炎。舌质淡红，苔薄，脉缓弱。

诊断：胃痞。

辨证：中气不足，寒热错杂。

方用甘草泻心汤加减。处方：炙甘草 10g，陈皮 10g，法半夏 10g，茯苓 50g，蒲公英 20g，枳壳 10g，黄连 6g，苍、白术各 10g，瓦楞子 20g，乌贼骨 20g，川芎 10g，草豆蔻 20g。14 剂，水煎服，日 1 剂。半月后二诊：药后胃脘部胀满、嗳气等诸症减轻，但仍偶尔反酸，进食寒凉后加重。舌质淡，苔薄，脉缓弱。上方加吴茱萸 6g，党参

20g。14剂，水煎服。半月后复诊，诸症好转。

（四）三仁汤

三仁汤出自吴鞠通的《温病条辨·上焦篇》第46条。三仁即蔻仁、杏仁、薏仁，针对湿邪蒙上流下、弥漫三焦的特点而设。方中蔻仁燥湿行气，除中焦之湿，除水湿之化源；杏仁开宣肺气，达归于肺，气化湿亦化；薏仁驱逐湿邪从小便清利分消。吕文亮教授认为，运用三仁汤应注意以下几点：①现代人多食肥甘厚味、辛辣之品，体内易生湿生热，从而影响脏腑功能。脾为湿土，湿邪最易伤脾。胃喜润恶燥，易受热邪影响，脾胃病以湿热证多见。②湿与热搏结，有其偏重，运用三仁汤治疗脾胃湿热证，应抓住主要病机，即湿重于热，不可偏废。③湿邪弥漫易阻遏气机，或表里俱病，或三焦同病，临证应有所偏重，用药灵活加减方能效如桴鼓。

医案一

患者丁某，男，53岁，大便次数增多十年。患者自2003年胆囊切除术后大便次数明显增多、日五行，进食油腻后大便不成形，平常尚可成形，小便难，尿等待，纳眠可，寐时鼾鸣，口中和。既往高血压、蛛网膜下腔出血、脂肪肝病史。彩超示：前列腺增生。舌暗红，苔白厚，脉缓。

诊断：泄泻。

辨证：脾虚不运，湿热内蕴。

方用三仁汤加味。处方：杏仁10g，白蔻仁10g，薏苡仁30g，藿香10g，辛夷花10g，川芎15g，丹参20g，茵陈30g，生牡蛎20g，夏枯草20g，土鳖虫10g，泽泻20g，陈皮10g，炮甲片3g，郁金10g，焦白术10g。7剂，水煎服，日1剂。1周后复诊：小便难、尿等待明显好转，大便次数减少，但食辛辣后肛门灼热，睡眠可，口中和，舌红绛，苔白厚，脉缓。上方加丹皮20g，地骨皮10g，黄芩10g，白芍10g。14剂，水煎服，日1剂。半月后复诊：大便次数明显减少，小便正常，但精神欠佳，体力下降，舌暗红，苔黄腻，脉沉缓。上方去白芍、地骨皮，加生黄芪30g，党参20g。14剂，水煎服。半个月后复诊，诸症减轻。

医案二

患者戴某，男，65岁。脐上3cm间断性隐痛1个月，进食后加重，咽干，大便日2~3行、成形，小便可，时眠差。既往患慢性乙肝。肝功能：ALT 77U/L，AST 52U/L，GTT 168mmol/L。舌质暗红，苔白中净，根厚，脉缓。

诊断：腹痛、肝痞。

治以健脾化湿，佐以解毒通经为法。

三仁汤合茵栀黄汤加味。处方：杏仁10g，蔻仁10g，薏苡仁30g，枳壳10g，陈皮10g，茯苓20g，焦白术10g，山楂10g，茵陈20g，栀子10g，制大黄20g，炮鳖甲10g，丹参20g，五味子10g，连翘10g，紫珠草20g。14剂，水煎服，日1剂。因患者家住外地，看诊不易，要求丸剂。上方去茯苓，10 倍用量，加土鳖虫 100g，厚朴 100g，制作水蜜丸两月用量。3 个月后患者陪伴家人就诊，诉大便较前好转，睡眠质量改善。

三、理论创新

（一）方证对应理论

扩大经方的使用范围，是提高中医临床疗效的关键。吕文亮教授善于运用温病理论治疗杂病，十分重视方证理论的运用。方证对应理论的特点有二：一是每证必有与之紧密关联的症状或证候群；二是每证必有其内在病机及具体的解决方法。方证对应是对"有是证用是方"的进一步深化，表面上看是症状与处方的机械联系，实则病机的一致性是其内在实质，即所谓证型同则证亦同。在方证对应理论的指导下，临床辨证立方不必拘泥于此病因，亦不必局限于病种。例如，温病过程会出现痰热蕴结的温胆汤证，内伤杂病中也会出现痰热中阻、少阳气机不利的温胆汤证。具体而言，蒿芩清胆汤本为温病学家喻根初为暑疟而作，吕文亮教授剖析后世医家的研究，归纳出其症状的特征性表现为寒热似疟、胸胁胀满、舌红、舌苔黄腻，故临床只要见到此特征性表现，便用蒿芩清胆汤加减治疗，大大扩展了此方的应用范围。熟练运用方证对应理论要求医者熟读条文，对经典名方的证候群了然于胸，并在临证时四诊合参，全面收集病情资料，提炼出其中的特征证，形成方证匹配，法随证出。

（二）湿热致瘀理论

《伤寒论》指出："瘀热在里，身必发黄。"当代中医临床上常观察到湿热证患者常兼夹血瘀之象，如舌黯红、唇黯、面黯、轻度肌肤甲错等外象，促使学者关注湿热与血瘀之间的联系，逐渐形成了湿热致瘀理论。吕文亮教授作为湿热致瘀理论研究的先驱，认为湿热证可迁延不愈长达数十年。就病程病机而言，本病与久病入络相合。从邪气性质看，湿伤气，热伤营，湿热相合可致痰瘀互结，如《湿热病篇》34 条主客浑受之证。此理论亦验之于临床，常见患者延请数医久治不愈，而于吕文亮教授处就诊则应手而痊。这正是因为前医未详湿热致瘀理论，单纯清化湿热，病重药轻难以撼动。此外，经年不愈之病灶局部往往瘀血阻滞，不用活血散瘀药则任何有效成分均不能直达病所。尤其需要注意的是，脾胃湿热证中湿热致瘀并非仅仅存在于急重期，而是广泛存在于整个病程中。在具体药物的选择上，因考虑湿热证有利湿之需、伤阴之虞，故以性平性凉兼湿之功的活血药最宜，吕文亮教授临证习用丹参、赤芍、土鳖虫等。

（三）湿热入营理论

叶天士在《温热论》中提出了温病的辨治纲领，阐述了温病病变过程的发展层次，由浅入深、由轻到重的规律。大体而言，温病的辨证可分为气血辨证，病在卫气阶段属于功能失常，病至营血阶段属于实质损伤。而临床上，温病的发展过程是错综复杂的，往往不单单是一个证型，可出现卫气同病、卫营同病等，温病的传变有其多样性。湿热证为温病的常见证型，以脾胃为中心，阻滞气机乃其病理特点，病势延绵难愈，病程较长，病机演变以稽留于气分为主。一般而言，湿热证中湿邪具有阻滞气机的特性，往往阻断了病邪进一步向营血深入。但随着病程的延长，热势鸱张，亦可出现湿从燥化、热入营血的病变。加之现代人饮食结构的改变，多喜食辛辣炙煿之物，素体阳盛，湿热郁遏，易化火伤阴，久病阴血亏虚，热入营血。也有邪气兼夹而发，如风与湿合，风热夹湿犯表；郁于肌腠，损伤血络，迫血妄行，因风热之邪偏走表，而湿性趋下也，湿热相搏，热入营血。这就要求医者要把握湿热证的病证演化规律，在湿热并重阶段就应考虑化火化燥的可能，如清营汤中独用一味血分药丹参，即是为了凉血活血，防止营分热邪进入血分。具体而言，若兼痰蒙心神，加石菖蒲、郁金等清心豁痰；兼心胃火燔，加黄连、石膏等清热透气；若瘀热互结，加丹皮、赤芍等凉血散瘀；若热炽阴伤，加芦根、花粉等益气生津。

（四）现代流行病学对湿热证的认识

随着自然环境和生活条件的改变，以及人的体质和饮食结构的变化，湿病（包括湿热病）在人群中的发病率逐渐升高。有研究显示，慢性胃炎脾胃湿热证幽门螺杆菌的感染率最高。HP 感染属中医"邪气"侵袭范畴。幽门螺杆菌特殊的结构与理化性质使其难以根除，致使胃酸分泌相对增多，侵蚀胃黏膜上皮及肌层，从而引发胃黏膜糜烂。有研究表明，慢性胃炎脾胃湿热证组，胃镜观察的伴糜烂出现频率明显高于非脾胃湿热证组，说明胃黏膜伴糜烂是慢性胃炎脾胃湿热证的特点之一。研究还显示，幽门螺杆菌参与胃部恶性肿瘤发生发展的每一个病理过程，证实脾胃湿热证在不同的疾病中都可出现，且与疾病的发生密切相关。

脾胃湿热这一病机不仅局限于中焦脾胃病，而且广泛存在于多系统病变之中。湿热之邪不仅流连气分，日久也可致瘀、入营，形成更为复杂、深层的病理变化。提高脾胃湿热证辨证与疗效的关键在于建立方证对应体系，明确湿热力量对比与变化趋势，明晰病变所处的层次阶段。

（吕文亮　孙易娜）

何晓晖胃质学说与伤食理论概要

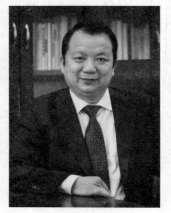

何晓晖，江西中医药大学教授，主任医师，博士研究生导师，首批中医药继承博士后合作导师。国家级名中医，江西省首批国医名师，江西省首批名中医，江西省中医院国医堂专家。江西中医学大学原副校长，江西中医药高等专科学校原校长。全国第三批、第四批、第五批老中医药专家学术经验继承工作指导老师。曾任中华中医药学会脾胃病专业委员会副主任委员，中国中西医结合学会消化系统疾病专业委员会常务理事，江西省中西医结合学会常务理事，江西省中西医结合学会消化专业委员会名誉主任。2006年获全国五一劳动奖章。主持国家、省部级科研课题6项，获奖4项。主编著作和国家、教育部、卫生部规划教材等15部。发表学术论文、译文120篇。获发明专利3项。

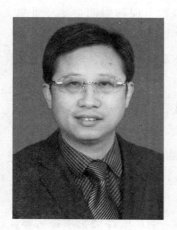

葛来安，博士，主任医师，硕士研究生导师。江西省卫生系统青年学术带头人，主攻脾胃肝胆病证。主持参与国家级及省厅级科研课题十余项，发表学术论文五十余篇，主编及参编医学论著7部。现任江西省中西医结合学会消化系统疾病专业委员会副主任委员，江西省中西医结合学会消化内镜专业委员会副主任委员，江西省中医药学会肝病专业委员会常务委员，江西省中医药学会中医治未病分会常务委员，中华中医药学会脾胃病分会委员，中国中西医结合学会消化系统疾病专业委员会委员，世界中医药学会联合会消化专业委员会理事，中国医促会中西医结合消化病学分会委员，中国民族医药学会热病分会常务理事，中国民族医药学会脾胃病分会常务理事。

一、胃质学说概要

中医体质学说理论体系的构建，为中医基础理论的发展与应用拓展了新的学术领域。体质是对个体心身特性的概括，是个体在遗传的基础上、在内外环境的影响下、在生理发育的过程中形成的个体特征。体质是通过组织器官表现出来的脏腑气血阴阳之偏颇和功能活动之差异，是人体生理活动综合状况的反映。

脏腑是构成人体、维持人体生命活动的中心，脏腑的盛衰决定人的体质。脏腑的形态和功能特点是构成并决定体质差异的最根本因素。《灵枢·本脏》说："五脏者，固有大小、高下、坚脆、端正、偏颇者；六腑亦有小大、长短、厚薄、结直、缓急。"个体的五脏六腑的特质差异，造成了个体的体质差异。何晓晖教授从事脾胃病临床四十余年，深刻认识到人群中胃的特质具有很大的差异性，这种差异深刻影响着胃病的发生、发展、转归和预后。何晓晖教授通过对《内经》等经典著作的研究和长期的临床探索与总结，2005年创立了"胃质"新学说，提出"胃质可分""胃质可辨""胃质可调"的观点，并在养生、养胃、护胃等诸多方面探讨了胃质理论在胃病防治中的作用与意义。

（一）胃质的概念及研究意义

胃质是指胃的形态和功能相对稳定的特质。

脏有大小、坚脆、偏颇之异，腑有小大、长短、厚薄之别，因此胃也有形态的不同和功能的差别。如《灵枢·论痛》说："筋骨之强弱，肌肉之坚脆，皮肤之厚薄，腠理之疏密，各不相同……肠胃之厚薄坚脆亦不等。"《灵枢·本脏》说："脾合胃，胃者，肉其应……肉䐃坚大者胃厚，肉䐃么者胃薄。""肉䐃小而么者，胃不坚。""肉䐃不称身者，胃下。"《灵枢·论痛》说："胃厚色黑，大骨及肥者皆胜毒，故其瘦而胃薄者，皆不胜毒也。"这些都是关于胃质差异的最早论述，也是胃质学说的理论渊源。

人群中，胃质的差异是客观存在的。有人情绪剧烈波动时胃脘即刻疼痛；有人喝冷饮后胃部冷痛不适；有人稍微饮酒则胃部灼热难忍；有人吃少量阿司匹林等药物就会引起胃痛发作，甚至胃糜烂、胃溃疡、胃出血；有的家族中胃癌发病率极高。由此可见，每一个人胃的特性都不同。由于先天禀赋不同，后天饮食与调养的差异，每个人的胃的形态结构、生理功能均存在差别，这就是胃的特质差异，即胃质的差异。由于存在胃质的差异，人群中胃腑对各种致病因素的反应性、亲和性、耐受性不同，胃病的发病倾向也不同，发病后表现的证候性质亦有不同。可以说，胃质是制约和影响胃病发生发展变化的基本要素。

胃有特质，其他脏腑也一定存在特质。胃质有差异，心质、肝质、脾质、肾质、肺质及胆质、大肠质、小肠质、膀胱质亦存在差异。脏腑特质是构成人的体质的生理和病理基础，所以脏腑特质的研究是体质学说研究的深化，脏腑特质研究的成果将是对体质学说的丰富与发展。胃是一个空腔性器官，与外界相通，对寒热、饮食、情志的变化非常敏感。胃的特质可以从口味、饮食偏嗜、胃脘感觉、大便、全身状态、舌象及脉象等方面表现出来，容易被辨析和判断。脏腑特质的研究，最佳路径是从胃的研究开始。如果将五脏六腑各自的特质研究得较为透彻，体质学说的内容就更加丰富了，体质学说的应用就更加具体了。所以说，胃质的研究是体质学说的深入与发展。

（二）胃质可分

由于先天禀赋及后天调养不同，人的胃质各有差异。西医学也认为，胃的形态、体积和位置变异很大，主要取决于体型、体位、胃壁张力以及邻近器官对胃的压迫，如矮壮体型者胃张力高，状如牛角；瘦长体型者胃张力低，呈垂直钩状。由于胃存在先后天的差异，胃的神经调节、体液调节不同，胃酸、组胺、胃蛋白酶原、黏液及胃肠激素等的分泌均存在差别，胃的张力与动力也有差别。所以从中医和西医的观点看，人群中胃质的差异是客观存在的。何晓晖教授经过长期的临床观察与初步统计分析，认为胃质的主要类型有八种。

1. 胃正常质

表现：饮食健旺，口味正常，食无偏嗜，大便调和，面色红润，舌苔薄白而润泽，脉象从容和缓。

2. 胃气虚质

表现：体型瘦长，或形体消瘦，食少，或食后脘胀，神疲乏力，大便不实，舌体胖质淡，苔薄白，脉虚弱。

3. 胃阳虚质

表现：胃脘时有冷感，喜温喜按，口淡不渴，喜进热饮及热性食物，时泛吐清水，畏寒肢冷，舌淡或淡胖，脉缓无力。

4. 胃阴虚质

表现：口燥咽干喜饮，食少，胃脘时有灼热感，大便干结，唇红，舌红苔少，脉细数。

5. 胃气郁质

表现：性情抑郁，多愁善感，或性情急躁，喜嗳喜叹，脘腹胀闷，情绪波动时则胃脘作痛，大便溏结不调，睡眠欠安，舌淡红，脉细数。多见于青壮年女性。

6. 胃蕴热质

表现：喜辛辣炙煿之品，时而烧心，或消谷善饥，口臭，口苦，常牙龈肿痛或出血，大便干结，舌红，苔黄，脉数。

7. 胃湿热质

表现：嗜好烟酒，或体型肥胖，脘腹痞胀，纳少，口苦口腻，大便黏腻，舌质红，苔黄腻，脉滑数。

8. 胃瘀血质

表现：多有"老胃病"史，反复发作，时愈时患，或有胃出血史，或有胃手术史，唇色黯紫，舌质黯有点状或片状瘀斑，舌下静脉曲张，脉细涩。

（三）胃质可辨

《景岳全书》说："凡胃气关于人者，无所不至，即脏腑、声色、脉候、形体，无不皆有胃气。"所以胃之厚薄、坚脆、强弱、寒热，可以从外部特征推知，从而使胃质类型的辨别成为可能。判断胃质的类型，可从以下八个方面进行分析与辨别。

1. 口味

脾胃开窍于口，口呋是传递胃的信息的重要途径。如胃阳虚质者多口淡，胃阴虚质者多口干，胃蕴热质者多口臭，胃湿热质者多口甜或口腻。

2. 饮食偏嗜

胃的功能状态可以从饮食嗜好方面加以反映。如胃阳虚质者喜热饮或温热性质食物；胃湿热质者多嗜好烟酒，或喜油腻甘甜食物。

3. 胃部感觉

胃脘是胃所居之处，胃部感觉亦是胃质的外部征象。如胃阳虚质者多胃部冷感，喜温喜按；胃蕴热质者多善饥，时有烧心；胃湿热质者多脘腹胀闷；胃气虚质者多食则脘胀。

4. 大便

胃与大肠相系，大便状况也可以反映胃的功能状态。胃蕴热质和胃阴虚质者多大便秘结；胃阳虚质和胃气虚质者多大便不实。

5. 舌象

舌是胃的一面镜子，胃的特质可以较客观地从舌象上反映出来，所以辨舌象是辨别胃质的最有效方法。如胃湿热质者舌苔黄腻，胃瘀血质者多舌色暗紫，或有瘀斑；胃阴虚质者舌红少苔；胃阳虚质和胃气虚质者舌淡胖有齿痕。

6. 脉象

平脉的三大特征是"有胃、有神、有根"。人以胃气为本，脉亦以胃气为本。有胃气之常脉是和缓、从容、流利，所以胃的功能可以从脉象中得以表现。如胃气虚质脉多虚弱；胃瘀血质脉多细涩；胃阴虚质脉多细数。

7. 全身状态

人以胃气为本，胃气状况也可以反映在形体、肌肉、精神、情绪、面色、声音、睡眠等各方面。如胃气虚质者多形体消瘦，倦怠无力；胃气郁质者多情绪抑郁，多愁善感；胃阳虚质者多形寒肢冷，面色淡白。

8. 现代检查

现代科学的各项检查方法是望闻问切的延伸，也可作为胃质辨别的依据。如胃湿热质多有幽门螺杆菌感染；X 线检查提示胃呈垂直钩状或胃下垂，是胃气虚（气陷）质的重要依据；胃动力障碍为胃气郁质的重要表现；胃镜下发现的息肉、疣状增生、平滑肌瘤等都是胃瘀血质的证据。

（四）胃质可调

中医体质学说认为，体质的稳定性是相对的，后天的各种环境因素、营养因素、精神因素又使体质具有动态可变性。胃质的形成是先天与后天因素长期共同作用的结果，既是相对稳定的又是动态可变的。因此，在亚健康状态下，针对各种胃质的偏颇及早采取相应措施，纠正或改善某些偏颇，促使"潜病未病态"向"健康未病态"转化，从而预防胃病的发生，即《黄帝内经》"不治已病治未病"之旨。调节和纠正胃质的方法有饮食调节法、体育调节法、药物调节法和心理调节等。

1. 胃正常质

胃正常质者，要保持良好的生活习惯，注意调养脾胃，做到饮食有节，饥饱有度，寒热适中，营养全面，清洁卫生，生活规律，心情平和，劳逸结合，坚持锻炼，以保脾胃调和，身体健康。

2. 胃气虚质

饮食调节：胃气虚者多兼脾气虚弱，故饮食不宜过于滋腻，应选择营养丰富而且易于消化的食物。饮食调养可选具有补脾健胃益气作用的食物，如山药、扁豆、粳米、小米、薏苡仁、香菇、胡萝卜、红薯、土豆、牛肉、兔肉、猪肚、鸡蛋、鸡肉、比目鱼、黄鱼等。

体育调节：可选择一些比较柔和的传统健身功法，如太极拳、气功等；瘦长体形者要加强腹部肌肉锻炼，如仰卧起坐等，以预防胃下垂的发生。

药物调节：健脾益胃，培补中气。代表方如六君子汤、补中益气丸等。

3. 胃阳虚质

饮食调节：少吃生冷黏腻之品，即使在盛夏也不要过食寒凉之物。宜适量多食一些具有温中补阳的食物，如羊肉、猪肚、鸡肉、狗肉、鹿肉、虾、黄鳝、刀豆、韭菜、茴香、核桃等。

体育调节：选择和暖的天气进行户外锻炼。传统体育中的一些功法、适当的跳跃运动（如跳绳等）可以振奋阳气，但运动量不可过大，以防汗多伤阳。可自行按摩气海、足三里、涌泉等穴，以助补阳气。

药物调节：温补中阳，建中益胃。代表方如理中丸、黄芪建中汤等。

4. 胃阴虚质

饮食调节：少吃辛辣及性热之品（如狗肉、羊肉等），不宜多食烤炙食物。应选择食用一些清补胃阴之品，如芝麻、糯米、绿豆、乌贼、龟、鳖、海参、海蜇、鸭肉、猪皮、银耳、豆腐、梨、甘蔗等。

体育调节：胃阴虚者阳气偏亢，不宜进行剧烈运动，以免出汗过多，损伤阴液。静气功对人体内分泌具有双向调节作用，能促进脾胃运化，增加津液生成，改善阴虚质。

药物调节：生津养胃，滋阴清热。代表方如沙参麦冬汤、六味地黄丸。

5. 胃气郁质

心理调节：培养良好性格，保持健康心态，善于处理人际关系，以达到心情舒畅，气机调和。

饮食调节：可选用一些理气解郁、调理脾胃的食物，如大麦、荞麦、刀豆、蘑菇、豆豉、萝卜、洋葱、苦瓜、丝瓜、柑橘等。

体育调节：应增加户外运动，可进行较大强度和负荷的发泄性运动，如跑步、登山、游泳、打球、武术等，以疏泄肝气，舒畅情志，改善睡眠。其他一些体育项目如下棋、打牌、气功、瑜伽等也有解郁悦神、调畅气机的作用。

药物调节：疏肝解郁，行气和胃。代表方如逍遥散、越鞠丸等。

6. 胃湿热质

饮食调节：宜食用清利化湿之品，如薏苡仁、小米、莲子、赤小豆、绿豆、鸭肉、鲫鱼、冬瓜、丝瓜、葫芦、苦瓜、西瓜、黄瓜、芹菜等。少食辛辣燥烈、大热大补之品，如辣椒、姜、狗肉、羊肉等，不宜吸烟和饮酒。

体育调节：胃湿热质为湿浊内蕴、阳气偏盛，适合做较大强度和较大运动量的锻炼，如中长跑、游泳、爬山、各种球类、武术等，以消耗体内多余的热量，排泄多余的水分，达到清热除湿的目的。

药物调节：清化湿热，运脾助胃。代表方如连朴饮、甘露消毒丹等。

7. 胃蕴热质

饮食调节：饮食宜清淡，多吃寒性食物，如豆腐、青菜、莴笋、芹菜、银耳、苦瓜、丝瓜、冬瓜、绿豆、赤小豆、西瓜、鸭肉、鸭蛋等。少吃辣椒、花椒、胡椒、大蒜、姜等辛辣之品，忌食狗肉、羊肉、鹿肉等热性食物。禁喝白酒。

体育调节：热性体质者多为燥热亢奋，体育锻炼以柔缓清静或动静结合的运动为佳，如散步、太极拳、气功、瑜伽等。运动时不宜出汗过多，运动后要注意及时补充水分。

药物调节：清泻胃热，育阴养胃。代表方如清胃散、泻黄散等。

8. 胃瘀血质

饮食调节：胃瘀血质为胃络血行不畅或瘀血内阻，宜选食具有活血化瘀功效的食物，如黑豆、黄豆、山楂、香菇、茄子、油菜、木瓜、红糖、黄酒、葡萄酒、白酒（少量）。

体育调节：适当运动有助于促进气血运行，故应坚持经常性锻炼，但运动量不宜过大。可根据兴趣爱好选择易筋经、保健操、导引、按摩、太极拳、太极剑、五禽戏、健身操等。步行健身法能够振奋阳气，促进全身气血运行。

药物调节：活血化瘀，疏经通络。代表方如血府逐瘀汤，或服田七粉、云南白药等。

（五）辨胃施养

健康和长寿是人们的永恒追求。养生即保养生命之意，对于预防疾病、提高人类健康水平和延年益寿有着十分重要的意义。人以胃气为本，胃为水谷气血之海。《灵枢·五味》说："胃者，五脏六腑之海也。水谷皆入于胃，五脏六腑皆禀气于胃。"脏腑的盛衰主要取决于胃气的强弱。胃气强则五脏俱强，胃气弱则五脏俱弱。中医养生的法则有顺其自然、形神共养、调养脾胃、保精护肾等，但以调脾养胃最为重要。正如《脾胃论》所指出的"养生当实元气""欲实元气当调脾胃"。

养生先养胃，如何养胃？千篇一律的方法是与中医学养生思想背道而驰的。养胃要因人而异，因人制宜。不同的体质、不同的胃质要采用不同的养胃方法。因此，开展胃质的研究，对于弘扬中医学养生理论、促进科学养生、预防疾病、提高人类健康水平具有重要意义。

（六）辨胃施护

"有胃气则生，无胃气则死"。前贤们治疗疾病十分重视保护胃气，如李中梓在《医宗必读》中说："犹兵家之饷道也，饷道一绝，万众立散。胃气一败，百药难施。"又如张介宾在《景岳全书》中言："凡欲察病者，必须先察胃气；凡欲治病者，必须常顾胃气。胃气无损，诸恶无虑。"医圣张仲景是治病注重和胃固本的楷模。他常用调和脾胃的甘草、大枣、生姜为使佐，以固护胃气。《伤寒论》的112首方剂中，使用甘草的有70首，使用大枣的有40首，使用生姜（干姜）的有63首，由此可以看出，临床用药应将"保胃气"作为重要的治疗原则。

体质是"证"的未病形式，体质的偏颇是病证潜在状态，同样胃质也是胃之病证的病理基础。胃质是胃的形态和功能相对稳定的特殊状态，是制约和影响疾病发生、发展、变化的基本要素。胃质的差异性决定胃病发生、发展、转归、预后的差异。如胃阳虚质易发生脾胃阳虚证，胃气虚质易发生中气下陷证，胃蕴热质易发生胃火证，胃气郁质易发生肝胃不和证，胃瘀血质易发生胃络瘀滞证。

由于胃质的差异性，所以中医对胃病的诊断需辨病、辨证与辨胃质三者结合，治疗胃病，立法用药，不仅要考虑致病因素，更要注意胃质的类型和状态；既要有效地治疗疾病，又要纠正病理胃质，用药时应避免对胃质的不良影响。顾护脾胃时要用佐使药，且须因胃而异，辨证用药。胃蕴热质少用或慎用性温的生姜和干姜，胃湿热质少用或慎用滋腻的甘草。饮食的忌宜同样要因人而异，根据患者不同的胃质，指导不同的食疗方法。

二、伤食理论概要

伤食有狭义与广义之分。狭义的伤食是指因饮食伤于胃肠而致食物不化的病证，如《素问·痹论》云："饮食自倍，肠胃乃伤。"《灵枢·小针解》云："寒温不适，饮食不节，而病生于肠胃。"狭义伤食的临床症状显而易见，通过"问诊求因""审证求因"之法就能确立，治疗也较为容易。广义的伤食是指因饮食不节所导致的五脏六腑、形体官窍的各种病变。如《素问·阴阳应象大论》云："水谷之寒热，感则害人六腑。"《素问·通评虚实论》云："消瘅仆击，偏枯痿厥，气满发逆，肥贵人则膏粱之疾也。"广义的伤食多隐伏难明，变化多端，无处不到，可生痰、浊、湿、风、热、寒、燥等病邪，可致痛、痹、眩、悸、咳、喘、呕、隔、积、瘀、石、痒、痈等病证。广义的伤食可以通过"辨证求因"和"实验检测"来确定，因为大多数为慢性疾患，故治疗也较为困难。

中医学认为，"风为百病之长"，随着现代疾病谱的变化，传染性疾病已不再是危害人类健康的第一杀手了，而与饮食所伤关系密切的心脑血管病、肿瘤、糖尿病等已成为死亡率最高的疾病。此外还有许许多多的疾病也由饮食失节所致，所以说"伤食为百病之长"。

（一）伤食是当代疾病的罪魁祸首

近半个世纪以来，随着经济的发展及生活方式的变化，血症与生活习惯密切相关的疾病——生活方式病（Life-style related diseases），如高脂血症、高血压、冠心病、肥胖症、糖尿病、恶性肿瘤等已取代了传染性疾病，成为人类生命的"头号杀手"。现代人所患的疾病中有45%与生活方式有关，而死亡因素中有60%与生活方式有关。据权威资料显示，我国有1.2亿人血脂异常，两亿人体重超标，1亿人患高血压，有3亿烟民，癌症每年增加300万人。一项近期的统计显示，有1/3的成年人患有"生活方式病"。在北京，血脂异常者占15.1%，高血压者占11.7%，肥胖者10.7%，糖尿病者占4.4%，冠心病者占有3.8%。这些以老年患者为主的慢性疾病已有明显的"年轻化"趋势。"生活方式病"也有人称之为"富裕病""文明病"，主要是由不健康生活方式引起的，如不合理饮食、吸烟、酗酒、缺乏运动和体力活动、心理压力、紧张情绪等。其中以饮食不节最为突出。可见，饮食所伤是"生活方式病"的罪魁祸首。

1. 伤食是诸病之源

许多疾病的发生与伤食关系密切。例如，消化系统疾病中的食管炎、食管癌、急性胃炎、慢性胃炎、消化性溃疡、胃癌、慢性结肠炎、结肠癌、急性胰腺炎、传染性肝炎、酒精性肝硬化、肝癌、胆囊炎胆石症等，与饥饱失常、进食习惯不良、饮食不洁、饮酒过度等关系密切；代谢性疾病如肥胖症、高脂血症、糖尿病、痛风、脂肪肝、低钙血症、低血糖症等均与饮食不节相关；营养性疾病如营养不良、维生素缺乏、微量元素缺乏等多因食物营养缺乏或吸收不良所致；呼吸系统疾病如支气管哮喘、慢性支气管炎、肺癌等与吸烟密切相关；心脑血管病如动脉粥样硬化病、冠心病与进食甘肥厚味过多相关，高血压病与盐摄入量过多关系紧密；内分泌疾病如性早熟、呆小病、缺碘性甲状腺肿等，血液病如缺铁性贫血等，五官疾病如夜盲症、舌炎等也多与饮食失常有关；过敏性疾病如荨麻疹、过敏性肠炎等常由食物过敏引起。

2. 伤食与三大疾病关系密切

现代社会死亡率最高的三大疾病是心脑血管病、肿瘤和糖尿病，饮食不节是最主要的致病因素之一。动脉粥样硬化是心脑血管病的病理基础，高脂血症、高血压、高血糖和吸烟等是动脉粥样硬化最主要的易患因素。半个多世纪以来，本病在欧美国家的发病率逐渐增高，成为流行性常见病。近三十年来，随着我国人民生活水平的显著提高，饮食结构从以素食为主向高热量饮食转变，动脉粥样硬化导致的心脑血管病的发病率不断增加，现已跃居为人类死亡的头号杀手。恶性肿瘤严重危害人类的生命健康，随着现代化、工业化、城市化的进程，环境污染和食品污染日益严重，肿瘤的发病率每年都在迅猛上升，许多恶性肿瘤与饮食有关，如食管癌、胃癌、结肠癌与饮食习惯和食物污染密切相关。吸烟是肺癌发生的主要致病因素，酗酒是肝癌发生的重要原因之一。我国的糖尿病患者已超过4000万，其中以2型糖尿病占绝大多数。对于糖尿病，目前尚无根治的药物和方法，并发症也难以得到有效控制。糖尿病虽然是一种遗传倾向明显的疾病，但发病与饮食起居密切相关。过去我国民众生活比较清贫，以素食为主，糖尿病发病率较低。随着经济的发展，人均收入的大幅度提高，人们用于膳食的支出不断增加，摄取高热量饮食，体力活动减少，肥胖者增多，糖尿病患病率随之攀升。由此可见，危害人类健康的三大疾病均与伤食有着密切的联系。

（二）伤食致病的新变化

《素问·六节藏象论》云："天食人以五气，地食人以味。"食物是人类生存不可缺少的物质基础，是机体化生水谷精微和气血精津、维持生命活动最基本的条件。但是饮食失宜又常常成为重要的致病因素。当今存在着许多饮食导致的健康问题，如饮食结构失衡、饮食时间紊乱、食物烹调失度、食物严重污染等。目前，导致饮食所伤的主要原因大致可分为三大类。

1. 饮食失节，摄食过度

以往饮食不节的主要问题是饥饱失常、摄食不足所导致的脾胃所伤。而今社会进入了"饱食年代"，饮食不节的主要表现形式成为摄食过量、暴饮暴食和食无定时，如宴席、夜宵，日日肉饱酒醉，日久必损伤脾胃，不仅会出现消化吸收功能障碍，还可导致水谷精微和能量的转化、输布、化生、贮藏失常，如《脾胃论》所云："内伤脾胃，百病由生。"摄食过量、运动减少已成为现代社会的突出问题，营养过剩已经成为一种"过饱"的新形式。现在已有两亿中国人体重超标，肥胖症成为很多疾病的发病温床，严重地影响着人们的健康。正如《管子》所云："饮食不节……则形累而寿命损。"孙思邈《备急千金要方》中说："饱食即卧，乃生百病。"

2. 膳食失衡，饮食偏嗜

平衡膳食是维持机体生命需求的保证。经济落后时期，因食物匮乏人们多营养不良。如今生活富裕，不合理饮食也可导致营养失衡，如独生子女偏食、挑食，年轻人晚睡晚起、不进早餐，女子为了瘦身而过度节食等，从而导致营养缺乏。随着生活水平的提高，大吃大喝、奢侈浪费也悄然成风，饮食偏嗜成为伤食的又一突出原因。偏嗜肥甘厚味，最易酿生痰浊，变生他病，如肥胖、胸痹、肝癖、消渴等。《素问·奇病论》云："肥者令人内热，甘者令人内满。"

食物五味和调，滋养五脏六腑，但五味偏嗜反会伤及脏腑气血。《灵枢·五味论》

云:"酸走筋,多食之令人癃;咸走血,多食令人渴;辛走气,多食之令人洞心。"食酸、辛太过易致胃肠损伤,食咸太过易致头痛眩晕。人们大多喜甜食,过去糖是营养之品,食之滋补脏腑,但多食则令人生湿生痰,后患无穷,故有人把糖称为伤人的"毒品"。

生活方式的现代化,偏嗜生冷成为伤食的又一重要原因。大人生吃鱼虾,小孩肆进冷饮,生冷伤脾胃,寒凉损肺肾,从而导致胃痛、泄泻、痰饮、痹病、虚劳等病证的发生。由于物质的丰富、文化的交流,人们不断追求饮食口味的变换,各种烹调方法争奇斗妍,过度炙煎炸烤的食品,其性燥热。《素问·阴阳应象大论》云"热伤气""热伤皮毛"。燥热易伤阴、伤肺、伤皮毛,引发咳嗽、鼻衄、便秘、痔疮、痤疮等疾患。生活富足,烟、酒、茶更被人们所青睐,少量喝酒、饮茶有益健康,但嗜酒、酗酒,则损伤肝、心、胃。过度饮浓茶、咖啡,同样有损心神,不利健康。吸烟是现代社会的"白色瘟疫",烟雾中含有五千多种有害物质,致癌物质达69种。嗜烟最伤肺、心,可引发咳喘、胸痹、肺癌等众多疾患。

3. 食物污染,饮食不洁

对饮食不洁的传统认识是指食用不清洁、不卫生或陈腐变质的食物。今天,随着经济条件的极大改善,人们的卫生观念与卫生习惯在转变。随着食品保鲜技术的提高,饮食卫生带来的显性食物中毒和寄生虫病越来越少。但随着工业化进程的加快、环境的污染,加之人们生态观的偏差,现代饮食不洁问题的危害性更大,多种食物的污染,如激素、农药、化肥残留、食品添加剂、着色剂、防腐剂、防潮剂、化学包装等,如隐形杀手时刻在毒害着人类的生命,是许多肿瘤、代谢性疾病、免疫性疾病、过敏性疾病的罪魁祸首。《道德经》曰:"人法地,地法天,天法道,道法自然。"《灵枢·邪客》云:"人与天地相应。"人类在自然规律面前不能随心所欲,生命活动必须遵循自然规律,否则必然受到惩罚。正如《素问·天元纪大论》所说:"敬之者昌,慢之者亡,无道行私,必得夭殃。"转基因食品、非天然食品、反季节食品等乃饮食中的不正之气,对人体来说均属食邪,过度食用必然有损健康。

(三)"脾胃内伤,百病由生"再探讨

《脾胃论》指出:"脾胃内伤,百病由生。"狭义伤食与广义伤食的主要病理机制都在"脾胃内伤"。《灵枢·小针解》云:"饮食不节,而疾生于肠胃。"《素问·痹论》云:"饮食自倍,肠胃乃伤。"一般认为,伤食是因饮食不节导致的脾胃损伤,病位在脾、胃、肠;病机乃饮食不节,伤于胃肠,胃失和降,肠失化物,食滞不化;主要表现为脘腹痞满胀痛、嗳腐吞酸、厌食纳呆、肠鸣矢气、泻下不爽、臭如败卵等。这是显性伤食,即狭义之伤食,采用消食化滞之法治疗效果易显。而当今的伤食之病已远远超越了狭义伤食的范畴,病位不仅仅局限于脾胃,而是涉及五脏六腑、形体官窍、气血经脉,病机有虚有实,可生痰生瘀,夹寒夹热,化风化燥,错综复杂,可导致诸多疾病的发生。

饮食所伤可致实致虚，实证多以痰浊为患，虚证多以营亏为主。"脾为生痰之源"。食邪伤人，先伤脾胃。脾失健运，水谷精微不化，生痰生浊。无形之痰随气流行，内而五脏六腑，外而四肢百骸、肌肤腠理，引发诸多病证。如《杂病源流犀烛》云："痰之为物，流动不测，故其为害，上至颠顶，下至涌泉，随气升降，周身内外皆到，五脏六腑俱有。"痰阻心脉，血行瘀滞，则胸痹、怔忡、心痛；痰阻于肺，气道不利，则咳嗽、哮喘；痰蕴于肝，肝络瘀阻，则肝癖、肝积；痰扰头目，脑络失畅，则头痛、眩晕；痰窜四肢，经络痹阻，则痛风、肢痹。痰浊内蕴亦可化热、生寒、生风、化燥，内扰脏腑，外犯体肤。另一方面，"脾为仓廪之官""营之居""气血生化之源"，饮食所伤，脾胃虚弱，纳运失权，水谷精微生成不足，气、血、精、津液生化无源，脏腑失荣，机体失养，则可发生消瘦、倦怠、头晕、健忘、肢麻、乏力、儿童五迟、成人早衰、男子不育、女子不孕等。由此可见，食邪致病均是先伤脾胃，脾胃伤则百病由生。

（四）深化伤食研究的意义

随着社会的变迁，疾病谱已发生了显著变化，内伤病已取代了外感病成为人类最大的健康危害，而伤食是内伤病的主要病因，伤食已成为"百病之长"。防治伤食引发的代谢性疾病、心脑血管疾病、变态反应性疾病和肿瘤等，中医药具有独特的作用，也越来越受到人们的关注与重视。

中医学理论的经典著作《黄帝内经》蕴含着大量生命科学的先进理念，如"人与天地相应""五脏一体""成败倚伏生乎动""生病起于过用""不治已病治未病""治病求本""正气为本""三因制宜""药食同源"等。这些是我们深入研究伤食病的丰富的理论基础。中医药学是中华民族几千年与疾病做斗争的经验总结，在历代医家的著作和民间大众中蕴藏着大量的防治伤食病的宝贵经验，药疗、食疗、针疗、灸疗、气功、推拿、按摩及民间丰富多彩的方法和手段，已在人们的日常健康保健中发挥着不可替代的重要作用。我国有中药材一万两千八百多种，医籍记载的方剂有十万余首，目前生产的中成药有五千多种，还有全国东西南北中数不胜数、特色各异的药膳处方，这些都是防治伤食病新药开发的巨大资源。中医药学是一个伟大的宝库，是中医伤食学研究取之不尽、用之不竭的学术源泉。相信经过广大中西医工作者的共同努力，中医药学能为战胜饮食所伤的难治性疾病、促进人类健康做出新贡献。

（何晓晖 葛来安）

基于"核心病机"观治疗脾胃病兼证

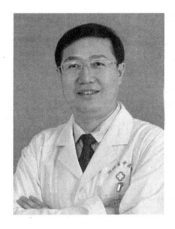

王彦刚,医学博士,教授,主任医师,博士研究生导师,河北省中医院副院长,享受国务院政府特殊津贴专家,河北省有突出贡献的中青年专家、优秀科技工作者,第十二届河北省政协委员,河北省中医药管理局慢性肝病浊毒证重点研究室主任,中国民族医药学会脾胃病分会副会长,中华中医药学会脾胃病分会常委,中国医师协会中西医结合分会常务理事,中国中西医结合学会消化病分会委员,河北省中医药学会常务理事、常务副秘书长,河北省中医药学会肝胆病分会主任委员,河北省中西医结合学会消化病、肝病分会副主任委员,河北省中医药学会李东垣研究分会副主任委员。发表学术论文103篇,SCI收录4篇,主编《脾胃病——中西医诊疗》等著作6部;获省部级科技进步奖3项。

事物的发展过程中都存在"基本矛盾",而发展过程中的某一阶段存在着"主要矛盾"。疾病的发生发展也是如此。每一种疾病都有其发生、发展、演变、预后的规律,其中起决定性的关键因素或者说特异性病理机制,称为"核心病机"。著名中医学家岳美中先生说:"凡是一种疾病,必定有它一种贯穿在疾患从产生到消灭整体过程中起决定性作用的基本矛盾,其他的矛盾都从属于它。它的存在,是该疾患的本身存在;没有它,该疾患特定本质就要丧失。"相对于"核心病机"而言,在疾病的发展过程中会出现这样或那样不同于"核心病机"的其他病机,可将其称为"主要病机"。"核心病机"属于基本矛盾,"主要病机"属于主要矛盾。

疾病在发展过程中往往要经历几个阶段。这几个阶段的划分取决于主要矛盾的存在,即"主要病机"。当"核心病机"与"主要病机"一致时,治疗方法与治疗法则是一致的。如果"核心病机"与"主要病机"不一致,疾病的"核心病机"往往不以"主要病机"的表现而表现,所以这时需要抓住"主要病机"进行治疗。这也决定了中医在辨证施治上有所不同。经过多年临证,笔者提出"核心病机"观,现将其在脾胃病诊疗中的应用概述如下。

一、"核心病机"观用于郁证

郁证以心情抑郁、情绪不宁、胸部满闷、胁肋胀痛、胃脘胀满或易怒易哭等为主要表现。此病属西医的焦虑、抑郁范畴。近年来，随着人们生活水平的提高，思多动少的生活状态使得处在焦虑、抑郁状态的人数逐年增多。研究表明，有长期胃炎病史的患者常伴有不同程度的焦虑、抑郁。王彦刚教授认为，郁证患者大多处在一种"浊毒化"状态，欲除郁证，先祛浊毒。调脾胃，浊毒祛，升降和，则郁证消。临证治疗，以化浊解毒为原则，以调节脾胃气机升降为关键环节。辨证论治，重视兼证。自拟化浊解毒方作为治疗郁证的基础方，每每用之，收效显著。

郁证之化浊，采用开窍醒神、豁痰化浊之药祛浊，常用药如天竺黄、胆南星、竹茹、石菖蒲、郁金、姜黄、栀子、淡豆豉等。郁证之解毒，用清热燥湿、苦寒解毒之药来排毒，常用药如黄连、黄芩、茵陈、清半夏、鸡骨草、苦参、白花蛇舌草等。化浊解毒的同时常加理气药，调理脾胃气机。如香橼、佛手、柴胡、陈皮、木香等均性温，归脾经，可使脾气升浮；枳实、炒莱菔子、八月札、川楝子等均性寒凉，归胃经，可使胃气沉降。其中香橼、佛手、柴胡、八月札等亦入肝经，兼疏肝解郁。诸法合参，诸药合用，浊毒得解，气机得舒，郁证自除。

二、"核心病机"观用于背热

背热是指背部感觉发热的一种症状，后世有称胸背热、项背热者。《医学入门》始称背热。背热的"核心病机"为阴虚，病位在肾，与肺、脾密切相关。本病病性虚实夹杂，病因病机包括阴虚、阴虚兼气滞血瘀、阴虚兼湿热中阻、阴虚兼外感风邪、阴虚兼肺部郁火。治疗当针对病机，辨证施治。因此，肾阴虚为背热的根本，治疗以青蒿鳖甲汤合清骨散为主方加减。阴虚兼气滞血瘀之背热，以青蒿鳖甲汤为基本方合行气活血药，药如枳实、厚朴、地龙、苏木等；阴虚较重，可加女贞子、旱莲草，二者构成二至丸；若肝郁气滞较重，加柴胡、青皮、香附、陈皮等；虚热扰心失眠，加百合、茯神、合欢皮、首乌藤、炒酸枣仁、生龙骨、生牡蛎等。阴虚兼湿热中阻之背热，以青蒿鳖甲汤合清骨散，并配合清热解毒、健脾化湿之药，药如茵陈、黄芩、黄连、生薏苡仁、败酱草、茯苓等；若伴烧心反酸，则加石膏、浙贝母、海螵蛸、瓦楞子等；若嗳气不舒，则加竹茹、半夏等；若伴食积，则加炒槟榔、炒莱菔子、紫苏梗等。阴虚兼外感风邪之背热，在清虚热的同时兼清外邪，可加荆芥、防风、葛根、川芎、金银花、连翘等。阴虚兼肺部郁火则一要清，二要通，给邪以出路，将滋肺阴、清虚热与通便药物合用，如沙参、麦冬、五味子、百合、火麻仁、瓜蒌等。

三、"核心病机"观用于咽痛

咽痛是因邪客于咽，或脏腑损伤累及咽部所致红肿疼痛的症状，可伴咽干、咽痒、咽堵、异物感、生疮溃烂、发热恶寒、咳嗽咳痰、声嘶喑哑等症状，可归于西医学的"慢性咽炎""咽异感症"范畴。

咽痛的发病除咽喉局部因素外，胃食管反流病、慢性萎缩性胃炎及肠化异型增生等癌前期病变也可引起。临床上以咽痛就诊的胃病患者，若单纯以慢性咽炎或"梅核气"治疗，往往效果欠佳。此时应考虑从胃论治。

咽痛乃浊毒之邪壅遏胃脘、累及咽部所致，治疗上应澄其根本，清其源头，以化解胃中浊毒为基本治法，分别从祛湿、清火、降气、通络、排痈、滋阴入手。

1. 咽痛如堵

若浊困脾胃，或脾胃本虚，脾胃不运则水湿内生，且湿邪易侵，浊邪留于胃脘，上犯咽部，则咽痛如堵。治宜祛湿化浊毒，可用茯苓、生白术健脾祛湿。

2. 咽部暴痛

浊毒致胃气郁积化火，火热又变生浊毒。浊毒随着胃火循经上炎，热火上冲，则咽暴痛。治以清胃火、解浊毒为法，可用生石膏、夏枯草等清热泻火之品。

3. 咽痛如有异物

胃气以降为顺、以通为用，若浊毒凝结，壅遏于胃，胃失通降，胃中浊气上冲咽窍，则咽痛如有异物。治宜通降胃气，通腑泄浊，药用焦槟榔、香橼、佛手等理气之品。

4. 咽部刺痛

浊毒壅塞胃部经络，气血流通不畅，则气滞血瘀，不通则咽部刺痛。治以通胃络，攻散聚集之浊毒，使浊毒随气血津液代谢排出体外。药用牡丹皮、丹参等活血化瘀。

5. 咽痛生疮溃烂

"浊毒"日久，中州成累卵之势，运化失职，肉腐血败，胃痈乃生，日久则咽痛生疮溃烂。治疗需从痈论治，药用生薏米、败酱草清热解毒，排脓消痈。

6. 咽部干痛

浊毒质浊性热，壅遏日久，浊毒伤阴。胃阴亏虚，虚易招邪，虚处留邪，化生浊毒，则阴虚愈甚，成浊毒阴伤之势。阴津不能上滋，故咽部干痛。治宜化解浊毒的同时佐以甘寒之品，顾护胃中津液。药如麦冬、石斛、五味子，三者相配，生津固津，共护胃中津液。

四、"核心病机"观用于咽异感症

咽异感症是指无疼痛或有轻度咽痛的多种咽部异常感觉，如堵闷感、紧束感、虫爬感、灼热感、痰黏感、无吞咽困难的梗阻感等。咽异感症的病因除咽喉局部因素外，食管、胃及十二指肠上端疾病也可引起，属于中医学"梅核气""噎膈"等范畴。慢性萎缩性胃炎患者常有咽部异物感等不典型症状，咽喉检查常常仅见充血、水肿。若以慢性咽炎、梅核气治疗，或遵古施以半夏厚朴汤往往效果不佳。此时应从胃论治。

湿、热、瘀、痰、积、痈混杂，浊毒为害是造成咽异感症的主要原因，治以化浊解毒为基本大法，从降胃气、祛胃湿、通胃络、清胃火、排胃痈、养胃阴六个方面入手，采用对药与角药，使胃中浊毒得化，咽异感症缓解。

1. 降胃气以泻浊毒

胃气以降为顺、以通为用。若浊毒凝结，壅遏于胃，胃失通降，胃中浊气上冲咽窍，则咽部如有异物，吐之不出，咽之不下。治以降胃气，以泻浊毒。药如炒莱菔子、炒槟榔通腑泄浊，使胃中糟粕、浊毒从大便排出。

2. 祛胃湿以化浊毒

浊毒源于水湿。脾胃为运化水湿的关键脏腑，脾胃不运则水湿内生。湿邪留于胃脘则成湿毒。湿毒上犯，则咽部堵闷、黏着。治以祛胃湿，以化浊毒，药如茯苓、生白术，健脾祛湿，以化浊解毒。

3. 清胃火以解浊毒

浊毒化火，变生浊毒。浊毒循经上炎，热所上冲则咽喉红肿、咽干、灼热。治以清胃火，以解浊毒。咽部红肿明显者，可用冬凌草、木蝴蝶消肿退红；热毒较重者，可用石上柏、石见穿清热解毒。

4. 通胃络以散浊毒

浊毒入络，壅塞胃部经络，气血流通不畅则气滞血瘀，不通则痛，咽部哽咽、疼痛见之。治以活血化瘀，通胃络，以散浊毒，使气血运行，将浊毒随气血津液代谢排出体外。药如牡丹皮、丹参，凉血活血。

5. 排胃痈以消浊毒

浊毒日久，运化失司，血败肉腐，乃成胃痈，日久则咽部如有异物。治疗需从痈论治，排胃痈，以消浊毒。药如薏苡仁、败酱草，两药相辅相成，大大加强消痈排脓之功。

6. 养胃阴以御浊毒

浊毒质浊性热，壅遏日久，浊毒伤阴。胃阴亏虚，虚易招邪。虚处留邪，化生浊毒则阴虚愈甚。阴津不能上滋，则咽干咽哑。胃喜润恶燥，胃润则降，故治以养胃阴，以御浊毒。药如麦冬、石斛等，甘寒淡渗，益胃生津，又防滋腻碍胃。

五、"核心病机"观用于胃凉

胃凉是指患者自觉胃脘部发凉，惧怕寒凉刺激，或进食生冷之物引起胃脘部不适，甚者触之胃脘部局部皮肤温度低于正常。胃凉既可单独出现也可与胃痛、胃胀、吐酸等相兼出现。

病机的关键是浊毒内蕴，阻滞中焦气机，阳气不能温煦。辨治胃凉首辨寒热虚实。虚证为脾胃虚弱、虚寒内生、机体失于温煦所致，此为真寒证，即《诸病源候论·冷气候》所谓"夫脏气虚，则内生寒也"。二为阳气郁结不达，胃脘部失其温煦而形成的阳郁证，此乃假寒证。近年来，由于饮酒及煎炸炙煿之品摄入增多，故寒热虚实之证中以实证多见。而实证中气滞、痰凝、湿热郁而不解，均可形成浊毒内蕴，又尤以浊毒内蕴证多见，表现为胃凉、胃脘堵闷或疼痛、口干口苦、心烦、纳呆、大便秘结、舌黯红、苔黄腻、脉弦滑或滑数。

浊毒内蕴，徒解其毒，则浊蕴不化；徒祛其浊，则毒邪愈盛，故宜化浊解毒，两者兼顾。胃凉的病机关键虽为浊毒内蕴。然病因复杂，病程较长，临证应结合患者症状及舌脉进行辨证论治，运用整体观念，以化浊解毒为基本大法，根据患者的虚实变化、虚实真假、邪正主次进行辨证加减。同时巧用药物配伍，但药不在繁，唯取其效。临床以化浊解毒方（茵陈、黄芩、黄连、白花蛇舌草、陈皮、竹茹、清半夏等）为基础进行辨证加减。黄芩、黄连清热解毒，适于浊毒内蕴较盛者；砂仁、豆蔻芳香化湿，治疗浊毒内蕴、脾虚湿困证；柴胡、香附两药合用，用于浊毒内蕴、肝郁气滞证；姜黄、郁金理气活血化瘀，用于浊毒内蕴、胃络瘀阻证。在化浊解毒、活血化瘀同时加桂枝，往往收效甚佳，但用量宜小，以体现其祛性存用的作用。

六、"核心病机"观用于慢性萎缩性胃炎伴舌感异常

慢性萎缩性胃炎患者常伴有舌感异常的表现，如舌咸、舌辛、舌痛、舌涩、舌烫、舌麻等。若单纯治舌，往往效果欠佳。因舌感异常与慢性萎缩性胃炎的病机一致，故临证可从慢性萎缩性胃炎的病机入手，治以清热利湿、化浊解毒，辅以化痰、散瘀、通滞、滋阴之法，往往可获得满意疗效。

1. 舌痛

舌痛又称舌灼痛、舌本痛等，疼痛的性质除呈灼样疼痛外，还有辛辣痛、干燥痛、麻木痛、涩痛等感觉。疼痛部位可见于舌尖、舌根、舌边、舌背或整个舌体，检查舌部时有的并无充血、水肿、糜烂、溃疡等。慢性萎缩性胃炎多与饮食不节（洁）有关，所伴见的舌痛多与嗜食辛辣油腻食物致脾胃湿热、浊毒内蕴有关，即《灵枢·经脉》"是主脾所生病者，舌本痛"。治疗可用泻黄散合黄连解毒汤加减，清热利湿，化浊解毒。

2. 舌麻

舌麻是指舌麻木而感觉减退，可伴有舌体活动不灵，多因痰气阻滞脉络或血虚失荣所致。《嵩崖尊生书》云："血虚亦舌麻，火痰居多，审因施治。"《证治汇补·麻木》指出："脾肾亏，湿痰风化乘间而入，均使舌本麻木。"临床上，慢性萎缩性胃炎患者伴见舌麻多与嗜酒饮冷，嗜食油腻，致湿邪内生，痰浊阻络，痰郁化火有关。治以化痰息风，健脾祛湿。方用半夏白术天麻汤加减。

3. 舌胀

舌胀是指舌体的异常感觉，舌胀患者未必伴有舌体的增大。《诸病源候论》《备急千金要方》《儒门事亲》等古医籍中均有关于舌胀的记载。舌胀多与脏腑气滞、气机不畅有关。临床上，慢性萎缩性胃炎伴舌胀多与情志不畅致肝郁气滞、肝胃不和有关。现代社会生活节奏快、工作压力大，易致情绪紧张，情志不畅。肝气横逆犯脾，脾胃运化失司，清阳不升，浊阴不降，湿热之邪蕴结中焦，聚湿化浊，阻遏肝胆，疏泄失

常，胆气上溢，肝胃不和。治以疏肝理气为主，兼清湿热。方用柴胡疏肝散合龙胆泻肝汤加减。

4. 舌硬

舌硬是指患者自觉舌体发硬，而舌体本身未必僵硬。《金镜录》《舌鉴》等古籍中有关于舌硬的记载。舌硬多与脏腑气滞血瘀、瘀血阻络有关。慢性萎缩性胃炎患者伴舌硬多与胃病日久、瘀血阻络有关，多因饮食不慎、情志不畅等致肝胃气郁，浊毒内蕴，日久致浊毒入络，气血流通不畅，胃络瘀阻。方用失笑散合丹参饮加减。

5. 舌干

舌干是指舌上有苔但乏津，苔质干燥，或舌光无苔，望之枯涸，扪之燥涩。舌干因热盛伤津、阴虚津亏或阳虚津不上承等所致。临床上，慢性萎缩性胃炎伴舌干者与脾胃湿热郁久、煎灼肝肾阴液有关，多因饮食不节（洁）、情志不畅、外邪侵袭等致脾胃湿热，热久伤阴，肝肾阴亏。一般而言，辨证舌干多从阴虚津亏考虑，治以养阴生津。方用玉女煎加减。清热与滋阴共进，虚实兼治，此乃"壮水之主以制阳光"之意。

慢性萎缩性胃炎伴见舌病者，不可单纯治舌，应结合慢性萎缩性胃炎的病机湿、痰、滞、瘀、虚五个方面进行辨证论治。在疾病的发展过程中，这五个方面往往相互兼杂，或其中某一方面突出，故治疗应抓住重点而兼顾其他，可以化浊解毒为主，构建祛湿、散瘀、通滞、化积、解毒、消痈"六位一体"的综合性治疗网络。

七、"核心病机"观用于复发性口腔溃疡

复发性口腔溃疡（recurrent oral ulcer，ROU）是最常见的口腔黏膜溃疡类疾病。调查显示，10%～25%的人患有此病，女性发生率一般高于男性。临床表现为反复发作的圆形或椭圆形溃疡，有黄、红、凹、痛的特征，即溃疡表面覆盖黄色假膜、周围有红晕带、中央凹陷、疼痛明显。本病属中医学"口疮""口糜"范畴，病因复杂，反复发作。

复发性口腔溃疡的"核心病机"为浊毒内蕴。病位主要在心、脾两脏，与肾、胃、肝密切相关。本病初期多为实证，后期虚实夹杂。治疗依据疮疡的特点、舌质舌苔和脉象以辨病性及脏腑，采用自拟化浊解毒方药，以柴胡、青皮、黄连、黄芩、茵陈、竹茹、清半夏、败酱草等疏肝理气，化浊解毒，根据具体分型加减用药。医之用药，如将之用兵，所以临床用药要讲求配伍，使用药对，疗效显著。

1. 浊毒内蕴、脾胃湿热型

症见溃疡以两颊及唇为主，疼痛难忍，伴口臭，口干口苦，胸脘痞闷，大便秘结，舌苔黄腻，脉弦滑。治疗以清利脾胃湿热、化浊解毒为大法。药用防风、藿香以散郁火；生石膏、生甘草使脾火清泻而正气无伤。

2. 浊毒内蕴、心火上炎型

症见溃疡多发于舌尖部，伴烦热，躁动不安，面赤目红，口渴、喜凉饮，小便黄赤灼热，舌红苔黄，脉数有力。治疗以化浊解毒、清泻心火为大法。药以栀子、连翘两药合用，专攻心火，上下分消。

3. 浊毒内蕴、虚火上炎型

症见口腔溃疡经久不愈，反复发作。患者形体消瘦，伴盗汗、手足心热，舌红少苔，脉细数。治疗以化浊解毒、滋阴降火为大法。药用黄柏、知母补泻并举，泻火不伤阴，滋阴不助火；莲子心、生地黄升降并举，滋阴泻火。

4. 浊毒内蕴、脾肾阳虚型

症见溃疡多发于牙龈及唇部，色淡，红肿不著，疼痛较轻，遇劳易复发，平素形寒肢冷，下利清谷，舌淡，苔白润，脉沉迟。治疗以化浊解毒、健脾补肾温阳为大法。药用黄芪、川牛膝两药寓托于补，补泻并用；加收湿生肌敛疮之品，如儿茶、青黛等能泻能收。同时调治并举，统筹兼顾。

八、"核心病机"观用于汗证

汗是阳气蒸化津液经玄府达于体表而成。正如《素问·阴阳别论》所云："阳加于阴为之汗。"人体因阴阳失调、营卫不和、腠理开阖不利而引起的汗液外泄属病理现象，即汗证。临床上汗证多见自汗、盗汗、头汗、半身汗、手足心汗等全身或局部汗出，患有慢性胃炎者常伴有汗出异常的表现，如但头汗出、手足心汗、自汗、盗汗等。治疗上，单纯止汗，疗效欠佳。从脾胃病的浊毒内蕴病机入手，以化浊解毒为根本大法，辅以祛湿、健脾、疏肝、敛汗之品，往往效果显著。

汗液的生成与脾胃相关。《素问·评热病论》云："人之所以汗出者，皆出于谷，谷生于精。"汗液的排泄与脾胃相关。《灵枢·本脏》曰："卫气者，所以温分肉，充皮肤，肥腠理，司开合者也。"

汗出异常多因饮食不节或外感湿邪，损伤脾胃，浊毒内生，蕴久化热，湿热熏蒸，不得四散，循经蒸腾于上，迫津外泄，则头汗出；浊毒阻滞中焦脾胃，蕴久化热，日久则灼伤营阴，故汗出多发夜间，名曰盗汗；浊毒瘀滞，中焦气化不足，胃中干涸，中土虚衰，气血不足，统摄无权，发为自汗；浊毒蕴蒸，迫津为汗，旁达四肢则为手足汗出。

治疗汗证，辨明病机是关键。因该证病情反复，症状繁多，往往出现真热假寒或真实假虚等症状，故治疗上首当明辨虚实寒热。汗出异常伴胃脘不适者，不可单纯止汗，以防闭门留寇。应结合慢性胃炎的病因病机，从根本上施治，以化浊解毒为主，辨证论治，主次分明，标本兼顾，方能使各种汗出异常得以痊愈。

综上所述，在疾病的治疗过程中，要抓住疾病的"核心病机"，理解和掌握"核心病机"与"主要病机"之间的辩证关系，进而分清主次，准确辨证论治，治疗"主要病机"必须服从于"核心病机"的治疗，最低限度地不妨碍"核心病机"。否则的话，就会犯只注意现象而忽视本质的错误。如果只重视"核心病机"，不重视"主要病机"，就会犯刻舟求剑的错误，把辨证论治机械化。抓住"核心病机"，兼顾"主要病机"，把握好两者之间的关系，对提高临床疗效至关重要。

（王彦刚）

读经典 论脾胃 验临床

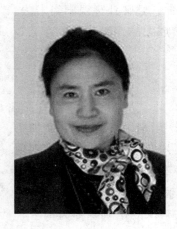

刘汶,首都医科大学附属北京中医医院主任医师,教授,博士研究生导师,中医内科教研室主任,原肝病科主任。世界中医药学会联合会温病学分会副会长,北京中西医结合学会养生专业委员会主任委员,北京市中医药学会肝胆病专业委员会副主任委员,北京中西医结合学会临床营养治疗专业委员会副主任委员。全国名老中医李乾构、刘景源教授的传承弟子,危北海名老中医药专家传承工作室负责人。全国优秀中医临床人才,全国优秀中医传染病人才,北京市"125"人才Ⅰ类人才,北京市"十百千"优秀人才的"百"类人才。曾获华夏医学科技奖、中西医结合学会科技奖三等奖。擅长治疗胃食管反流病、肠易激综合征、功能性便秘及腹泻、溃疡性结肠炎、脂肪肝、病毒性肝炎、药物性肝病、酒精性肝病、自身免疫性肝病、肝硬化及并发症顽固性腹水、黄疸等。主编学术著作3部,发表学术论文五十余篇。

一、读经典,论脾胃

(一)《黄帝内经》

1. 论脾胃生理功能

《素问·经脉别论》曰:"饮入于胃,游溢精气,上输于脾。脾气散精,上归于肺,通调水道,下输膀胱,水精四布,五经并行。"章虚古《医门棒喝》言:"升降之机者,在乎脾胃之健运。"其说明,消化道的消化、吸收、运化功能有赖于脾胃气机的升降出入而实现。脾主运化,胃主受纳;脾气主升,胃气主降;两者共同完成对饮食物的消化吸收。脾胃为后天之本,气血津液生化之源。脾的特性是喜燥恶湿,宜升不宜降。脾主运化(一是运化水谷,二是运化水湿),主升清;主统血;主肌肉、四肢;开窍于口,其华在唇。脾失健运,则湿邪内生。胃是五脏六腑之海,五脏六腑皆禀气于胃。胃喜燥恶湿,以降为顺,以通为用。脾为胃行其津液。脾胃的共同纳运,使水谷精微营养四肢百骸。脾与胃一升一降,一燥一湿,一纳一运,共同完成人体的消化吸收和转运输布功能。在脏腑与五行的关系中,脾胃属中土,为人体气机升降的枢纽。脾胃气虚时,无论营气、胃气皆无法充实，全身机体得不到滋养，身体随之而衰。如果胃不受纳，中气不足则六腑阳气皆绝于外，营卫失守，百病而生。如脾为湿困，运化失职，清气不升，则可出现面色萎黄、形体消瘦、腹胀纳呆、大便溏泄等症，也可影响胃的受纳与和降，出现食少、呕吐、恶心、脘腹胀满等症。反之，如果饮食失节，食滞胃脘，气机阻滞，胃失和降，则可出现胃痛、呕吐、呃逆、反胃、嘈杂、吐酸、噎膈等症，亦可影响脾的升清与运化，出现腹胀、腹痛、泄泻等症。《素问·阴阳应象大论》云："清气在下，则生飧泄；浊气在上，则生䐜胀。"提示痞满的病机是因胃气不降所致。凡外感寒湿邪气，情志失调，饮食不节，大病和久病之后伤及脾胃均可导致脾胃功能失调、升降失常，导致脘腹胀满疼痛、早饱、恶心、呕吐、嗳气、纳差等症状的发生。功能性消化不良中医辨证多为脾胃虚弱证、肝郁脾虚证、气滞血瘀证、脾虚食积证、寒热错杂证等证型。脾胃生理功能正常，则纳和化、升和降、燥和湿矛盾统一。临床需特别重视脾胃气机的升降，如胃气不降则糟粕不能下行，在上则胸闷哽噎，在中则胃脘胀痛，在下则大便秘结。若胃气不降反升，可致嗳气呃逆、恶心呕吐、反酸烧心等。若脾气不升，不能运化精微、益气升血，可致餐后脘闷、食后思睡、腹胀腹泻、消瘦乏力、精神倦怠等。若脾气不升反降，中气下陷，则见腹部坠胀、肛门坠胀、大便滑脱失禁等。

2. 论脾主四时

帝曰：然脾脉独何主？岐伯曰：脾脉者土也，孤脏以灌四傍者也。帝曰：然则脾善恶，可得见之乎？岐伯曰：善者不可得见，恶者可见。

——《素问·玉机真脏论》

其善者不可得见，即脾土不独主于时，而是脾土与四时无时无刻不在，伴随着整个时令，四时之中脾土均在，时时刻刻滋灌着四脏。因脾属土，而土能生万物，春夏秋冬四时皆靠土养，故四时之气中皆有土气。

中央生湿，湿生土，土生甘，甘生脾……

——《素问·五运行大论》

中央黄色，入通于脾……其味甘，其类土……

——《素问·金匮真言论》

脾主四季之末之说也见于《黄帝内经》。《素问·太阴阳明论》称之曰"脾不主时"，并明言："各十八日寄治……土居中央生万物，四时必得土气之化。"脾土置于中央方位，职司运化升清，具有消化水谷精微、化生气血、充养全身的作用。如同土地承载万物，充养万物，被后世称之为"后天之本"，为脾胃学说的建立奠定了理论基础，并有效地指导临床实践。后世医家根据《黄帝内经》关于脾胃理论的阐发，提出了"四季脾旺不受邪""脾为后天之本"等一系列著名观点，李杲所创立的脾胃学派等也与脾主四时理论密不可分。

按照五行理论，春应肝，夏应心，秋应肺，冬应肾。脾属土，居于中焦，主运化水谷，化生气血，有长养心、肝、肺、肾的功能，所以脾不独主于时。四季常在，不仅"各十八日寄治",而且无时无刻不在。脾气旺,则气血充;正气旺,则百病不生。脾气不足,则运化失常,气血亏虚,脏腑失养,虚邪贼风,乘虚而入,百病乃生。

二、《伤寒杂病论》

1. 从桂枝汤煎服法悟张仲景护胃之道

桂枝汤的煎服法是:浓煎1次,分3次温服。若一服汗出病解,停止服,不必尽剂。若不汗,可再服。并缩短服药时间,半天左右将1剂药服完。若不汗出者,可服至两三剂。

调和法:①药后啜粥。服桂枝汤后片刻喝热稀粥一碗,既借热粥之力助药力发汗,又益胃气以滋汗源。②温覆微汗。药后覆盖衣被,温助卫阳,利于发汗。③微汗为度。以全身湿润、汗出轻微为度,切不可大汗淋漓,以免伤阳损阴。④获效停服。⑤未效守方。病情较重者,昼夜服药,24小时悉心观察,汗出停药。⑥药后忌口。凡生冷、黏滑、肉面、五辛、酒酪、臭恶等物皆禁用,以防损伤胃气。

所以说,张仲景是很重视胃气的。脾胃为气血生化之源,脾胃健则气血生化充足。卫气强盛,卫外功能强健则可御敌外出。对于外感风邪之太阳中风证,可起到事半功倍之效。若胃气弱,脾气不健,则气血生化不足,卫气亦不充实,卫外之功就减弱,御敌之功就不能很好地行使职权,即使用桂枝汤治疗外感病也只能是事倍功半,达不到应有的效果。张仲景从煎服法到调护法,每一步骤都小心翼翼,意在保护胃气,达到正气存内、邪不可干的目的。

2. 旋覆代赭汤临证心得

伤寒发汗,若吐若下,解后,心下痞硬,噫气不除者,旋覆代赭汤主之。

——《伤寒论·辨太阳病脉证并治》

太阳表证,发汗或吐下者,表邪虽解除,但因吐下伤及脾胃,运化失职,水湿内聚成痰,造成胃虚而痰阻气滞。药用旋覆代赭汤补虚降逆。旋覆代赭汤为胃虚痰阻、嗳气不除而设,有降逆化痰、益气和胃之功,用于心下痞硬、嗳气不除、头昏头痛、恶心呕吐、眩晕等症,属中焦气化无力、升清降浊失权、脾胃运化障碍或脏腑功能失调者。

功能性消化不良属胃虚气逆、痰气交阻之证,症见嗳气、呃逆、胃胀、胃痛、纳差、早饱、舌淡、苔白腻,脉弦细滑。胃胀甚,加枳实10g,厚朴10g;胃痛,加延胡索10g,川楝子10g;纳差,加焦三仙30g,鸡内金10g;便秘,加酒大黄10g。

胃食管反流病,属肝胃不和、痰涎凝聚之证,症见反酸、烧心、胃胀、胃痛、嗳气、呃逆。本方加黄连3~6g,吴茱萸3~5g,乌贼骨30g,浙贝母10g,瓦楞子30g。失眠、入睡困难、早醒者,《内经》云"胃不和则卧不安",可加酸枣仁30g,合欢花30g,夜交藤30g;伴胸闷,加瓜蒌10g,薤白10g,半夏10g;心悸者,加生龙骨30g,生牡蛎30g,紫石英10g。

三、读《杂病源流犀烛》议胃溃疡治法

脾与胃俱属土，脾内而胃外，以脏腑言之也。脾阳而胃阴，以表里言之也。脾主运而胃主化，以气化言之也。故脾与胃相连，顾胃乃相火居正之地，而其地又为太阳少阳部位相合而明之处，故曰阳明。

——沈金鳌《杂病源流犀烛·胃病源流》

此段说明了脾与胃的关系。脾与胃同为气血生化之源，共同担负着饮食物的消化吸收、转运输布功能。脾与胃，一阴一阳，一运一化，一燥一湿，一脏一腑，一表一里，共同完成气血生化之大任。《圣济总录》云："胃脘痈，由寒气隔阳，热聚胃口，寒热不调，故血肉腐坏。以气逆于胃，故胃脉沉细。"

书中列出了治胃痈八方。

（1）射干汤：射干、山栀、赤茯苓、升麻、赤芍、麦冬、白术。

（2）薏苡仁汤：薏苡仁、防己、赤小豆、炙甘草。

（3）清胃散：当归身、生地黄、丹皮、黄连、升麻、石膏、细辛、黄芩。

（4）芍药汤：赤芍、石膏、犀角、麦冬、木通、朴硝、升麻、元参、甘草。

（5）牡丹散：丹皮、地榆、薏苡仁、黄芩、赤芍、桔梗、升麻、甘草、败酱。

（6）千金内消散：大黄、金银花、酒归尾、木鳖子、赤芍、白芷、乳香、没药、皂角刺、僵蚕、瓜蒌仁、花粉、甘草节、穿山甲。

（7）内消沃雪汤：当归身、白芍、甘草节、黄芪、射干、连翘、白芷、贝母、陈皮、皂角刺、花粉、穿山甲、金银花、木香、青皮、乳香、没药、酒大黄。

（8）东垣托里散：金银花、当归、大黄、牡蛎、花粉、皂角刺、连翘、朴硝、赤芍、黄芩。

胃痈即西医学所言的胃溃疡、十二指肠溃疡、糜烂性胃炎等，病机乃积热于胃，血腐肉败，致成为痈。根据疾病的发展阶段，可分别选用上方。

四、读《张聿青医案》议嘈杂治法

徐右先发肝厥，既而嘈杂脘痛，涌涎少寐。皆木郁之极，致肝阳冲胃。刻当经行之后，带下如注，以奇脉隶于肝，肝病则奇脉不能固摄也，先从肝胃主治。

制香附　炒枳壳　沙苑子　左金丸　豆蔻花　朱茯神　煅牡蛎　炒白芍　川楝子

右涎下略少，仍然不止，嘈杂易饥，足软腰酸，腹时胀满，冲气不和，冲脉不固。再摄奇脉，兼参调气。

炒松熟地　当归炭　炙艾叶　乌贼骨　茯苓　酒炒白芍　阿胶珠　公丁香　旱莲草　淮小麦

——《张聿青医案》

嘈杂反酸，肝胃不和，属"木郁之极，肝阳冲胃"，当疏肝和胃。方中香附、枳壳、川楝子疏肝理气；炒白芍柔肝养肝；煅牡蛎敛酸收涩，软坚散结；茯神宁心安神；左金丸清泻肝火，降逆止呃，用于肝火犯胃之嘈杂吞酸，呕吐口苦；沙苑子甘温，归肝、肾经，补肾固精，养肝明目；豆蔻辛温，归肺、脾、胃经，可化湿行气，温中止呕。二诊时患者足软腰酸，改调中气，再摄奇脉。方中熟地黄、当归、艾叶、白芍、阿胶珠调和冲任；旱莲草、淮小麦补肾调气；丁香降逆和胃，减少胃酸、胆汁反流，故治嘈杂反酸。

五、读《慎柔五书》议呕吐不愈治法

凡病久呕，用补脾下气之药，其中须用当归钱许，以润下枯。盖气在上，久而不下，下无津液，故用润之。然脾胃虚而呕者，又忌当归。

——《慎柔五书》

久呕则伤津，故用健脾益气之药补之。呕为胃气上逆，故用降逆下气之品。久呕则津液伤，水电解质丢失，故用当归补血润燥，使津液复，气血充，阴阳平。尤其对于大便不通、久呕不下者，用当归能补血活血，润肠通便。但对脾胃虚所致呕者，则忌用当归。否则滋腻碍胃，加重病情。

六、读《时方妙用》议鼓胀治法

臌症，多是气虚中满，误服枳朴宽胀之药所致，属实者少，属虚者多。

臌症属实者，其来必暴。有气、血、食饮、寒、热、虫之别，辨症详于心腹九种之中。唯饮、气、两胁痛有水气，或呕清水，宜后三方，酌其虚实，加减用之。备急丸、五积散、平胃散加减照前。血臌加川芎、桃仁；虫臌去甘草，加黄连、榧子、干姜，或另服乌梅丸四十日。

臌病属虚者，其来必渐。若气喘、水气盛者，宜黑锡丹。若服腹大如箕，四肢消瘦，初因吐酸而起，后吞吐皆酸，宜附子理中丸加黄连。若单腹胀，初服劫夺之药少效，久用增胀，硬如铁石。昧者见之，方谓何物邪气若此之盛；自明者观之，不过为猛药所攻。即以此身之元气转与此身为难者，如驱良民为寇之比。喻嘉言治有三法：一曰培养，宜术附汤加干姜、陈皮；一曰招纳，宜补中益气汤加半夏；一曰攻散，宜桂甘姜枣麻辛附子汤、《金匮》枳术汤。

——《时方妙用》

鼓胀有实证，有虚证。大部分为虚证，个别为实证。虚证的治疗宜补不宜攻。虽然刚开始攻邪也有一定的疗效，但属于杀鸡取卵。久之则劫夺正气，使病情加重。补虚有三法：一是培养中土，温补脾肾，宜术附汤加干姜、陈皮；二是招纳正气，升阳补土，用补中益气汤加半夏；三是亦补亦攻，扶正亦祛邪，用桂甘姜枣麻辛附子汤、枳术汤。

七、验案举例

案1 反流性食管炎

本病胃镜及病理提示萎缩性胃炎病例，治疗较为棘手。采用《伤寒论》辛开苦降、寒热并用法治疗，取得了较好疗效。

张某，男，66岁。2009年11月19日就诊。主诉：嗳气伴反酸4个月。

患者4个月来嗳气、反酸，偶尔烧心，纳可，无口干、口苦，二便调。舌暗淡苔白，脉弦。2009年9月16日胃镜示：食管炎；慢性萎缩性胃炎伴肠化。病理：（窦）轻度慢性胃炎；局灶腺体肠化；黏膜肌增生。（贲门）轻度慢性胃炎，另见表浅鳞状上皮黏膜急慢性炎症及糜烂；上皮单纯性增生。（食道）胃底腺黏膜呈轻度慢性炎症。

辨证分析：《寿世保元·吞酸篇》云："夫酸者肝木之味也，由火盛制金，不能平木，则肝木自甚，故为酸也。"脉弦说明素有肝气郁结；肝气横逆犯胃，胃失和降，故嗳气、反酸、烧心；舌暗淡为肝郁脾虚之象。此为肝郁克脾，脾胃虚弱，脾阳不振，故脾胃有虚寒之象。肝气郁结，郁久化热，故胃中又有郁热。除肝胃不和，还寒热错杂。

治法：清肝泻火，温中健脾，和胃降逆。

方药：半夏泻心汤合左金丸。处方：清半夏10g，黄芩10g，黄连6g，干姜3g，吴茱萸3g，浙贝母10g，海螵蛸30g，瓦楞子30g，青黛10g，百合20g，降香10g，三七粉6g（冲服），旋覆花10g，代赭石30g，公丁香6g，柿蒂10g。7剂，日1剂，水煎服，日2次。辅以康复新液口服，每日3次，慢慢下咽。外用穴贴神阙穴、化瘀清胃膏药（院内制剂）。

11月26日二诊：仍嗳气，偶尔反酸烧心，无口干、口苦，二便调，眠安。舌苔黄腻，脉沉弦。治疗有效，效不更方。

处方：清半夏10g，黄芩10g，黄连6g，干姜3g，吴茱萸3g，浙贝母10g，海螵蛸30g，瓦楞子30g，代代花10g，八月札10g，降香10g，三七面6g（冲服），旋覆花10g，代赭石30g，公丁香6g，柿蒂10g。7剂，水煎服，日1剂。

12月3日三诊：症状较前明显减轻，有时进水进食后嗳气，无反酸、烧心，二便调，纳眠安。舌暗苔薄白，脉弦滑。

处方：清半夏10g，黄芩10g，黄连6g，干姜3g，吴茱萸3g，浙贝母10g，海螵蛸30g，瓦楞子30g，焦三仙30g，鸡内金30g，降香10g，莱菔子20g，旋覆花10g，代赭石30g，公丁香6g，柿蒂10g。7剂，水煎服，日1剂。

12月10日四诊：诸症减轻，无明显嗳气，无反酸、烧心，无胃胀不适，二便调，眠差，易醒，入睡困难。舌暗苔白，脉弦滑。

处方：清半夏10g，黄芩10g，黄连6g，干姜3g，吴茱萸3g，浙贝母10g，海螵蛸30g，瓦楞子30g，焦三仙30g，鸡内金30g，降香10g，莱菔子20g，旋覆花10g，代赭石30g，公丁香6g，柿蒂10g。7剂。成药改为乌灵胶囊口服，每日3次。

12月17日五诊：偶尔饭后胃胀，偶尔嗳气、晨起明显，余症消失，二便调，眠好转。舌暗淡，苔薄白，脉弦滑。

处方：清半夏10g，黄芩10g，黄连6g，干姜3g，吴茱萸3g，浙贝母10g，海螵蛸30g，瓦楞子30g，焦三仙30g，鸡内金30g，降香10g，枳壳15g，旋覆花10g，代赭石30g，公丁香6g，柿蒂10g。7剂，水煎服，日1剂。

药后症状明显好转。

按语：反流性食管炎是一种难治性疾病，容易反复发作。其病因复杂，多与情绪急躁、心情抑郁、饮食不节、嗜食生冷辛辣肥甘等不良生活方式有关。病机多为肝胃不和，寒热错杂，虚实间杂。本病从肝而治，又注意寒热并用、和胃降逆，故收到较好疗效。

案2　鼓胀

万某，男，60岁。主诉：腹胀两个月。

患者既往有长期大量饮酒史20年，前一年诊断为酒精性肝硬化。两个月前出现腹部胀大如鼓，胸闷，气短，下肢浮肿，纳差，气短乏力，小便少，大便正常。舌暗苔白腻，脉弦滑。

中医诊断：鼓胀（肝郁脾虚，气滞血瘀水停）。

治则：疏肝健脾，理气活血，化湿利水。

处方：党参20g，茯苓皮30g，猪苓20g，泽泻10g，牵牛子10g，抽葫芦30g，泽兰30g，水红花子10g，郁金20g，半枝莲30g，半边莲30g，生黄芪100g，王不留行10g，穿山甲10g，丹参30g，焦三仙30g。14剂，水煎服，日1剂。

二诊：腹胀同前，胸闷气短略减，乏力、纳食好转，小便增加，大便正常。舌暗苔白腻，脉弦滑。上方加红景天30g，大腹皮10g，槟榔10g，生黄芪加至120g。14剂，服法同前。

三诊：腹胀减轻，胸闷气短减轻，乏力减轻，下肢浮肿减轻，饮食、二便正常，舌脉同前。上方加防己10g，椒目10g。

四诊：腹胀基本消失，下肢浮肿明显减轻，乏力、胸闷气短消失。继服上方14剂。

（刘汶）

脾胃升降理论的传承与发展

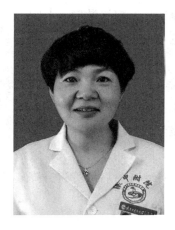

王捷虹，主任医师，副教授，硕士研究生导师，陕西中医药大学附属医院消化一科主任，第四批全国老中医药专家学术经验继承人，中华中医药学会脾胃病分会青年委员，陕西省中医药科技开发研究会第四届理事会理事，陕西省中医药科技开发研究会脾胃病分会常务委员兼秘书，陕西省中医药学会第三届脾胃病专业委员会委员，世界中医药学会联合会消化病专业委员会会员，国家中医药考试命题专家，国家中医药管理局重点学科脾胃病学科后备学科带头人，咸阳市医学会医疗事故技术鉴定专家库成员，陕西省太白中草医药学会会员，《中华现代中医学杂志》专家编辑委员会常务编委。发表学术论文58篇，参编著作2部，主持省级、市级科研课题5项，参与国家级科研项目2项，副主编著作1部。主要研究方向：慢性萎缩性胃炎的中医药研究、胃癌前病变的中医药研究。

脾胃升降理论是中医"气机升降学说"的重要组成部分。脾主运化、主升清，将精微物质上输于心肺，布散于周身；胃主受纳、腐熟，主通降，使糟粕秽浊向下排出，传导无滞。脾为阴土，喜燥恶湿，体阴而用阳；胃为阳土，喜润恶燥，体阳而用阴。二者燥湿相济，升降协调，形成升清降浊的一对矛盾，既对立又统一，共同完成对水谷精微的运化与输布，使人体阴平阳秘，生命安和。所以说，脾胃为人体气机升降的枢纽。脾胃升降调达，气的运行才能正常，人体的各项生理功能才能正常维持。若脾胃失于健运，升降失司，则内连五脏六腑、外涉四肢九窍都会发生疾病。故脾胃升降失常是疾病发生的关键，即"内伤脾胃，百病由生"。

一、脾胃升降理论的渊源、形成与发展

（一）源于《黄帝内经》

《黄帝内经》虽未明确提出脾胃为气机升降之司，但却将其有机地贯穿于人体气、血、津液的生成、转化及代谢过程之中。如《素问·六微旨大论》曰："出入废则神机化灭，升降息则气立孤危，故非出入，则无以生、长、壮、老、已；非升降，则无以

生、长、化、收、藏。"又云："气之升降，天地之更用也。"升和降是哲学上的一组矛盾，即对立统一又相互依赖，两者互以对方的存在为前提，相互制约，矛盾双方的此消彼长，清阳得升，浊阴得降，构成了运动、变化与发展的自然界。《素问·阴阳应象大论》指出："清阳出上窍，浊阴出下窍。清阳发腠理，浊阴走五脏。清阳实四肢，浊阴归六腑。"二者一脏一腑，一阴一阳，一升一降，一表一里，相互配合，构成了表里相济、升降相因的对立统一关系，维持人体正常的新陈代谢活动，促进机体的生长发育。《素问·经脉别论》云："饮入于胃，游溢精气，上输于脾。脾气散精，上归于肺，通调水道，下输膀胱。水精四布，五经并行。"简要阐述了机体水液代谢的生理过程。脾胃同居中焦，《素问·逆调论》云"胃者六府之海，其气亦下行"。水谷之精气，《素问·太阴阳明论》云"不得至经，必因于脾，乃得禀也"，说明脾胃通过升降纳运的作用，共同维持食物的消化、吸收和输布，具有枢纽之意。《素问·脉要精微论》曰："上盛则气高，下盛则气胀。"《素问·阴阳应象大论》云："清气在下，则生飧泄；浊气在上，则生䐜胀。此阴阳反作，病之逆从也。"若升降失司，脾胃失调，清气不升，浊气不降，则会出现一系列疾病及全身症状。《黄帝内经》为后世脾胃升降理论的形成与发展奠定了理论基础。

（二）最早应用于《伤寒论》

东汉时期，医圣张仲景重视脾胃升降理论，探究其病变本质，首创"辛开苦降"之法治疗脾胃疾病，最早将升降学说用于临床实践。如《金匮要略·呕吐哕下利病脉证治》云："呕而肠鸣，心下痞者，半夏泻心汤主之。"张仲景用半夏泻心汤治疗寒热之邪错杂于中焦、损脾碍胃、虚实夹杂、脾胃升降失司之证。方中半夏、干姜为辛开，黄芩、黄连为苦降，一辛一苦、一升一降作用于脾胃，调节脾胃气机升降，使脾气得以升清，胃气得以降浊，促进水谷精微的正常吸收和输布，使糟粕秽浊正常排泄，达到回旋气机之功，从而恢复脾胃之升降功能。其组方配伍切合病机关键，升降同调，顺其气机，其病乃治。其所创的经方三泻心汤、旋覆代赭汤等作为辛开苦降法、和胃降逆法的经典代表方剂，为后世医家治疗脾胃疾病的良方。

（三）发展和成熟于金元以后

金元时期，在脾胃理论全面发展的基础上，李东垣继承并创新了先辈的学术思想，遵《黄帝内经》"土者，生万物""以胃气为本""升降出入无器不有"的思想，认为"内伤脾胃，百病由生"，开脾胃论之先河，对脾胃气机升降理论进行了具体论述。他认为，"脾胃之寒热虚实，宜燥宜润，应当详辨，至于升降二字，尤为紧要"，提出脏腑的"升降浮沉"是《黄帝内经》中自然界升降理论的继承与延伸。人与自然界是一个有机的整体，人体内部同样以升清降浊为正常的生理活动。然升降之枢在脾胃，水谷精微升发，滋润濡养全身；糟粕秽浊下降、排出，人体得以维持正常的生命活动，否则将产生各种疾病。李东垣认为，治疗脾胃病要掌握调节气机升降这一关键环节，重视升发脾阳,降逆胃气。他提出,"脾胃不足之源乃阳气不足,阴气有余",故临床实践中特别强调升发、生长的一面,更加重视升发脾胃之阳的重要性。他认为,只有水谷精微上升,脾气得以升发,元气得以充养,生机才能活跃,阴火才能潜藏,不至上乘为患。临床上,他喜用柴胡、升麻、黄芪等具有生升特性之药。

李东垣基于脾胃是气机升降之枢纽的理论,总结了一套以升阳为主的治法,如升阳益气、升阳除湿、升阳散火、升清降浊、升阳解暑等,体现了他重视升发脾阳的学术思想。李东垣首创补中益气汤、升阳益胃汤、升阳除湿防风汤、升阳汤等著名方剂,以治疗脾胃疾病,至今仍被广泛用于临床。由于他善于温补脾胃,惯用升阳、补中、益气之法,而成为"补土派"的创始人。

明清时期,叶天士结合自己长期的临床实践,提出脾胃分治、胃分阴阳的观点,创立了养胃阴等治胃之法,形成了胃阴学说。叶天士认为,"胃易燥""胃为阳明之土,非阴柔不肯协和",重视甘润养胃,首创益胃汤等名方。叶天士还提出,"纳食者胃,运化者脾。脾宜升则健,胃宜降则和"。"脾脏居中,为上下升降之枢纽",明确指出了脾胃运转气机的中轴地位。叶天士在《临证指南医案·脾胃》中明确强调,"脾胃之病,虚实寒热,宜燥宜润,固当详辨,其于升降二字尤为重要";"太阴湿土,得阳始运;阳明燥土,得阴自安;以脾喜辛燥,胃喜柔润也",反映了他重视调畅脾胃升降出入的治疗思想。《临证指南医案·虚劳》指出,"上下交损,当治其中"。叶天士认为,上下都出现虚损病证时,应重视调理中焦脾胃,弥补了李东垣详于治脾、略于治胃、重在温补的不足,纠正了诸多医家以治脾之药笼统治胃、脾胃不分、阴阳不辨的弊端,发展并完善了脾胃升降理论。因此,脾胃升降理论发端于《黄帝内经》,拓展于《伤寒杂病论》,正式形成于《脾胃论》,充实发展于明清时期,在后世不断总结运用中日臻完善。

二、脾胃升降理论的创新与应用

(一)中医泰斗董建华院士

1. 独创通降理论

国医大家董建华院士总结自己多年的临床经验,创立了"通降理论",是他治疗脾胃疾病乃至内科杂病经验的精髓和核心。其特点有三:一是"以降为顺,因滞而病,以通去疾"为认识脾胃疾病的基本要素。二是治则上既重视"脾胃合治"又考虑"脾胃分治"。三是脾胃疾病治法上注重治胃必调气血,以此法贯穿其他治法。

董老认为,胃为水谷之腑,六腑传化物而不藏,生理上胃气以通为顺,以降为和。只有胃气和降,腑气通畅,升降相因,纳运相协,方能"阴平阳秘,精神乃治"。正如《灵枢·平人绝谷》所指出的:"胃满则肠虚,肠满则胃虚,更虚更满,故气得上下,五脏安定,血脉和利,精神乃居。"胃失和降,脾亦受累而不运,则气机壅滞,郁滞日久，由气及血，从而产生的"湿阻""食积""痰结""血瘀""热毒"等病理产物滞留中焦。总之，脾胃疾病无论寒热虚实，内有郁滞乃共同特点，故董老在治疗上十分强调一个"降"字，疏其壅塞，祛其郁滞，并承胃腑下降之性引食浊瘀滞下行，祛瘀生新。常用通降十法：即理气通降、化瘀通络、通腑泄热、降胃导滞、滋阴通降、辛甘通阳、升清降浊、辛开苦降、平肝降逆、散寒通阳。

2. 创新胃热论

历代医家大多认为脾胃疾病的基本病机在于虚寒，但董老认为，脾胃虚寒学说固然有重要的临床指导意义，但目前应重点研究胃热学说。这与历代医家所处的时代背景有着很大关系。金元时期，战乱频发，加之饥饿冻馁，人们素体虚弱，正气不足，在内伤病的形成中虚寒证的表现自然会突出；但现在的脾胃病患者多恣食肥甘厚味，饮酒过度，胃气壅滞，郁而生热，复进寒凉生冷之品，或情志失畅，郁闭气机，助热为毒，导致胃黏膜红、肿、热、痛，甚至糜烂、出血等，郁而化热的证型比较常见，这与虚寒证显然不同。如果不懂创新、不加思索地沿用以前的治法必会导致失治、误治。因此，董老适时地提出了胃热学说。凡属热证者，通腑泄热，取效甚捷。对于胃病热证的表现，董老认为，黄苔是辨证的关键。其中，寒热错杂者，可温清并用；上热下寒者，用辛开苦降法；湿热蕴结者，用化湿清热法；痰热互结者，用化痰清热法等。临证注意寒热转化，每以泻心汤、白虎汤、小陷胸汤、左金丸、三仁汤等灵活化裁。董老认为，脾胃病以寒热错杂最为多见，此时纯用清热，则胃热未除而中寒更甚，一味温补则寒邪未散而胃火愈炽，故寒热互用以和其阴阳，苦辛并用以调其升降。

3. 重视疏肝理气

在董建华的脾胃学术思想中，非常重视疏肝理气以调节脾胃气机，气机顺畅，脾胃自安。脾胃气机的升降有赖于肝之疏泄功能。《血证论》谓："木之性主于疏泄，食气入胃，全赖肝木之气以疏泄之，而水谷乃化；设肝之清阳不升，则不能疏泄水谷，渗泄中满之症，在所不免。"厥阴之脉，夹胃属。脾胃互为表里，木土之气相通。若肝郁气滞，疏泄不及，木不疏土，则脾失健运，胃失和降，壅滞为病；或肝气亢盛，疏泄太过，横逆而犯，脾胃受戕；或素体脾胃虚弱，肝木乘之，升降失和。临床审证权宜而应变，常用四逆散、旋覆代赭汤、一贯煎、痛泻要方、左金丸、金铃子散等加减，总以肝气条达、脾胃升降恢复如常为度。

4. 独特的组方用药

董建华在数十年临床研究中积累了大量的珍贵资料，有的获得卫生部、国家中医药管理局、北京市多项科技成果奖等。如"董建华诊治胃痛专家咨询系统"获国家"七五"科技攻关重大成果奖，"虚痞的中药治疗观察"获北京中医药大学科技成果三等奖，为中医药事业做出了卓越的贡献。他在组方用药方面更是炉火纯青。如治疗气滞型胃胀、胃痛、胃痞的胃苏饮（苏梗、香附、陈皮、香橼皮、佛手、枳壳、大腹皮等）有理气健脾、和胃通降功效。在此基础上研制的胃苏冲剂用于治疗消化性溃疡、萎缩性胃炎100例，总有效率98%，已由药厂正式生产，取得了较大的社会和经济效益。治疗瘀血重症胃痛的猬皮香虫汤（炙刺猬皮、炒九香虫、炒五灵脂、延胡索、乳香、没药、金铃子、香附、香橼皮、佛手等），有活血化瘀、行气止痛作用。治疗脾虚生湿之慢性泄泻病的参苓止泻方（党参、茯苓、土炒白术、炒白扁豆、木香、砂仁、炮姜、肉豆蔻、干荷叶）有健脾化湿、升阳止泻之功。其他很多董氏系列方药均说明董老组方严谨，用药考究，故效如桴鼓。此外，董建华治疗胃肠病的常用对药更值得推崇，如枳壳与大腹皮配伍能行气消胀，利水消肿；香橼皮配伍佛手能疏肝理气，和胃止痛；紫苏梗配伍藿香梗能行气止痛，消胀除满；枳实配伍全瓜蒌能破气消积，宽胸散结，润燥通便；旋覆花配伍广郁金能行气降逆，化痰行水，下气散结；刺猬皮配伍九香虫能祛瘀血，通滞气，止痛止血；马尾连配伍吴茱萸能清肝和胃，制酸降逆，尤适于寒热错杂证；木香、白扁豆配伍砂仁能健脾理气，醒脾开胃，和中止泻；山栀配伍黄芩能清热解毒，泻火凉血；萆薢配伍晚蚕沙能祛风湿，利关节，和胃降逆，利湿化浊等。这些宝贵经验对于后世临床工作者有着重要的指导意义。

（二）名中医施今墨

1. 总结治疗"脾胃病十法"

施老根据脾胃的功能及生理病理特点，归纳出治疗脾胃病十法，即"温、清、补、消、通、泻、涩、降、和、生"，寒宜温，热宜清，虚宜补，实宜消，痛宜通，腑实宜泻，肠滑宜涩，呃逆宜降，嘈杂宜和，津枯宜生，临证多根据具体病情而"数法并合"，并且在治疗其他系统疾病中也常使用调理脾胃之法。治疗虚实夹杂的慢性疾病时，如慢性痢疾、慢性结肠炎、慢性胃炎，若邪气不祛，病必不除，故施氏在治疗时将祛邪与扶正药物巧妙配伍，使邪祛而正安。他首创依药物剂量和味数而确定的三清七补法、四清六补法、五清五补法、六清四补法、七清三补法，疗效显著。

2. 典型医案

《名老中医之路》中记录了一则施今墨医案。患者"上呕血，下便血，病情凶险"，前医均以止血为主，疗效不佳。施今墨沉思："中医理论，上病取其下，下病取其上，呕血宜降，便血宜升，而今上下俱病，升降均不相宜，当如何处置？"最后他认为："上下俱病当取其中，补中之药以吉林野山参为最佳。"于是嘱患者家属购"吉林老山参60g，微火炖煮，频频饮服，不拘次数。一昼夜，呕血、便血均止，人也清醒了"。施今墨面对错综复杂和上下掣肘的病机，采用"上下俱病当取其中"的治法是对叶天士"上下交损，当治其中"理论的继承与发展。

（三）国医大师李玉奇

1. 提出萎缩性胃炎以痈论治

国医大师李玉奇认为，"人百病，首脾胃"，故诊治脾胃疾病时将调整脾胃升降功能作为用药之精要所在。李玉奇结合胃镜下观察到的病理变化，以中医理论中的"痈"

为立论点,首先提出了"萎缩性胃炎以痈论治"学说,既发展了内痈辨治,又丰富了脾胃治法的内涵。

2. 李玉奇用药特点

临床上李玉奇喜重用黄芪,因为黄芪味甘,性微温,善治肺脾气虚和中气下陷证,素有"补气诸药之最"的美称。对各种脾胃病,凡显脾胃气虚证者皆重用之,并根据具体证型予以巧妙配伍。阳虚者配柴胡、升麻、枳壳、苦参、黄连以益胃升阳,升清降浊;阴虚者伍石斛、知母、桃仁、鳖甲以益气养阴,活血化瘀;血瘀者合天冬、莪术、桃仁、白花蛇舌草以益气养阴,祛腐生新。李玉奇十分注重调节脾胃升降,平时用药以芪、升、柴等升发脾阳,但又配以苦参、黄连、枳壳等苦降胃气,使清升浊降,进而"炎症随浊祛而化",且用药平和,注意顾护脾胃之阴,补消适中,体现了他"以平为期,以和为贵"的学术思想。

(四)国医大师路志正

路志正总结多年临床经验,提出"持中央,运四旁,怡情志,调升降,顾润燥,纳化常"的学术思想,不仅在治疗消化系统疾病中,在治疗其他多种慢性疾病及疑难杂症的过程中均强调要重视脾胃的升降功能。如临证中以脾胃升降理论为指导治疗心血管疾病,认为气机升降的不及、太过、反作是发病的关键病机,并以补气升阳、降逆平肝(胃)、升降并用为主要治法,多获良效。另一方面,对于脾胃疾病,路老强调脾气不升、胃气不降、脾胃失和以及兼夹湿、痰、瘀、食、滞为基本病机。脾胃病多属慢性病程,病性多为虚实夹杂,因而治疗中以脾胃兼顾、升降并举、攻补兼施、调理脾胃为最佳治法。同时强调临床用药应升降并用,即使用升补药物的同时合用沉降药物,如应用黄芪、党参等药物的同时,注意配以枳壳、枳实等行气降气之药。

(五)国医大师邓铁涛

1. 对脾胃学说的独特见解

在论治脾胃病方面,邓铁涛认为,脾为土脏,位于中央而营养他脏,所以五脏都有脾胃之气,所谓"互为相使"。因此,善治脾者,既能使脾胃升降功能恢复如常,又能使五脏安和,所谓"五脏相关",从而提出了"治脾胃可以安四脏,调四脏可以治一脏"的著名论断,用以指导临床实践,如用于治疗消化性溃疡、慢性胃炎、慢性结肠炎、急腹症及冠心病、慢性肝炎、重症肌无力等慢性消耗性疾病,疗效显著,扩大了脾胃学说临床应用的内涵,也是对《黄帝内经》脾居中央而灌四傍思想的继承与发展。

2. 用药经验

邓老遣方用药善用药对,数药相互配合,每获良效。如常将活血化瘀、行气止痛的五灵脂、蒲黄与冰片三药配伍应用,用于治疗血瘀气滞所致的各种痛证,尤其是胃脘痛,临床效果显著。治疗胃下垂,常用的药对是黄芪配伍枳壳,黄芪用量大,同时配伍少量枳壳反佐。如此脾升胃降,相反相成,升降得复,疗效良好。治疗阴虚所致胃痛，常用的药对是石斛、山药与环草。石斛养阴清热，益胃生津；山药补脾肺肾，平补气阴；环草养阴清热，健运脾胃。三药合用，养阴清热，益胃生津，止痛之效显著。治疗湿热伤暑所致泄泻腹痛，常用的药对是黄连、广木香与布渣叶。黄连清热燥湿，泻火解毒，善清脾胃、大肠湿热；广木香行气止痛，善清脾胃、大肠之滞气；布渣叶清热利湿，健运脾胃。三药相伍，共奏清热燥湿、行气导滞、健运脾胃之功，用于湿热伤暑之泄泻、腹痛效果甚佳。

（六）国家级名中医沈舒文

1. 提出"脾升胃降是消化功能的表现形式"

沈舒文教授根据自己三十多年的临床实践、动物实验与理论探索，对脾胃升降理论做了进一步的完善与补充，有自己独到的见解，认为脾升胃降是脾胃气机的运动形式，也是消化功能的表现形式。同时认为，治疗脾胃病要在脾与胃功能的反向失衡、协调失常中建立调治的基点，选用相应的调治药物。脾胃病的发生与饮食、情志、外感等病因密切相关，能引起脾胃纳化、升降、化生功能失常。易患因素多为脾胃虚弱，所谓"正气存内，邪不可干；邪之所凑，其气必虚"。"土旺四时不受邪"。脾胃病在慢性进程中因实致虚，继而因虚致滞，虚中夹实，滞损交加，具有本虚标实、虚实相兼的病理特征。脾胃病久延不愈，水谷精微不化，难以濡养全身，气虚少血，可转为虚劳。脾胃坏证则"胃气虚败，绝谷则亡"。

2. 用药经验

沈老根据多年的临床工作，总结出化纳相助、升降合用、燥湿（润）相济、纵擒通摄的用药经验。如果脾胃功能失常，气机升降失司，而会发生病理性改变。虽然临床证候表现不一样，但只要遵循中医同病异治、治病求本原则，都可采用升降气机的方法予以治疗。故升降脾胃气机是沈舒文教授治疗脾胃相关疾病的诊疗特色。沈舒文教授能够采用脾胃升降理论治疗多种疾病，其中采对升脾降胃治疗慢性萎缩性胃炎痞满、升发脾气治疗脑供血不足眩晕、通降胃腑治疗排便障碍等疗效满意。

（七）国家级名中医王自立

1. 提出"运脾"学说

王自立教授从医数十载，有丰富的临床经验，尤其擅长脾胃疾病的中医诊疗。在"脾胃升降"理论的指导下，通过调理脾胃气机之升降以促运化，他提出了"运脾"学说，即"以运为健，以运为补，健脾先运脾，运脾必调气"的学术思想。脾胃病病因多"虚"，自古多以"补法"治疗，采用四君子汤、异功散、六君子汤等。脾胃是气机升降运动之枢纽，升降浮沉是气机的运动形式。气机运行正常与否与脾胃功能密切相关。王自立教授强调，在脾胃病的治疗上要以"健脾助运、调整升降"为要，使用健脾促运、调气和胃之剂，可使脾气得以舒展，气机得以顺畅，纳运相得，升降相协，水谷精微得以濡养全身。也就是说，只有脾胃功能处于正常的生理状态，才能消化水谷、运化水湿、生化气血，为机体提供足够的营养物质。反之，若脾胃功能低下，水谷精微难以化生，则无法为机体提供必需的营养物质。运脾的关键不在于直接补益助运，而在于调理气机以促进运化。

2. 自拟运脾汤

王自立教授集多年临床经验，拟定运脾汤一方，补运同举，治疗胃痞之脾虚失运证疗效显著。药物组成：党参10～30g，炒白术30g，茯苓10g，佛手10g，炒枳壳30g，石菖蒲15g，炒麦芽15g，仙鹤草15～30g。方中党参、白术益气健脾以助运；仙鹤草功善补虚，且补而不腻；茯苓性平味淡，健脾渗湿；佛手气味辛香，理气而不伤阴，既可疏肝理气以防肝木乘脾土，亦能和胃化痰；枳壳功善宽中下气，与佛手合用，突出运脾调气、和胃消痞之功；炒麦芽行气消食，健脾开胃，兼能疏肝理气；石菖蒲芳香醒脾，和胃化湿。诸药合用，既可益气健脾助运，又可调气和胃，使脏腑气机调畅，则脾胃升降得复，中焦痞塞自除。在辨证论治的基础上，常加砂仁、木香、香附等理气药，以通畅气机，增强理气和胃之力；对于便秘者，常加肉苁蓉、郁李仁，临床治疗痞满效果显著。

（八）国家级名中医唐旭东

1. 创立脾胃病辨证新八纲

唐旭东教授在继承董建华脾胃"通降理论"的基础上，创建了脾胃病辨证新八纲。以辨脾胃脏腑、气血为中心，结合寒热虚实的发病特点和机体状态，以脾胃"通降理论"为大纲，兼辨脏腑、气血、寒热、虚实的"小八纲"，以指导辨证用药，着眼于"通降"。用药上理气而不破气，温而不燥，活血而不动血，化瘀血而不伤新血。这也是对董老"通降论"思想的继承创新和进一步应用。

2. 用药特点

唐旭东教授认为，脾胃气机升降失常是功能性胃肠病症状重叠的病机关键。脾胃气机升降失常可表现在胃气不降、胃气上逆、脾气不升、脾气下陷的方面。治疗上以通降脾胃气机为大法，兼顾虚实、寒热、气血，疗效颇佳。

（1）胃胀胃痛喜用香苏散。唐旭东教授认为，胃病的病位虽然在胃，但与肝失疏泄密切相关，故治胃重在疏肝以和胃。肝胃和调，则胃病自愈，临床用香苏散疗效显著。

（2）紫苏梗、紫苏子同用以降胃气。紫苏梗与紫苏子同用，甚至结成药对，以求肺胃同降。紫苏梗理气舒郁，用于气郁食滞等证；苏子为降肺气之药，用于肺气不降之证，且避免了香燥之弊，正合胃喜润恶燥、以降为顺的生理特点。唐旭东教授将其用于肝气犯胃、胃气上逆之嗳气泛酸、恶心呕吐、痰郁咽梗伴大便秘结之症颇有效验。

（3）气虚气滞用黄芪四逆散。唐旭东教授认为，黄芪四逆散最能切中病机，四逆散中柴胡配芍药，一散一收，一疏一养；枳实配甘草，一升一降，亦肝亦脾，使其散而不过，疏而不伤，肝脾同治。滞则疏散之，虚则补益之，此常理也。证之于临床，黄芪四逆散用于气虚气滞并见者，确能益气理气两不误。

(4) 妙用炮姜调养肠胃。治疗胃肠疾病，唐旭东教授认为巧用生姜、炮姜、姜炭是消化科大夫的基本功。并强调"干姜走而不守，炮姜守而不走"，姜炭较炮姜止泻作用更强。胃肠病患者常出现大便稀溏泄下，同时又腹胀不堪，表现出通下过度而又郁滞不畅。若用宽中下气之药常可致溏泄加重，止泄又会致腹胀加重，颇为棘手。此时既可取炮姜守而不走以温中止泄，又可温运中阳，散寒消滞而除胀；还可配黄连、黄芩用于湿热泄泻以顾护中阳，防其苦寒伤胃；配伍理气通下之大腹皮、槟榔用于泄泻与腹胀并见之症，"守而不走"，防其伤中而泻下太过等。此外，理气常用荷叶、荷梗轻清舒展，三七、白及粉修复胃黏膜等，不一而足。

(九) 陕西省名中医王捷虹

1. 善于运用"辛开苦降法"

王捷虹教授治疗脾胃疾病经验丰富，疗效显著，对经方的研究和理解颇深，认为脾胃升降相因，出入有序，才能维持人体各种生理功能活动。临床善于运用辛开苦降法，采用寒热并用之三泻心汤，治疗慢性胃炎、消化性溃疡、功能性消化不良、肠易激综合征、溃疡性结肠炎等消化道疾病，均取得理想疗效。她认为，辛开苦降法不仅适用于寒热错杂之证，对于其他原因导致的脾胃升降功能失常之证也可灵活运用。

2. 自拟调气和胃汤治疗慢性萎缩性胃炎

王捷虹教授将脾胃气机升降理论用于治疗慢性萎缩性胃炎之痞满证，认为其基本病机为脾胃气机阻滞。只有调理脾胃气机升降，才能从根本上治疗慢性萎缩性胃炎。自拟方调气和胃汤，取得了良好的治疗效果。处方组成：半夏10g，黄连6g，枳实20g，苏梗10g，佛手10g，砂仁6g（后下），生黄芪30g，生白术30g。方中半夏、黄连、枳实为组药之核心，用于慢性萎缩性胃炎寒热互结、脾胃气滞之胃脘痞满；苏梗配佛手以降胃气；黄芪配白术以升脾气；砂仁理气宽中，化湿和脾。中气下陷重者加炒升麻、葛根；呃逆、呕吐者，虚则配丁香、柿蒂，热用竹茹，重则配旋覆花、代赭石；便秘者加炒莱菔子、槟榔和降胃气，导其滞。

(十) 陕西省名中医曹林

曹林强调，脾胃为后天之本、元气之根，是人体气机升降之枢纽。脾升胃降，脏腑始安。他主张健运脾胃，升清降浊，调畅气机，补脾胃，升脾阳，兼泻胃火。曹林认为，寒、热、虚、实、瘀血均可致脾胃气机升降失常，故调理脾胃气机，不可拘泥升脾降胃之法，还有温中、清热、益气、滋阴、通下、化痰除湿、活血化瘀等方法，均具有斡旋气机、调理升降、恢复中焦气机的作用。曹林善用李东垣在《脾胃论》中所立的补脾胃、泻阴火之升阳汤。方中秉承"脾喜燥而恶湿""脾欲缓，急食甘以缓之"之宗旨，用升麻、羌活、柴胡助阳益胃以升清气；用黄芪、党参、炙甘草益气，以补益中焦，使脾旺清阳不陷，阴火不升；用苍术健脾利水，以除湿；用石膏、黄连、黄芩清胃，以泻阴火。现代人脾胃疾患大多表现为虚实夹杂，寒热互结，与古人在病因病机上略有差异，临证不能墨守成规，需在原方基础上随症加减，灵活运用。清阳不升者，加葛根、防风；阴火上炎者，加知母、黄柏；津液耗伤者，加麦冬、五味子；肝气郁结者，加白芍、川楝子、青皮；气滞者，加木香、枳壳、陈皮；食滞者，加神曲、炒麦芽；湿重者，加泽泻、茯苓、薏苡仁、车前子、猪苓；痰多者，加法半夏、陈皮；寒凝中焦者，加肉桂、炙附子、吴茱萸。如此加减化裁，便衍生出《脾胃论》中之升阳益胃汤、当归补血汤、生脉散、清胃散、清暑益气汤等诸多名方。

　　脾胃升降理论是中医气机升降理论的重要组成部分，脾胃升降失司是脾胃病的核心病机。脾胃升降相关理论的形成、发展、成熟、完善过程也是中医脾胃病理论发展的过程，对中医理论体系的发展与完善具有重要的指导意义。在临床实践中，我们应重视脾胃升降的关键地位，抓住主要矛盾，以恢复脾升胃降之生理特性为临床治疗的切入点和关键环节。同时，注意脾胃为气血生化之源、气机升降之枢，其升降气机的调节也是全身气机的重要部分，亦能影响周身气机的运转，因而从脾胃升降气机入手亦对其他脏腑之病证具有改善作用。

（王捷虹　王立　李赛鹤）

马骏教授权衡润燥、升降通补治疗脾胃病

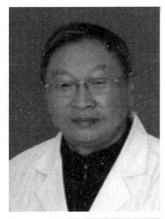

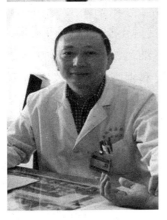

马骏，首届全国名中医，主任医师，教授，博士研究生导师，全国第二、三、四、五、六批老中医药专家学术经验继承工作指导老师，全国优秀中医临床人才指导老师，安徽省首届国医名师，世界中医药学会联合会消化病分会顾问，中华中医药学会脾胃病分会顾问，安徽省中医药学会顾问，安徽省中医药学会脾胃病专业委员会名誉主任委员，从事医、教、研60余年，善治内科疑难杂症，尤其擅长脾胃病诊治，学验俱丰。

李学军，安徽中医药大学第二附属医院消化科主任，主任医师，教授，硕士研究生导师，全国优秀中医临床人才，江淮名医，安徽省名中医，安徽省名老中医学术经验继承工作指导老师。世界中医药学会联合会消化病专业委员会常务理事，中华中医药学会脾胃病分会常务委员，中国医疗保健国际交流促进会中西医结合消化病学分会常务委员，中国中西医结合学会消化内镜专业委员会委员，中国中西医结合学会消化系统疾病专业委员会委员，安徽省中医药学会消化内镜专业委员会主任委员，安徽省中医药学会脾胃病专业委员会副主任委员。主持省部级科研课题7项，参加国家级及省级科研课题12项，发表论文50余篇。获安徽省科学技术三等奖1项、安徽省第七届自然科学优秀学术论文三等奖3项。

马骏教授从事中医内科医疗、教学、科研60载，德艺双馨，学验俱丰，备受称道。在长期的临床实践中，他对脾胃病的诊治经验独到，强调"权衡、升降、润燥、通补"八字方针，并取得了良好的临床疗效。

一、理论依据

《素问·太阴阳明论》云："脾与胃以膜相连。"脾与胃同居腹中，互为表里，共为后天之本，又为气血生化之源，五脏六腑、四肢百骸皆赖其所养。胃主受纳，脾主

运化；肝主疏泄，肾主温煦。脾与胃相互配合，在肝、肾等脏腑协助下，完成人体对水谷的受纳、消化、吸收和输布等生理功能。脾与胃的关系体现在水谷纳运相得、气机升降相因和阴阳燥湿相济三个方面。

脾胃病是指在外感或内伤因素影响下，造成脾、胃、肠功能失调而出现病理改变的一类病证。《素问·阴阳应象大论》云："善诊者察色按脉，先别阴阳。审清浊，而知部分，视喘息，听音声，而知所苦，观权衡规矩，而知病所主，按尺寸，观浮沉滑涩，而知病所生。以治无过，以诊则不失矣。"善于治病的医生，看患者的色泽，按患者的脉搏，首先要辨明疾病属阴还是属阳。审察浮络的五色清浊，从而知道何经发病；看患者喘息的情况，并听其声音，从而知道患者的痛苦所在；看四时不同的脉象，因而知道疾病生于哪一脏腑；诊察尺肤的滑涩和寸口脉的浮沉，从而知道疾病所在的部位。这样在治疗上，就可以没有过失。

"权"古指秤砣，有下沉之意。"衡"，古代的秤杆，有平衡之意。"权衡"有品评、度量的意思。溯本求源，注重望、闻、问、切四诊合参，方能明确诊断。

脾与胃相对而言，脾为阴脏，以阳气温煦推动用事，脾阳健则能运化升清，故性喜燥而恶湿；胃为阳腑，以阴气凉润通降用事，胃阴足、胃津充则能受纳腐熟，故性喜润而恶燥。《临证指南医案·卷二》说："太阴湿土，得阳始运，阳明燥土，得阴自安。以脾喜刚燥，胃喜柔润故也。"脾易湿，得胃阳以制之，使脾不至于湿；胃易燥，得脾阴以制之，使胃不至于燥。脾胃阴阳燥湿相济是保证两者纳运、升降协调的必要条件。若脾湿太过，或胃燥阴伤均可导致脾运胃纳失常。若湿邪困脾，可导致胃纳不振；胃津或胃阴不足亦可影响脾运功能。脾湿则其气不升，胃燥则其气不降，可见中满痞胀、排便异常等症。故脾为太阴湿土，以燥为健；胃为阳明燥土，以润为健。脾胃燥湿相济是维持脾胃对水谷的纳运、转输的功能保证。

气机升降是机体生理活动的基本形式，是维持生命活动的必然过程。脾胃是气机升降的枢纽。脾气升，不仅能助胃进一步消化，而且能吸收、转输水谷的精微和水液，同时还能统摄、升提内脏，不使下陷，以保持诸脏各安其位。胃气降，不仅能使饮食得以下行，而且能将初步消化后的水谷精微物质移交小肠而供给脾以运化转输，上奉于心肺，布散周身。心、肺、肝、肾均赖其水谷之精气以供养，即《素问·玉机真脏论》所谓"脾为孤脏，中央土以灌四傍"。脾胃受纳、运化功能正常，水谷精微物质充盛，营卫方能充实，五脏始得安和。清阳上升则耳目聪明，腠理固密，筋骨劲强；浊阴下降则湿浊渗泄，阴精凝聚，下窍通利，脏腑调和。若脾虚气陷，可导致胃失和降而上逆。胃失和降，亦影响脾气升运功能，可导致脘腹坠胀、头晕目眩、泄泻不止、呕吐呃逆或内脏下垂等脾胃升降失常之候，即《素问·阴阳应象大论》所谓"清气在下，则生飧泄；浊气在上，则生䐜胀"。总之，脾胃是心、肺、肝、肾四脏的中心，心、肺、肝、肾的升降浮沉运动均以脾胃为枢纽，心、肺、肝、肾的生理功能都依赖脾精的输布。"脾宜升则健""胃宜降则和"。若脾胃升降失常则五脏俱病，百病丛生。

"六腑以通为用""六腑以通为顺"。饮食入胃，经胃的腐熟成为食糜，下降至小肠，小肠承受胃的食糜再进一步消化，并泌别清浊。经过六腑的共同作用，从消化吸收乃至糟粕的下传排出，必须不断地由上而下递次传送。六腑中的内容物不能停滞不动，其受纳、消化、传导、排泄过程是一个虚实、空满不断更替的过程。六腑的生理特点是实而不能满，满则病；通而不能滞，滞则害。六腑在病理上相互影响，如胃有实热，津液被灼，必致大便燥结、大肠传导不利。大便传导失常、肠燥便秘也可引起胃失和降，胃气上逆，出现嗳气、呕恶等症。又如胆火炽盛每可犯胃，出现呕吐苦水等胃失和降之症。脾胃湿热，郁蒸肝胆，胆汁外溢，则可见口苦、黄疸。六腑者，传化物而不藏。六腑病变多表现为传化不通，故治疗上又有"六腑以通为补"之说。这里所说的"补"不是用补益药物补脏腑之虚，而是指用通泄药物使六腑以通为顺。对腑病而言，堪称补。治疗胃肠病证时，常以通降为大法，正如《临证指南医案·胃脘痛》所云："夫痛则不通，通字须究气血阴阳，便是看诊要旨矣。"通降是指使气滞、湿阻、痰浊、水饮、食积、瘀血、胃火等邪气得以通畅下行，恢复六腑正常功能，使邪气得除，胃热得清，气滞得通，胃胀得消。"实在阳明"。胃病多实证、热证、燥证、滞证、逆证。实证用泻，热证用清，滞证用通用行，逆证用降用镇，故胃病多用苦寒药、凉药、润药、通药、行药、降药。

二、学术特色

马骏教授治疗脾胃病注重润燥、升降、通补之法，权宜而施，反复衡量，灵活运用，自有心法，从不拘泥于经方时方。每随证变化，加减化裁，制方遣药，法度谨严，值得吾辈学习借鉴。

（一）润燥

马骏教授据"脾喜燥而恶湿"，临床上对脾生湿、湿困脾的病证，一般强调健脾与利湿同治，所谓"治湿不理脾，非其治也"，常用醒脾化湿之剂，少用甘润滋腻之品，以免助湿。胃喜润而恶燥，如《医学求是·治霍乱赘言》所说"胃润则降"。治胃病时，注意燥热易伤胃阴，常用甘凉滋润之剂。即使必用苦寒泄下之剂，也注意中病即止，以祛除实热燥结为度，不可妄施，以免伤津化燥。

临床上针对脾湿太过，运化呆滞，症见呕吐、恶心、纳呆、腹胀、苔腻者，燥湿健脾，方用平胃散配砂仁、白蔻仁之属。口黏腻配佩兰化湿醒脾，口臭苔腻用草果化湿和中。水湿轻者从脾治，用胃苓汤利水渗脾湿。脾湿甚者，水湿内生，表现为痰饮水肿，治从补脾益肾寻法。胃燥太过，其一为胃阴不足，胃络涸涩，多在慢性萎缩性胃炎中表现为胃脘隐痛、灼热、口干、饥不欲食、舌红少津，常用养阴益胃汤滋养胃阴。胃有灼热感，用石斛功为最殊，兼咽干、口唇燥为肺胃阴虚，用沙参、玉竹作用好。阳明燥结，"无水行舟"，大便干结难解，用增液汤滋润阳明燥土，缓通大便。燥结甚者，配调胃承气汤；腹胀排便不畅，配枳实、槟榔、炒莱菔子通降腑气，导其滞。脾湿与胃燥并见多见于慢性胃炎湿热伤阴证，既可见胃脘痞满、灼热、反酸、嘈杂、口苦、苔黄腻等湿热表现，幽门螺杆菌多为阳性，又可见口干不欲饮、饥不欲食、舌红少津等胃阴虚证候。湿热内蕴与胃阴不足相兼者，用左金丸配半夏、栀子、白蔻仁清化湿热，用养阴益胃汤滋养胃土阴津之亏，润燥相济以收良效。久患胃病胃阴亏虚者，若过食滋腻或寒凉伤中也可形成脾寒湿与胃津亏并见证候，症见舌红苔白腻、口干不欲饮、脘腹胀、纳呆，治疗需健脾化湿与滋养胃阴并举。如王某，男，72 岁，退休工人，2015 年 10 月 20 日初诊。胃脘隐痛一月，空腹胃脘灼热不适，似饥而不欲食，食后隐痛，嗳气，无反酸，口燥咽干，体倦乏力，大便干结，脉沉弦，舌淡红，苔薄黄。胃镜检查提示：慢性浅表性胃炎活动期；腹部 B 超检查未见明显异常。马骏教授认为，此患者胃阴亏耗，胃失濡养，兼见肝郁脾虚。治宜养阴益胃，疏肝健脾，和中止痛。予一贯煎、百合乌药汤、芍药甘草汤、金铃子散加减。马骏教授认为，一贯煎、芍药甘草汤两方合用滋阴而不腻，止痛又不伤阴；百合乌药汤理气和胃，养阴止痛。诸药合用，润燥适宜，相得益彰。

（二）升降

马骏教授临证强调，脾气主升，胃气主降；脾以升为健，胃以降为和；治脾毋忘调胃、治胃毋忘健脾。治脾病时常用健脾、益气、升提之品；治胃病时多用和中、清利、降逆之药。处方用药时，马骏教授十分重视药性的升降沉浮，讲究药对的配伍、分量的轻重，以升中有降，降中有升，谨防升之不足、降之有余。脾为阴土，体阴而用阳，病则水湿壅盛而阳气易亏，阳气亏虚则其气不升甚则下陷。"辛甘入脾，辛苦入胃"。辛甘之药性多温燥，有补脾益气、升阳举陷之功效，故以甘味之品补其脾，辛味之品升其阳。凡是味辛性散的药物均具有升清的作用，如辛温之苏梗、藿梗、苏叶、荆芥、防风。内湿困脾者，选苏梗、藿梗、苏叶；无湿者，选荆芥、防风；有热者，选用辛凉之荷叶、荷梗、荷叶蒂等。马骏教授特别喜欢使用荷叶。荷叶味苦、辛、微涩，性凉，归心、肝、脾经，清香升散，具有消暑利湿、健脾升阳、醒脾和胃、清利头目的作用，在夏季湿邪困脾、胃纳呆滞、头目不清时使用荷叶最为合拍。即使在秋冬季，凡有湿困之征出现头昏、头沉、头晕、昏蒙不清者恒用之。胃为阳土，体阳而用阴；胃为燥土，病多燥热亢盛，辛苦性寒之药为必用之品。辛苦之品，具通降胃气、清解胃热之功效，辛苦之药有性温性寒之不同。性寒者又分辛寒和苦寒两类。辛寒之品如生石膏、知母，苦寒之品如大黄、黄芩、黄连、黄柏之属，使用上述诸药，可达到降浊的作用。《素问·阴阳应象大论》有"酸苦涌泄为阴"的说法，凡酸苦之品亦具有降浊作用，但要根据病情选用不同的剂量。轻者 3~6g，重者 6~9g，剂量不宜过大，否则"涌泄"太过，损伤脾气。马骏教授还善用药对调节脾胃升降功能。如白术配百合：白术甘苦温，益气升清；百合甘平濡润，使胃气下行，通利二便，升降相施，配合得宜，每收良效。莱菔子配决明子：莱菔子辛甘平，长于利气。《滇南本草》谓其

"下气宽中，消膨胀，降痰"。决明子苦甘凉，清肝明目，利水通便，二药配伍，通降胃肠气机，药性平缓，尤适于胃肠动力障碍而致大便不畅者。枳壳配桔梗：桔梗辛苦而平，使清气上升，通利胸膈；枳壳苦微寒，降逆散满。两药配合，用于屡用理气药而不见效者。

马骏教授强调，治脾当用温升，但亦需佐以降胃；胃失通降，积湿生浊常伴随脾不运化；治胃当用通降，但亦需佐以升脾。若脾虚运化无力，易积湿生浊。脾湿郁滞常影响到胃而致胃气不降、受纳失常。降胃常选辛苦通降之品，虽与甘温升脾之药性味相反，但同奏祛湿化浊、恢复脾运之功，有异曲同工之效。马骏教授常在益气升脾方药中少佐顺降开泄之半夏、陈皮、枳实之类，以疏通湿浊之壅塞，畅利脾气之运行，常用五味异功散、六君子汤或香砂六君子汤等。马骏教授尤为擅用陈皮。《本草纲目》云："橘皮苦能泄能燥，辛能散，温能和，同升药则升，同降药则降……但随所配而补泻升降也。"可见，用陈皮调理脾胃气机，切中病机。如患者张某，女，40 岁，职员，2015 年 10 月 6 日初诊。胃脘胀满不适、烧灼感 1 年，食后胃脘不适、满而不痛明显，有嘈杂感而无明显反酸，有饥饿感，偶有呕吐呃逆，心烦不眠，二便正常，脉沉细，舌质黯红，苔薄黄。胃镜检查提示慢性浅表性胃炎活动期；腹部 B 超检查未见明显异常。马骏教授认为，此患者以寒热互结之虚痞为主，兼存胆胃不和、痰热内扰之象，治宜寒热平调，散结除痞，清胆和胃，予半夏泻心汤、温胆汤合六君子汤加减治之。半夏泻心汤辛开苦降，寒热平调，配合温胆汤、六君子汤进一步调和升降，使气机畅顺，胃痞得安。

（三）通补

马骏教授认为，要广义理解运用通补之法，正如《医学真传·心腹痛》所言："调气以和血，调血以和气，通也；上逆者使之下行，中结者使之旁达，亦通也；虚者助之使通，寒者温之使通，无非通之之法也。若必以下泄为通，则妄矣。"又如《伤寒论》阳明病篇的应用，从广义上讲，纠正人体气血、阴阳、脏腑经络偏损偏衰，寒热虚实，甚至阴阳亡绝等都属"补"法之列。通即为补，通补为用，以通为补，以补为通，寓补于通，通补合一。马骏教授指出，理气药、降气药、消导药、清热药、泻下药等均有通下作用，如苏子、莱菔子、代赭石、旋覆花、青皮、枳实、厚朴、槟榔、沉香、降香、广木香、大黄等。他常用八月札、枳实、厚朴、槟榔、广木香、绿萼梅和陈皮等，厚朴、广木香偏温，八月札、焦槟榔偏凉，可根据不同的情况选用。马骏教授善用八月札，八月札又名预知子，甘寒无毒，具有疏肝理气、活血止痛的作用。孟诜言："厚肠胃，令人能食，下三焦，除恶气，和子食之更好。通十二经脉。"《食性本草》说预知子"主胃口热闭，反胃不下食，除三焦客热"。崔禹锡《食经》说："食之去淡（痰）水，止赤白下利。"说明八月札具有行气和胃、疏肝理气、消食化痰的功效，并且行气而不伤阴，是一个非常好的调理脾胃的药物。马骏教授也喜欢用炒枳实，如枳术丸，以行中有补，用量一般 10～15g。在一般情况下，马骏教授治疗胃病不使用过补，即使出现脾虚要缓补、慢补、行补，要补中有行，动静结合，升中有降。即使其他慢性病需要补药者，也须适当加入和胃理气药，以防补而壅滞，补而碍胃。但对于胃肠急性气滞、阻滞、食滞类疾病，使用纯动药，一旦胃气通畅，自当脾胃同治。如二陈汤中茯苓健脾祛湿，即取脾胃同治之意。如患者黄某，男，39岁，工人，2015年11月24日初诊。胃脘胀满隐痛1年余，嗳气反酸，恶心欲吐，大便溏薄带黏液、每日2~3次，腹胀肠鸣，食少体倦，脉弦细，舌淡，苔薄黄。胃镜检查提示慢性浅表性胃炎，肠镜检查提示结肠炎。马骏教授认为，此患者胃肠同病，初诊证属湿滞脾胃，肝郁胃热，兼见脾胃虚弱，治以疏肝理脾、清热利湿、行气和胃、以通为主。予四逆散、平胃散、左金丸、乌甘散、香砂六君子汤加减化裁，服7剂症减。复诊时患者肝郁已除，湿热明显好转，脾胃气虚凸显，治以益气升阳，健脾和胃，清热利湿，通补兼施，予升阳益胃汤加减，药到病除。

（四）权衡润燥、升降通补

马骏教授将"权衡"引申为一种"判断"的思维方法，权衡轻重，权衡利弊，权衡得失，实际上比较全面地概括了望、闻、问、切的辨证论治。他认为，脾胃病临床十分常见，一年四季均可罹患，且无年龄、性别之差异，与人体禀赋、饮食习惯相关；脾胃病病证多样，病情反复，病程延久。辨证中要权衡脾胃之虚实寒热、气血之荣盛虚衰、肝肾等脏腑之关联影响。在治疗中权衡调阴阳、和气血、安脏腑、扶正祛邪、标本兼治。治疗上必须权衡利弊，分清轻重缓急，无论是攻是补，是润是燥，是升是降，是通是补，必须综合考虑，用之有度。

如患者蔡某，男，63岁，农民，2015年9月10日初诊。胃脘胀痛1周，嗳气吐酸，胸胁苦满，口苦咽干，咳嗽有痰，痰浓色白，纳谷不香，大便偏干，小便正常，脉细濡，舌胖，苔薄黄。既往有慢性胃炎病史两年。胃镜提示：十二指肠球炎。患者症状虽多，但突出表现在中焦脾胃湿滞。脾为生痰之源，肺为贮痰之器，湿痰阻于少阳，肝气郁结，胆气犯胃，胆火上炎，兼有痰热互结之象，以实证为主，湿热并重，脾、胃、肝、胆、肺合病。治以和胃燥湿，疏肝利胆，清热化痰，理气解郁，予柴平汤疏肝健脾和胃，同时利胆清化痰热，顾及胆肺，妙用温胆汤合小陷胸汤，使肝胆得以疏泄，痰热得以清化，脾健胃和，诸症悉除。

（李学军）

孟河马派痞证证治规律

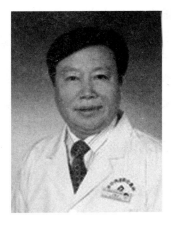

田耀洲，江苏省中西医结合医院消化科主任，中西医结合主任医师，教授，博士研究生导师，江苏省第二批老中医药专家学术经验继承工作指导老师，院级名医。现任中华中医药学会脾胃病分会常务委员，中国中西医结合学会消化专业委员会委员，中国医师协会中西医结合分会委员，中国民族医药学会脾胃病分会副会长，江苏省中西医结合学会消化系统专业委员会主任委员，江苏省中西医结合学会理事。曾获全国优秀中医临床人才、江苏省中医药领军人才、江苏省"六大高峰人才"、江苏省属科研院所优秀中青年科研骨干、南京市"人民满意的卫生工作者"等荣誉。

孟河医派是明末清初源出江苏孟河的一大地域性医学流派，以费、马、巢、丁四大家族为主，全国影响甚大。名医马培之"以外科见长而以内科成名"，家传及门徒薪火相传，不断将马氏学术发扬光大，马派诸医家在诊治脾胃病方面经验丰富，疗效卓著，值得后学继承发扬。慢性萎缩性胃炎（chronic atrophicgastritis，CAG）是临床常见疾病，1989年10月全国第五届脾胃病痹证学术交流会议上，把CAG定为"胃痞病"。笔者尝试通过对孟河马派主要医家临证有关痞证医案、医话等进行搜集、整理，运用现代数理统计及数据挖掘技术，探寻痞证的证候特征及方药规律，以期为辨治痞证及慢性萎缩性胃炎提供新的思路与方法，提高临床疗效。

一、研究内容与方法

（一）医案来源

以孟河马派主要医家为研究对象，以南京中医药大学图书馆馆藏图书为来源，以中国知识资源总库（中国知网）为平台，搜索、整理马派诸医家相关著作（23本）及文献报道（六百余篇）中有关"痞证"的医案、医话等。

孟河马派主要医家有61人：马院判、马荣成、马省三、马益三、蒋汉儒、马绍成、马培之、马日初、马道生、马继昌、马均之、马希融、马伯藩、马冠群、马擀卿、马洛川、马际周、马际卿、马惠卿、马笃卿、马嘉生、马书坤、黄翼天、马冀良、马书常、马泽人、马心厚、马心安、黄自强、马寿南、黄剑波、马黛云、马荷庵、马坦庵、丁甘仁、巢渭芳、邓星伯、沈奉江、贺季衡、毛善珊、王询刍、赵竹泉、金宝之、贾幼山、周憩堂、钱厚甫、谢大章、吴庚生、钟道生、张泽生、颜亦鲁、庄育民、贺桐孙、芮大苏、徐鼎汾、单兆伟、张继泽、邵荣世、金惠伯、卞同琦、徐苇江等。

(二) 选案标准

1. 诊断标准

诊断参照新世纪全国高等中医药院校规划教材《中医内科学》："自觉心下痞塞，满闷不舒，触之无形，按之柔软，压之无痛为主要症状的病证。"

2. 医案纳入标准

（1）所选医案符合痞证的诊断标准：需在著作目录下出现"痞、痞证、痞满"或在医案中出现"胃痞、痞满、痞胀、脘痞、心下痞、脘闷、脘胀、脘塞、脘窒"者等。

（2）所选医案的辨证用药遵循中医学传统思路，要求真实、有效。

（3）若属多次复诊的医案，由二诊时的疗效决定是否仅录入初诊部分，以使各医案之间相对独立；或复诊时与前者病证不同，但符合上述痞证诊断标准。

3. 医案排除标准

（1）医案不完整，如没有临床症状或只有治则而无方药的医案。

（2）医案记载中治疗无效的医案，误诊、误治的医案。

（3）同一医案转载在不同医籍中，只记录其原始出处者，其他概不录入。

(三) 数据规范化

对医案记录以下信息点：症状、病位证素、病性证素及药物组成。数据规范如下：①症状的规范：参照《中医药学名词》对医案中的中医症状描述进行规范化处理。②药名的规范：参照新世纪全国高等中医药院校规划教材《中药学》《中华本草》等对中药名进行规范化处理。③证素的规范：证素即证候要素，是指辨证所要辨别的脾、肾、肝、胃等病位和气虚、血瘀、痰、寒等病性。参照朱文锋主编的《证素辨证学》，对医案中提到的病因病机进行证素规范，并根据相关症状对每个医案进行证素分析。

(四) 统计分析方法

1. 频数统计分析

利用 Microsft Office Excel 2003 对痞证医案中的病位证素、病性证素和中药进行频数统计分析。

2. 关联规则分析

运用 AlphaMiner 2.0 开放数据挖掘平台进行关联规则分析，挖掘痞证医案中的病位证素、病性证素与中药三者的相互关联关系。

3. R 型聚类分析

利用 IBM SPSS V20 软件，选取频次前 56 位的药物进行 R 型聚类分析，探析痞证的处方用药规律。

二、研究结果与分析

共得痞证医案70例，其中马培之11例，马伯藩1例，丁甘仁3例，邓星伯16例，贺季衡3例，张泽生3例，颜亦鲁2例，单兆伟24例，张继泽6例，金惠伯1例。

（一）频次统计分析

痞证医案涉及病位证素10项，病性证素12种，中药136味。病位证素频次总计194项，其中≥20项的病位证素分别是胃、脾、肝、胸膈，占所有病位证素总频次的88.14%；病性证素频次总计208种，其中≥20种的病性证素分别是气滞、气虚、湿、痰，占所有病性证素总频次的72.12%；中药使用频次总计838味，平均每张处方使用中药11.97（838/70）味，≥5味的中药共有56味，占所有中药总频次的83.05%。见表1~表3。

表1 痞证医案病位证素频次

病位	频次（次）	频率（%）
胃	70	36.08
脾	53	27.32
肝	24	12.37
胸膈	24	12.37
大肠	9	4.64
心神	4	2.06
肾	3	1.55
心	3	1.55
胆	2	1.03
肺	2	1.03

表2 痞证医案病性证素频次

病性	频次（次）	频率（%）
气滞	61	29.33
气虚	41	19.71
湿	27	12.98
痰	21	10.10
热	13	6.25
阳虚	12	5.77
血瘀	11	5.29
血虚	10	4.81
阴虚	8	3.85
饮	2	0.96
气不固	1	0.48
气陷	1	0.48

表3 痞证医案中药频次（前56位）

中药	频次（次）	频率（%）	中药	频次（次）	频率（%）	中药	频次（次）	频率（%）
陈皮	40	4.77	紫苏梗	13	1.55	太子参	8	0.95
半夏	39	4.65	川楝子	13	1.55	娑罗子	7	0.84
白术	33	3.94	当归	12	1.43	大腹皮	7	0.84
白芍	31	3.70	生姜	12	1.43	炮姜	7	0.84
茯苓	26	3.10	旋覆花	12	1.43	桂枝	7	0.84
枳壳	23	2.74	吴茱萸	12	1.43	竹茹	7	0.84
厚朴	19	2.27	枳实	11	1.31	麦冬	7	0.84
甘草	19	2.27	砂仁	11	1.31	百合	7	0.84
黄连	18	2.15	香附	10	1.19	代赭石	6	0.72
党参	17	2.03	豆蔻	10	1.19	柴胡	6	0.72
郁金	15	1.79	玫瑰花	10	1.19	合欢皮	5	0.60
干姜	15	1.79	丹参	10	1.19	苍术	5	0.60
黄芩	15	1.79	青皮	9	1.07	藿香	5	0.60
谷芽	14	1.67	香橼	9	1.07	附子	5	0.60
佛手	14	1.67	麦芽	9	1.07	鸡内金	5	0.60
仙鹤草	14	1.67	神曲	9	1.07	决明子	5	0.60
山楂	13	1.55	沉香	8	0.95	莪术	5	0.60
木香	13	1.55	莱菔子	8	0.95	黄芪	5	0.60
薏苡仁	13	1.55	白花蛇舌草	8	0.95			

将居前56位的中药按功效进行归类，参考新世纪全国高等中医药院校规划教材《中药学》，并结合医案具体内容做相应调整，如将柴胡归为理气药、仙鹤草归为补虚药，统计分析其归类情况。结果显示，痞证医案用药以理气药、补虚药、祛湿药、消食药、温里药等为主。见表4。

表4 痞证医案高频药物归类频次

中药归类	频次（次）	频率（%）
理气药	15	26.79
补虚药	10	17.86
祛湿药	7	12.50
消食药	6	10.71
温里药	6	10.71
清热药	4	7.14
化痰药	3	5.36
活血药	3	5.36
安神药	1	1.79
平肝药	1	1.79

（二）关联规则分析

设定置信度＞50.00%、支持度＞20.00%进行二阶和三阶关联分析发现，病位证素、病性证素与中药之间均存在很强的关联规则。

1. 病位证素与病位证素、病性证素、中药的关联关系

病位证素与病位证素关联结果显示，胃与脾强关联，即医案中病位胃和病位脾常同时出现，此外肝与胃、脾，胸膈与胃、脾均存在强关联。病位证素与病性证素关联结果显示，气滞、气虚、湿与胃、脾均强关联；脾、肝、胃、胸膈与气滞强关联；气滞、痰与胃强关联。病位证素与中药关联结果（限于篇幅，仅列出10条，其余以文字描述）显示，佛手、白芍、干姜、仙鹤草、郁金、谷芽、白术、半夏、黄连、党参、陈皮、茯苓与胃强关联；陈皮、白芍、白术、半夏、茯苓与脾强关联；党参、白术、白芍、陈皮、半夏、枳壳、厚朴与胃、脾强关联；半夏、陈皮与胸膈强关联。见表5。

表5 病位证素与病位证素、病性证素、中药的关联关系

编号	规则	项容量	支持度（%）	置信度（%）
1	胃 => 脾	2	75.714	75.714
2	肝 => 脾	3	20.00	58.333
3	胸膈 => 胃、脾	3	20.00	58.333
4	气滞 => 胃、脾	3	62.857	72.131
5	气虚 => 胃、脾	3	58.571	100.00
6	湿 => 脾	3	37.143	96.296
7	脾、肝 => 气滞	3	20.00	100.00
8	胃、肝 => 气滞	3	34.286	100.00
9	胃、胸膈 => 气滞	3	31.429	91.667
10	气滞、痰 => 胃	3	28.571	100.00
11	干姜 => 胃	2	21.429	100.00
12	仙鹤草 => 胃	2	20.00	100.00
13	郁金 => 胃	2	21.429	100.00
14	白术、白芍 => 胃	3	22.857	100.00
15	半夏、黄连 => 胃	3	20.0	100.00
16	陈皮、半夏 => 脾	3	24.286	68.00
17	党参 => 胃、脾	3	22.857	94.118
18	枳壳 => 胃、脾	3	24.286	73.913
19	厚朴 => 胃、脾	3	22.857	84.211
20	陈皮、半夏 => 胸膈	3	20.00	56.00

2. 病性证素与病性证素、中药的关联关系

病性证素与病性证素关联结果显示，气滞与气虚相互强关联，湿与气滞、气虚强

关联，痰与气滞强关联。病性证素与中药关联结果（限于篇幅，仅列出10条，其余以文字描述）显示，干姜、黄连、郁金、枳壳、厚朴、白术、白芍、半夏、陈皮、茯苓与气滞强关联；党参、甘草、陈皮、白术与气虚强关联；茯苓、白术、陈皮与气滞、气虚强关联；气滞、湿与半夏、陈皮强关联，气滞、痰与半夏、陈皮强关联。见表6。

表6 病性证素与病性证素、中药的关联关系

编号	规则	项容量	支持度（%）	置信度（%）
1	气滞 => 气虚	2	45.714	52.459
2	气虚 => 气滞	2	45.714	78.049
3	湿 => 气滞、气虚	3	20.00	51.852
4	痰 => 气滞	2	28.571	95.238
5	干姜 => 气滞	2	20.00	93.333
6	黄连 => 气滞	2	24.286	94.444
7	党参 => 气虚	2	22.857	94.118
8	白术、白芍 => 气滞	3	20.00	87.50
9	半夏、黄连 => 气滞	3	20.00	100.00
10	陈皮、白术 => 气虚	3	21.429	83.333
11	气滞、气虚 => 白术	3	32.857	71.875
12	气滞、气虚 => 陈皮	3	24.286	53.125
13	气滞、湿 => 半夏	3	24.286	70.833
14	气滞、痰 => 陈皮	3	21.429	75.00

3. 中药与中药的关联关系

中药与中药之间关联结果显示，白芍与白术强关联；白术与陈皮强关联；茯苓与半夏强关联；茯苓与陈皮强关联；党参与白术强关联；黄连与半夏强关联；半夏、陈皮、白芍三者相互强关联。见表7。

表7 中药与中药的关联关系

编号	规则	项容量	支持度（%）	置信度（%）
1	白芍 => 白术	2	22.857	51.613
2	白术 => 陈皮	2	25.714	54.545
3	茯苓 => 半夏	2	22.857	61.538
4	茯苓 => 陈皮	2	25.714	69.231
5	党参 => 白术	2	20.00	82.353
6	黄连 => 半夏	2	20.00	77.778
7	半夏、白芍 => 陈皮	3	20.00	82.353
8	陈皮、白芍 => 半夏	3	20.00	66.667
9	陈皮、半夏 => 白芍	3	20.00	56.00

（三）高频药物聚类分析

频次居前 56 位的药物占中药总频次的 83.05%，对其进行 R 型聚类分析，结合中医专业知识，得到 5 个用药聚类组合。

C1：白花蛇舌草、莪术、仙鹤草、薏苡仁、莱菔子、决明子、麦冬、百合、太子参、丹参、黄芩。

C2：枳实、柴胡、桂枝、黄芪、炮姜、附子、苍术、鸡内金、竹茹、藿香、谷芽、麦芽。

C3：砂仁、豆蔻、青皮、山楂、神曲、紫苏梗、川楝子、玫瑰花、合欢皮、香附、香橼、娑罗子、大腹皮、沉香。

C4：旋覆花、代赭石、郁金、木香、生姜、佛手、黄连、吴茱萸、干姜。

C5：党参、当归、甘草、枳壳、厚朴、茯苓、白术、陈皮、白芍、半夏。

三、痞证证治规律探讨

（一）痞证病位探讨

由病位证素频数统计分析（表1）和病位证素与病位证素的关联规则分析（表5）可以得出这样的结论，痞证的主要病位在胃、脾、肝、胸膈。痞证的病位为何与胸膈关系密切，笔者查阅了《中医内科学》："痞满是指以自觉心下痞塞，胸膈胀满，触之无形，按之柔软，压之无痛为主要症状的病证。"痞证按部位分为胸痞、心下痞（胃痞），而诸多著作重点讨论的是胃痞，本研究亦如此。笔者回顾原始医案后发现，所选的 16 例邓星伯医案中，有 15 均描述为"胸痞脘闷"。可见，胸痞常为胃痞的兼证，其治疗应以胃痞为主，胸痞兼顾而治。

综上可见，痞证的病位在胃、胸膈，与脾、肝密切相关。

（二）痞证病性探讨

由病性证素频数统计分析（表2）和病性证素与病性证素的关联规则分析（表6）可以得出这样的结论，痞证的主要病性为气滞、气虚、湿、痰。

（三）痞证常见证型探讨

临床上的各种常见证（型）都是由病位证素和病性证素相互组合而成为完整、规范证名的。笔者参考朱文锋教授等提出的 500 个临床实用、由证素组成的规范证名，结合痞证的病位证素、病性证素以及二者的关联关系（表5），归纳出痞证的主要证型有：中虚气滞证、中虚湿困证、肝胃不和证和痰气阻膈证。前三者为胃痞主要证型，后者为胸痞主要证型。

（四）痞证用药规律探讨

中药频数统计分析显示，陈皮、半夏、白术、白芍、茯苓、枳壳、厚朴、甘草、黄连、党参等出现频次较高（见表3）。前56位中药按功效归类的结果显示，痞证用药以理气药和补虚药、祛湿药为主，其次为消食药、温里药（见表4）。这也与痞证的病性证素、主要证型是一致的。病位证素与中药、病性证素与中药、中药与中药关联分析结果（见表5～表7）与中医学基础大体相符，不再赘述。中药与中药的关联关系如白芍与白术、白术与陈皮、茯苓与半夏、茯苓与陈皮、党参与白术、黄连与半夏等（见表7），可认为是脾胃病临床常用的药对。

（五）痞证处方规律探讨

R型聚类分析得到5个用药聚类组合C1～C5。

C1：白花蛇舌草、莪术、仙鹤草、薏苡仁、莱菔子、决明子、麦冬、百合、太子参、丹参、黄芩。本聚类组合具有健脾濡胃、清热化湿、活血化瘀之效，适用于痞证等证属气阴两虚、湿热瘀阻者。

C2：枳实、柴胡、桂枝、黄芪、炮姜、附子、苍术、鸡内金、竹茹、藿香、谷芽、麦芽。本聚类组合具有温中化湿、理气助运之功，适用于痞证等证属寒湿内蕴者。

C3：砂仁、豆蔻、青皮、山楂、神曲、紫苏梗、川楝子、玫瑰花、合欢皮、香附、香橼、娑罗子、大腹皮、沉香。本聚类组合具有疏肝和胃之功，适用于痞证等证属肝胃气滞者，但理气药似繁多，有待进一步优化。

C4：旋覆花、代赭石、郁金、木香、生姜、佛手、黄连、吴茱萸、干姜。本聚类组合具有降气化痰、清肝和胃之效，适用于痞证等证属气逆痰阻、肝胃郁热者。与C3组合比较，本聚类组合含有化痰降逆，而C3组合偏于疏肝理气。

C5：党参、当归、甘草、枳壳、厚朴、茯苓、白术、陈皮、白芍、半夏。本聚类组合具有益气健脾、理气化湿、养血活血之功，适用于痞证等证属中虚气滞湿阻者。结合痞证的病位、病性、主要证型及用药特色，笔者认为，本聚类组合最为相符。细究可知，本组合乃归芍六君汤增枳壳、厚朴而成。与C1组合比较，二者均具有补益脾胃、化湿活血之效，但本聚类组合偏于理气化湿，C1组合偏于清热化湿。

通过以上分析，总结得出孟河马派主要医家临证痞证（胃痞）的证治规律为：病位在胃，涉及肝、脾；病性以气滞、气虚、湿、痰为主；主要证型为中虚气滞证、中虚湿困证和肝胃不和证；用药以理气药、补虚药、祛湿药为主；治以益气健脾、理气化湿为主，方用归芍六君汤等化裁。

我们运用现代数理统计、数据挖掘等方法研究医学流派的临床经验，能够较好地避免数据处理时掺杂的主观因素，更客观地反映研究内容，期望能为现代疾病的中医证治提供更多借鉴和新的思路。

（田耀洲　张伟）

中医脾阴学说的发展

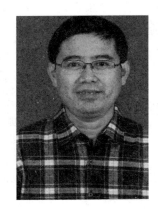

　　张志华，主任医师，四川省名中医，中医博士，乐山市中医医院脾胃病科主任，国家级名中医汤一新主任医师学术继承人，全国第四批优秀中医临床人才，四川省首届中医优秀临床人才，中华中医药学会脾胃病分会常委，四川省中医药学会理事，四川省中医药学会脾胃病专业委员会副主任委员，四川省中医药管理局学术和技术带头人，中国医师协会中西医结合分会第一届消化病专家委员会委员，乐山市中医药学会副会长。

　　中医脾阴学说是中医脾胃学说的重要组成部分，是在长期医疗实践中形成和发展起来的。

一、中医脾阴学说的源起

　　中医脾阴学说源于《黄帝内经》，经历代医家的深入研究和发挥而不断完善。

　　《黄帝内经》虽未明确提出"脾阴"一词，但在相关论述中已包含有脾阴的生理、病理和脾阴虚的病因及治疗方法等方面的内容。《素问·宝命全形论》曰："人生有形，不离阴阳。"说明人体是一个阴阳的对立统一体，五脏均可分阴阳，故脾亦有脾阴、脾阳。脾阴的生理功能，《灵枢·本神》谓"脾藏营"。《灵枢·邪客》云："营气者，泌其津液，注之于脉，化以为血，以营四末，内注五脏六腑。"说明脾阴能营养机体，化生血液。脾阴的病理，《素问·生气通天论》曰"脾气不濡，胃气乃厚"，说明脾脏阴气不能濡润，会导致胃气厚重壅滞。又如《灵枢·五邪》云"阳气有余，阴气不足，则热中善饥"，描述了胃阳有余、脾阴不足之消渴的病机和症状。脾阴虚的病因，《素问·生气通天论》指出，苦味太过可伤脾阴。"阴之所生，本在五味；阴之五宫，伤在五味"。五味偏嗜，过食辛辣、刺激、膏粱厚味、饮酒过多者，均可导致阴阳失调。胃火炽热，灼烧阴液，损及脾阴。脾阴虚的治则，《素问·脏气法时论》曰："脾欲缓，急食甘以缓之。"《素问·刺法论》曰："欲令脾实，气无滞，饱无久坐，食无太酸，无食一切生物，宜甘宜淡。"提出了补养脾阴以甘淡为主。

二、汉代脾阴学说的发展

汉代张仲景从临床证治的角度对脾阴学说进行了发展,如《金匮要略·血痹虚劳病脉证并治》谓:"虚劳诸不足,风气百疾,薯蓣丸主之。"仲景治疗虚劳疾病,从滋补脾阴入手,使正气充足,外邪易除。方中主药薯蓣,即山药,是补益脾阴之要药。周甚斋称"山药则补脾阴"。张锡纯曰:"重用山药,以滋脾之阴。"仲景以之为君,稍佐益气养血滋阴之药,酌加祛风散邪之品,为后世滋脾以安五脏树立了典范。

三、唐代对脾阴学说的贡献

唐代著名医家孙思邈对脾胃学说有过重要贡献,提出了"五脏不足调于胃"的学术观点,对脾胃病的临床证治作了不少补充。他强调甘淡实脾,充实了滋脾内容。

四、明清医家对脾阴学说的认识

明清时期,脾阴学说受到相当一批医家的重视,他们对脾阴的生理、病理,脾阴虚的病因病机、临床表现、治疗方药均有较为全面的认识和阐述。

明清医家将脾阴的生理功能归纳为主濡养、主运化和主统血。

1. 主濡养

唐容川谓:"脾称湿土,土湿则滋生万物,脾润则长养脏腑。"又云:"脾为阴中至阴,盖五脏俱属阴经,而脾独名太阴,以其能统主五脏,而为阴之守也。其气上输心肺,下达肝肾,外灌溉四旁,充溢肌肉,所谓居中央,畅四方者如是。"五脏六腑都需要有脾阴的润养才能发挥正常功能。同时,四肢百骸也离不开脾阴的滋润,尤以四肢、肌肉为脾所主。

2. 主运化

《血证论》谓:"但调治脾胃,须分阴阳,李东垣后重脾胃者,但知宜补脾阳,而不知滋养脾阴。脾阳不足,水谷固不化;脾阴不足,水谷仍不化也。譬如釜中煮饭,釜底无火固不熟,釜中无水亦不熟也。"

3. 主统血

脾之统血,功于脾气,也功于脾阴。《血证论》谓:"经云脾统血,血之运行上下,全赖乎脾。脾阳虚则不能统血,脾阴虚又不能滋生血脉。"

明清医家对脾阴的病理亦有深刻认识,缪仲淳治疗"王善长夫人产后腿疼,不能行立,久之饮食不进,困惫之极",诊断为"脾阴不足之候",首次将脾阴不足作为病理概念提出,突破了传统理论中脾为阴脏、脾为太阴及脾乃至阴等生理概念的限制。吴鞠通观察到脾虚阴阳交错的复杂性,指出:"其中伤也,有伤脾阳,有伤脾阴,有伤胃阳,有伤胃阴,有两伤脾胃……彼此混淆,治不中窾,遗害无穷。"

明清医家对脾阴虚的病因有相当深入的探讨。脾阴虚的病因有外感六淫，如吴鞠通谓："湿入中焦，有寒湿，有热湿，有自表传来……有伤脾阳，有伤脾阴，有伤胃阳，有伤胃阴，有两伤脾胃，伤脾胃之阳者十常八九，伤脾胃之阴者十居一二。"有内伤七情，如《血证论》云："或七情郁滞，脾经忧虑，以脾主思虑，故每因思虑而伤脾阴。"秦景明说："意外思虑，失饱伤饥，脾土真阴受伤。"有饮食劳倦，如张景岳《景岳全书》认为："凡劳伤脾而发热者，以脾阴不足，故易于伤，伤则热生于肌肉之分，亦阴虚也。"有他脏损及，张东扶曰："心火乘脾，脾阴受亏。"

不少医家指出了脾阴虚的临床表现。缪仲淳云："若脾虚，渐成腹胀，夜剧昼静，病属于阴，当补脾阴。"《血证论》说："病膈食，大便难，口燥唇焦……发热盗汗。"吴鞠通的《温病条辨》言："哕，脾阴病也……泻而腹满甚，脾阴病重也，亦系阴阳皆病。"

脾阴虚的治疗诸家众说纷纭，归纳有三：一为甘淡实脾法。《慎柔五书》云："四君加黄芪、山药、莲肉、白芍、五味子、麦冬，煎去头煎不用，只服第二煎、第三煎，此为养脾阴秘法也。"其对脾阴虚治疗方剂、药物的选用有重要的指导作用。二为芳香甘平法。吴澄谓："古方理脾健胃多偏补胃中之阴，而不及脾中之阴。"强调"燥润合宜，两不相凝"为治疗原则，倡导用"芳香甘淡之品，补中宫而不燥其津液"的理脾阴法。三为甘寒滋阴法。缪仲淳说："胃气弱则不能纳，脾阴亏则不能消。世人徒知香燥温补为治脾虚之法，而不知甘凉滋润益阴之有益于脾也。"药常以石斛、木瓜、牛膝、白芍药、酸枣仁酸甘柔润为主，佐以枸杞子、生地黄等甘寒益阴之药，创立滋脾名方资生丸（人参、白术、白茯苓、广陈皮、山楂肉、甘草、怀山药、川黄连、薏苡仁、白扁豆、泽泻、桔梗、芡实、麦芽）。

五、近现代医家的脾阴学说思想

近代医家张锡纯对脾阴学说的理论和临床皆有独到见解，其主要学术思想有淡以养脾阴、脾阴脾气同补、重用山药以滋脾阴等。尤其滋培汤中芍药、甘草合用，健脾胃，滋脾阴。其谓："药之健脾胃者，多不能滋阴分，能滋阴分者，多不能健脾胃。此方中芍药、甘草同用，何以谓能兼此二长……究之，芍药之味苦酸皆有……若取其苦味与甘草相合，有甘苦化阴之妙（甘苦化阴说始于叶天士），故能滋阴分。若取其酸味与甘草相合，有甲己化土之妙（甲木味酸，己土味甘），故能益脾胃。此皆取其化出之性以为用也……若与甘草同用，则为滋阴之品。"

四川乐山古称嘉州，是中国历史文化名城。这里不仅山川秀丽，物产丰富，而且中医文化积淀深厚，历代名医辈出。清朝咸丰年间，出生于中医世家的廖维周先生传承先辈经验，对久治难愈的部分疾病另辟蹊径，用滋脾疗法治疗，临床收效显著，开创了嘉州中医滋脾疗法的先河。他在新场乡开设"恒升堂"，秉持"恒信且专心，每诩鸿才胜过我；升堂而入室，全凭仁术救斯民"的行医执教理念，成为嘉州中医滋脾学派传承至今的宝贵文化遗产。

据《乐山市卫生志》记载：14岁起师从廖维周学医的喻昌辉先生，民国初期在嘉州谭坝乡半山坡开设"恒升堂"分堂，不仅在内科临床得心应手，更进一步将气功、针灸、推拿、食疗等融入了滋脾体系。20世纪70年代，喻昌辉高徒汤一新奉命抢救嘉州中医滋脾疗法这一宝贵的文化遗产，执笔撰写并钢板刻印、内部出版了由郭沫若侄子郭宗瑨先生题签的《喻昌辉医疗经验选》一书。其后，汤一新先生继续潜心探究，进一步揭示了脾阴虚的证治规律，创建"中医脾阴虚临床证治体系"，出版了国内外首部脾阴学说专著——《中医脾阴学说研究》，使脾阴虚理论得到进一步完善。

汤氏从"脾为后天之本"的角度凸显了中医"阴阳五行理论"的核心价值，明确了脾阴虚证存在于多种疾病中，阐明了脾阴虚证的临床特征，制定了诊断和鉴别诊断标准，确立了主证和相关兼证的选方用药标准及疗效判断标准，规范创立了疗效显著的系列专方专药，提高了相关疾病的临床疗效，完善了中医脾胃学说，丰富了中医藏象学说。

综上所述，脾阴学说作为中医脏腑理论的一部分，起源于《内经》，仲景奠定了脾阴学说的证治基础，明清医家使脾阴学说得到进一步发展，现代医家汤一新出版首部脾阴学说专著《中医脾阴学说研究》，进一步完善了脾阴学说，对于丰富中医脏腑理论、提高临床疗效具有重要意义。

（张志华）

危北海教授脾虚证创新性研究与应用

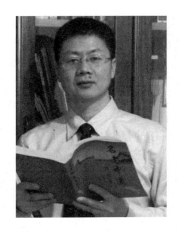

周滔，首都医科大学附属北京中医医院主任医师，副教授，医学博士，博士后，研究生导师。主要从事中医、中西医结合内科消化疾病临床与研究。入选第四批全国中医临床优秀人才、国家中医药管理局首届中医传承博士后、北京市"215"人才、北京市名中医培养人才项目、北京市优秀人才培养项目、北京中医医院杏林优才等。师从危北海、李乾构等多位名师。兼任中国中西医结合学会消化系统疾病专业委员会委员、脾胃学说应用与创新专家委员会常委、中国民族医药学会脾胃病分会常委、中国中药协会消化病专业委员会委员、世界中医药学会联合会温病专业委员会常务理事、世界中医药学会联合会内科专业委员会理事、中国老年学和老年医学学会中西医结合分会委员、中华中医药学会治未病专业委员会委员、世界中医药学会联合会亚健康专业委员会理事、北京市中医药学会师承专业委员会委员等。

主持和参与溃疡性结肠炎、脂肪肝、功能性消化不良、肠易激综合征等疾病的国家级、省市级、局级科研课题十余项。获中国中西医结合学会、中华中医药学会、中国民族医药学会等科学技术奖4项。在 Experimental Biology and Medicine Chinese Journal of Integrative Medicine《中医杂志》《中西医结合学报》《中国中西医结合消化杂志》《中国新药与临床杂志》《中西医结合肝病杂志》《肝脏》《药品评价》《中国实验动物学报》等杂志发表论文四十余篇，参编医学专著5部。

危北海教授是首届全国名中医、全国老中医药专家学术经验继承工作指导老师、国家中医药管理局中医传承博士后导师、首都国医名师。1959年危北海教授响应党和国家号召投身于西医学习中医的伟大事业，并致力于开拓和建立中西医结合消化病学。他在中西医结合消化病学理论、基础与临床研究方面做出了突出贡献并取得了丰硕成果。2019年是危北海教授西医学习中医、从事中西医结合消化工作60周年具有特殊意义、值得纪念的日子。危北海教授率先开展脾虚证本质研究，系统阐述了脾虚理论的发展源流，发现脾虚证特异性指标，提出新的中西医病证结合的诊断学概念"脾虚综合征"，并指导临床开展消化、呼吸、免疫等多系统疾病的诊治与研究，取得了一系列理论、基础与临床研究的重大成果。本文概述危北海教授对脾虚证从理论到基础再到临床的研究探索和创新应用历程，以更好地传承和发扬危北海教授的学术思想，并以此纪念危北海教授从事中西医结合工作60周年。

一、脾虚证理论研究

危北海教授深入研究《黄帝内经》《伤寒杂病论》等历代中医经典著作，建立了"中医脾胃理论知识库"和"中医脾胃方药知识库"。危北海教授在对中医脾胃理论的系统研究中，通过整理、分析古代文献，对脾虚证理论的形成和发展进行了系统阐释。

危北海教授认为，《黄帝内经》奠定了脾胃学说的理论基础，对脾胃相关病理生理及临床证治均有具体描述，尤其对脾虚证的描述系统而深入。如"脾胃者，仓廪之官，五味出焉""饮入于胃，游溢精气，上输于脾，脾气散精，上归于肺，通调水道，下输膀胱，水精四布，五经并行"等诸多经文指出，脾胃主运化水谷精微，以化生气血，充养四肢百骸。若饮食不节，情志内伤，脾胃受损，则会出现相应脾虚症状，如"脾病者，虚则腹满，肠鸣，飧泄，食不化"；"脾虚则四肢不用，五脏不安"；"四肢不得禀水谷气，日以益衰，阴道不利，筋骨肌肉无气以生，故不用"。《黄帝内经》亦提出脾虚证的治疗原则，如"脾恶湿，急食苦以燥之"；"脾欲缓，急食甘以缓之"；"用苦泻之，甘补之"等。危北海教授认为，《黄帝内经》对脾虚证的认识与证治具有奠基与指导性作用，不仅仅局限于脾胃病的治疗，更为从脾虚论治其他脏腑经络、肢体筋骨病变提供了依据。

危北海教授认为，《伤寒杂病论》对中医脾胃学说的贡献就是奠定了脾胃学说的临床证治体系，尤其是脾虚证的临床证治体系。张仲景明确提出"四季脾旺不受邪"，认为脾胃不虚则五脏气旺，不被外邪所侵，免生疾病。且拟定了治疗脾虚的一系列方剂，如虚劳里急、腹中痛治以小建中汤；虚劳诸不足治以薯蓣丸；脾虚下血治以黄土汤；脾约证治以麻子仁丸；脾肺阴虚证治以麦门冬汤等。同时，在治疗其他疾病时，仲景亦处处顾护脾胃，以防脾胃虚弱，邪气乘虚内侵，如少阳证小柴胡汤用人参、十枣汤用大枣顾护脾胃等。

危北海教授认为，宋金元时期脾胃学说得到了深入发展，尤其是对脾虚证的认识以及脾虚证所致的疾病变化规律得到全面创新性升华。如李东垣创脾胃论，阐述了脾胃气（阳）虚之证治，并创立补土派；提出"人以脾胃中元气为本""内伤脾胃，百病由生"等观点，强调脾虚对人体疾病发生的内在因素，进而提出了"治未病"及防病要重视脾胃的观点。他还提出，饮食不节是酿成脾虚的重要原因。云："饮食自倍，则脾胃之气既伤，而元气亦不能充，而诸病之由生也。"同时提出："凡有此（脾胃）病者，虽不易变生他疾，已损天年。"李东垣认为，脾虚者脾阳不升，元气损耗，心火亢盛，使阴血受火邪。此为阴火，治宜补中气，升清阳，泻阴火，并由此创立了许多沿用至今的调治脾胃疾病的方法与方剂，如甘温除热、助阳益气的代表方补中益气汤、升阳益胃汤等。朱丹溪结合李氏所论之"阴火"，提出"相火"理论，认为后天脾胃化生水谷精微，涵养肝肾之阴。脾胃虚弱者，土虚而木反强，则相火妄动，故维护相火应注意保养脾胃之气。

危北海教授认为，脾虚证的认识与证治在明清时期得到进一步充实和完善。如李中梓提出"脾胃为后天之本"，认为"善为医者必责根本，而本有先天后天之辨，后天之本在脾，脾应中宫之土，土为万物之母"。喻嘉言提出，"人之脏腑以脾胃为主"，强调脾胃在脏腑中的重要作用。张景岳注重"治五脏以调脾胃"，认为"善治脾者，能调五脏即所以治脾胃也，能治脾胃而使食进胃强，即所以安五脏也"，治疗上心火不足则补火生脾，肺气不足则补肺以防脾虚。叶天士强调调养脾胃之阴，阐述了脾胃阴虚的证治，认为"胃易燥"；"胃为阳明之土，非阴柔不肯协和"，创滋阴养胃（脾）生津的治法方药。危北海教授在调养脾胃之阴的同时，亦注重脾阴虚和胃阴虚的区别。胃阴主濡润，腐熟水谷，故胃阴虚则胃纳不佳，纳而不化，主要表现为饥不欲食、食不知味或消谷善饥、干呕呃逆等；脾主运化，脾阴虚则脾失运化或脾气不升，主要表现为腹胀纳呆、皮肤干燥、肌肉消瘦等。

危北海教授在对历代文献研究过程中，较早地开展了脾虚证的证候规范研究，提出了脾气（阳）虚证的诊断标准：①面色淡白无华。②全身易于疲乏。③四肢无力酸软。④食欲不振，进食减少。⑤脘腹经常胀满。⑥大便溏薄或失调。凡具备以上六项中的四项，兼舌象见舌质淡红、舌体胖肿、舌苔薄白或有齿痕，或有细裂纹，脉象沉缓或细软即可诊断为脾气（阳）虚证。其中，舌象为必备条件。危北海教授对脾气（阳）虚证标准的提出，为开展脾虚证实质的基础与临床研究奠定了基础。在此基础上，危北海教授进一步提出了具有中西医结合诊断学意义的概念"脾虚综合征"。"脾虚综合征"是对中医脾虚证的发展，是面向西医推广中医学理论做出的创新性工作。

二、脾虚证实质的基础研究

危北海教授在20世纪80年代率先开展脾虚证实质研究，经过长期大量的基础研究，在脾虚证的病理实质方面取得了较大进展，发现了一些具有较高敏感性和特异性的功能和指标。危北海教授认为，脾虚证包括脾阳虚证、脾气虚证、脾阴虚证。气和阳属于同一概念，只是程度不同，可归为一类。脾阳虚证和脾气虚证的差异主要是病变程度和能量代谢上的不同。相较于脾气（阳）虚证，脾阴虚证的临床表现多不典型，常与肾阴虚、肺阴虚等并见，故危北海教授主要开展了脾气（阳）虚证实质研究。

危北海教授从多系统、多角度研究脾虚证的发病机理和病理学基础，如尿D-木糖吸收试验、血清胃泌素测定、胰功肽试验、胃肠道排空运动试验、血甘胆酸测定、胃肠道菌群分析、植物神经功能状态的皮肤电位测定、血乙酰胆碱和胆碱指酶活性测定等。经研究发现，脾虚证的病理变化主要有：细胞免疫功能下降，副交感神经功能亢进，副交感和交感神经应激能力低下；病理形态上表现为慢性炎症和实质脏器萎缩、退变，部分组织细胞幼稚化；血浆和组织 cAMP 水平降低；D-木糖排泄率降低；

酸刺激前后唾液淀粉酶活性差下降；体表胃电波幅降低；消化道排空速度加快；多种生理机能储备减少等病理改变有明显较高的出现率。上述变化体现在较大范围，且有一定深度，如脾虚证分度与 D‑木糖排泄率、血浆 cAMP 等多项指标的改变平行；脾虚证时多种病理改变在负荷前提下较易显示，与传统脾虚证论述一致。其中，木糖吸收试验最具有代表性，已被较多的临床验证和动物实验证实，故认为木糖吸收试验是反映脾虚证特有的病理生理学基础，是脾虚证区别于其他虚证的本质性改变。

危北海教授通过系统研究认为，脾虚证实质是以胃肠道的分泌、排泄、吸收和运动功能降低为主要表现的神经体液和免疫调节紊乱以及有氧代谢、营养代谢低下的一种虚损性病理状态。为此，他提出了具有中西医结合诊断学意义的概念"脾虚综合征"。"脾虚综合征"的诊断标准是在中医脾气（阳）虚证诊断的基础上，结合木糖吸收试验和唾液淀粉酶活性测定而确定的。"脾虚综合征"的提出，是基础研究指导临床的重大突破。

三、脾虚证理论的临床应用研究

危北海教授在临床上广泛开展脾虚证研究，以脾虚证理论为基础，创新中西医结合理论指导临床疑难病、危重病的诊治，推动了中西医结合消化病学的发展。

1. 以脾虚证理论指导慢性胃病伴癌前病变研究

慢性萎缩性胃炎伴肠化生和不典型增生等癌前病变可演化成胃癌。危北海教授通过基础与临床的摸索与深入研究认为，慢性萎缩性胃炎的中医病机关键以脾虚为本，瘀血阻络，热毒内蕴，兼有肾虚，为本虚标实之证。脾胃虚弱是癌前病变发生的内在根本原因，瘀、毒致损是癌前病变的主要发病机制，因此本病的治疗当以补益脾胃为主，佐以理气活血，清热解毒，补肾养阴。危北海教授运用加味四君子汤（胃安素）对慢性萎缩性胃炎进行了临床疗效及作用机理研究。研究结果发现，加味四君子汤（黄芪、干地黄、白术、枳壳、厚朴、丹参、龙葵、甘草等）可明显改善慢性萎缩性胃炎患者的胃脘痞满、纳呆、胃痛、嗳气等主要症状及倦怠乏力、面色萎黄、口干舌燥等其他症状，能改善胃黏膜色泽、萎缩及结节形成等胃镜下改变，且能改善活动性炎症、黏膜腺体萎缩、肠化生、非典型增生等病理情况。方中黄芪健脾益气；干地黄滋阴养血；白术补益脾胃，燥湿和中，滋阴养血，增强补肾之功；枳壳、厚朴、丹参理气活血，防止补肾药滋腻；龙葵清热解毒；甘草调和诸药。诸药合用，共奏健脾补肾、理气活血、清热解毒之效。

2. 以脾虚证理论指导幽门螺杆菌研究

危北海教授认为，"邪之所凑，其气必虚"，幽门螺杆菌（HP）是一种致病的外邪，在脾胃虚弱、正气不足、机体抗邪能力下降时，方能侵袭机体，附着、定植并破坏胃黏膜屏障，进一步发展则引起炎症反应，导致胃炎及溃疡病。因此，危北海教授认为，脾胃虚弱、正气不足是 HP 感染的内在病理基础，毒邪内侵（HP 感染）

导致脾胃湿热证或气滞血瘀证等病理表现是主要病因。危北海教授从"虚、毒"的发病观点出发，提出 HP 感染的中医药治疗当以"扶正补虚、解毒祛邪"为治则，采用四黄调胃汤联合 PPI 三联疗法治疗，对 HP 相关性慢性胃炎及消化性溃疡疗效显著，HP 根除率、溃疡愈合率及症状改善情况均明显高于单纯使用中药或西药。四黄调胃汤中黄芪、白术健脾益气，补中焦脾胃之气，功在扶正；黄芩、黄连清热燥湿，祛中焦湿热，意在祛邪；厚朴等行脾胃之气，助白术健脾和胃消胀；丹参、三七粉活血化瘀止痛；白及制酸止痛。诸药合用，共奏扶正祛邪之效。为探索四黄调胃汤对 HP 的抑制作用，危北海教授亦进行了相关实验研究，包括抑菌试验和黏附抑制试验。实验结果表明，四黄调胃汤水提液、三七液、厚朴酚及黄芪甲苷对 HP NCTC11639 菌株均有不同程度的黏附抑制作用，其作用由强到弱依次为四黄调胃汤 > 黄芪甲苷液 > 三七液 > 厚朴酚。

3. 以脾虚证理论指导危重病治疗研究

危北海教授在危重病研究中，根据中医学脾虚证理论以及胃肠道在危重病治疗中的重要作用，创新性地提出了"肠胃复元"理论，以指导多系统危重病的治疗。"肠胃复元"从广义上讲是指全身疾病，尤其是胃肠疾病，是通过培补脾胃等使被损伤的胃肠功能得以治疗，整个胃肠功能复元，从而促进全身疾病得以痊愈，此即"胃肠复元"的本意。危北海教授认为，李东垣《脾胃论》中的"脾胃内伤，百病乃生"的发病学观点，是指人体各种疾病都有脾胃损伤这一发病的根本内因。"有胃气则生，无胃气则死"是指人体健康及疾病康复与胃（脾）气有明显的联系。因此，调补脾胃是治疗疾病之大法，是治病之本。所谓"胃肠复元"可以说就是鼓舞胃气，振作胃气，使已衰退的胃气恢复起来。"胃肠复元"从狭义看是指针对脾胃气虚证的治疗。脾胃气虚证是脾胃疾病的基本证型，健脾益气是"胃肠复元"的根本治法。

危北海教授临床以"胃肠复元"理论指导和治疗的疾病种类几乎涵盖了各系统全部疾病，如胃肠道、急性创伤、感染、肿瘤、脏器实质性疾病等危重病，以及慢性溃疡性结肠炎，胰源性、肝源性、术后、糖尿病等吸收不良性腹泻。尤其是各种危重病证的手术治疗、放化疗及手术前后禁食导致的人体阴阳失调，气血耗损，津液亏乏对脾胃、胃肠的损伤。危北海教授以参苓白术散、四君子汤、补中益气汤、黄芪建中汤等作为"胃肠复元"的基本方剂，用于大中型手术和胃肠道手术后患者，不仅减少了术后并发症，缩短了术后恢复时间，而且对原发病亦有很好的治疗作用。各种肿瘤，尤其恶性肿瘤病情危重，经过手术和放化疗等会出现不同程度的消化道损伤及全身副反应，影响患者的生活质量和治疗效果，甚至使治疗过程受阻而一时无法继续治疗。危北海教授认为，"毒"邪损伤脾胃，导致脾胃虚弱，从而出现大便稀溏、腹胀腹痛、纳呆不食、恶心呕吐、肢倦乏力、形体消瘦、血象偏低等，甚至气阴虚亏损。治疗上以"胃肠复元"为指导，采用参苓白术散效果满意。

此外，"胃肠复元"理论亦可用于慢性病治疗和康复养生等。随着生物医学模式向生物-心理-社会-环境医学模式的转变,"胃肠复元"理论更显示出其重要性。

4. 以脾虚证理论指导睡眠呼吸暂停综合征研究

阻塞性睡眠呼吸暂停低通气综合征（OHSAS）以睡眠紊乱，睡眠不实，易被憋醒，醒后出现疲倦、头痛，或伴有打鼾为主要症状，属中医学"鼾证""头痛""不寐"等范畴。临床多从痰浊内蕴或痰瘀互阻论治。危北海教授认为，本病上气道狭窄的成因与中医"痿证"有关。脾居中焦，主运化水谷精微，以充养肌肉。脾气亏虚，运化不利而痰浊内生。循经于舌下肌肉筋膜之间，久则气血滞缓，中气升提无力兼痰瘀阻滞而致肌肉塌陷、阻塞气道，即所谓经曰"肌肉濡渍，痹而不仁，发为肉痿"。危北海教授基于上述"虚、痿、痰、瘀"的病机认识，治疗以益气健脾起痿、燥湿化痰活血为主，采用健脾为主的六君子汤加味治疗，疗效显著。六君子汤加味（党参、茯苓、白术、炙甘草、半夏、陈皮、生黄芪、石菖蒲、当归尾、升麻）治疗57例OHSAS的结果表明，该方可减轻阻塞型睡眠呼吸暂停低通气综合征患者的症状，改善其夜间呼吸紊乱指数和氧减指数，且呼吸暂停的性质亦有所改变。部分患者由阻塞型暂停变为以低通气为主，血氧下降变得不显著。提示，轻中度睡眠呼吸暂停综合征患者可选用中药治疗，以益气健脾为主。方中黄芪升阳益气，与四君相配加强益气健脾起痿之力；二陈汤化痰消浊；石菖蒲醒神开窍豁痰；升麻助气机升降；当归尾活血通络。诸药合用，共奏益气健脾起痿、燥湿化痰活血之效。

5. 以脾虚证理论指导肌无力研究

《素问·痿论》曰："脾主身之肌肉。"脾主运化水谷精微，肌肉、四肢的运动和能量代谢均有赖脾之运化。劳役过度，必致脾胃之气虚弱。"四肢懈惰，此脾精之不行也""脾胃虚弱则怠惰嗜卧，四肢不收"。肌肉无力、酸楚不适等均与脾虚气弱、清阳不升相关，当从脾虚论治，以补中益气、升阳健脾为主。危北海教授在长期的临床实践中，以此立法，运用补中益气汤，重用黄芪、党参疗重度疲劳、肌无力疗效突出。

综上，危北海教授在脾虚证领域进行的一系列研究，包括脾虚证理论研究、脾虚证实质研究、脾虚理论指导的创新性临床研究等，取得了广泛成果，加深了对脾虚证本质认识，取得了良好的临床疗效，推动了中西医结合消化病学的发展。

（周滔　陈誩　陈瑞林　杨仲婷　殷秀雯　李雪）

朱生樑教授"通化宣平"脾胃病学术思想

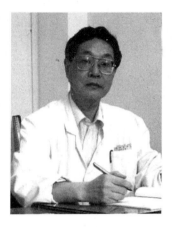

朱生樑，上海中医药大学附属岳阳中西医结合医院消化内科首席专家，消化内科主任，主任医师，博士研究生导师，全国第六批老中医药专家学术经验继承工作指导老师，海派中医丁氏内科流派陈存仁学术思想研究基地负责人，国家中医药管理局"十一五""十二五"脾胃病重点专科胃食管反流病协作组组长。曾兼任中华中医药学会脾胃病分会常务委员、世界中医药学会联合会消化病专业委员会常务理事、中国民族医药学会脾胃病分会常务理事等。师从近代名医大儒陈存仁先生的首席大弟子章庆云先生，临证治疗"通化宣平，以胃气为本"；"圆执活变，重临床实效"，对胃食管反流病、慢性胃炎、急性胰腺炎、溃疡性结肠炎等病的中医及中西医结合诊治均有较高造诣。发表论文110余篇，主编及副主编著作6部，获省、部级等各级科技进步奖7项。

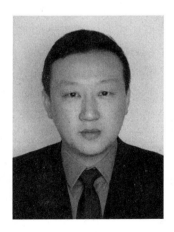

周秉舵，上海中医药大学附属岳阳医院消化内科副主任，医学博士，副主任医师，美国梅奥医疗中心（Mayo Clinic）博士后；海派中医丁氏内科流派陈存仁学术思想研究基地学术秘书及继承人。先后师从朱生樑教授、丁氏内科流派传人及上海市名中医谢建群教授。目前兼任中国中药协会消化病药物研究专业委员会常委、中华中医药学会脾胃病分会青年委员会副主任委员、中国民族医药学会脾胃病分会常务理事等。承担国家自然科学基金、上海市教委科研创新项目等科研课题；入选上海市卫计委首批"杏林新星计划"培养项目、上海市教委"中青年教师国外访学计划"等项目。

朱生樑教授从医四十载，临证以"通""化""宣""平"为辨治脾胃病总纲，时刻顾护胃气，临证疗效显著。所谓"通"即通法，"化"即化法，"宣"即宣法，"平"即平法。

一、运用通法调理脾胃

通法有广义通法和狭义通法之别。

1. 广义之"通"

朱生樑教授指出,广义通法蕴涵于汗、吐、下、和、温、清、消、补八法之中,是使表里和解、阴平阳秘、气血和畅、寒热均衡之法,用于脾胃病,有通降和胃、通降理气、通腑泄浊、平冲降逆、通络活络、通阳散寒、疏肝和胃、健脾和胃、清热化湿、滋阴降火等法。诚如清代高士宗《医学正传》所云:"通之之法,各有不同。调气以活血,调血以和气,通也;上逆者使之下行,中结者使之旁达,亦通也;虚者助之使通,寒者温之使通,无非通之之法。"此"通"为广义通法,指出"通法"非单纯的"通降"之法,所有纠偏却弊之法均乃"通法"。

2. 狭义之"通"

狭义的"通"为"通降"之意,包括通降和胃、通降理气、通腑泄浊、平冲降逆等法。脾胃病的辨治,掌握通降之法尤为重要。正所谓"六腑者,传化物而不藏,故实而不能满也"(《素问·五脏别论》)。"实"是六腑的生理,"满"是其病理,六腑必须通降正常,才能发挥正常的生理功能。反之,则因"不通"而产生腹痛、腹胀、嗳气、便秘等病患。《灵枢·平人绝谷》云:"胃满则肠虚,肠满则胃虚,更虚更满,故气得上下,五脏安定,血脉和利,精神乃居。"此胃肠"更虚更满"的特点体现的是胃肠"通""降"的生理特性。只有胃气和降,才能肠腑通畅,发挥胃肠的生理功能,故曰"胃以降为顺,以通为用"。后世王孟英亦言"盖胃以通降为用"(《温热经纬》)。朱师于临证常选用枳实、虎杖、全瓜蒌、望江南、决明子、槟榔、杏仁、紫菀、旋覆花、代赭石、半夏等药用于胃肠"通""降"。

二、运用化法调理脾胃

《素问·天元纪大论》云"物生谓之化,物极谓之变",指出了"化"与"变"的区别。"化"指从无到有,是质变;"变"指由小到大,是量变,如辛甘化阳、酸甘化阴之法。具体而言,指传化、运化、制化,体现在临证中即化裁变通,不拘一格。

1. 传化

传化指传化物而不藏。《素问·五脏别论》言:"六腑者,传化物而不藏,故实而不能满。"指出了脾胃病治疗以通为补、以降为顺的特点。与前面所述狭义之"通"法相似。

2. 运化

运化指"脾主运化"。运化可概括为两种维度、两个方面。两种维度指脾主运、脾主化;两个方面指运化水谷、运化水液。脾主运是指脾对水谷精微、水液的消化、吸收、转运过程。脾主化是指脾通过气化作用,化生为气、血、津、液的过程。"运"为

"化"的前提和基础,"化"是"运"的结果和升华。"运"与"化"密不可分,相辅相成。生理上脾主运化,则清阳得升,浊阴得降,散精有力,灌溉四旁,气血无所滞,痰湿无所聚。病理上脾失运化,则水谷不化,气血生化乏源,痰湿停聚不散,清气在下而泄,浊气在上而胀,继而生痰、留瘀、化热从而发病。朱师临证中运用健脾益气以助运,健脾散邪以助化。健脾益气常用白术、茯苓、太子参、鸡内金、谷麦芽、六神曲,健脾散邪常用苏梗、藿香、蒲公英、泽泻、黄连。

3. 制化

制化是指五脏生理功能之间通过相生和相克而产生的相互制约和相互生化的关系。《素问·六微旨大论》曰:"亢则害,承乃制,制则生化。""制则生化"是指五脏之间通过相互制约,才能相互生化。物克谓之"制"。"制"是指五行之间相互制约,具体为木克土、土克水、水克火、火克金、金克木。物生谓之"化"。"化"是指五行之间相互生化,具体为木生火、火生土、土生金、金生水、水生木;生理状态下,"制"中有"化","化"中有"制",人体才能制化不息,保持动态平衡。朱师所言是"制化"是指五脏生理功能之间通过相生和相克而产生的相互制约和相互生化的关系。脾土居处中州,与肺金、肝木、肾水、心火通过生克制化而相互关联。朱师临证中常用抑木扶土法、佐金平木法、培土生金法、扶土制水法以治疗脾胃病。

(1) 抑木扶土法:抑木扶土法是指通过疏肝健脾法治疗肝郁脾虚证。肝郁乘脾之泄泻常表现为腹痛、腹泻、泻后痛减,临证中朱师常用柴胡、延胡索、白术、防风、陈皮抑木扶土,取痛泻药方之意。"木郁之发,民病胃脘当心而痛"。肝郁乘脾也会导致胃脘痛,临证中常以柴胡、延胡索、川楝子、八月札、佛手、厚朴、苏梗疏肝理气,以太子参、白术、茯苓、甘草等健脾和胃。

(2) 佐金平木法:佐金平木法是指宣降肺气以抑制肝木过旺的方法。肝木、肺金、脾土在生理状态下"木受金制而不横,土得木疏而不壅";在病理状态下,若脾土虚弱,土不生金,肺金损伤,肺虚不能平木,木无所制而横侮于胃,则肝升太过,失于疏泄,胃降不及,失于传导,症见胃脘痛、胁痛、脘胀、呕恶、呃逆等。临证中在健脾和胃、疏肝理气的基础上,酌加宣降肺气药物,常可获良效。药用桔梗、杏仁、苏梗、紫菀等,均体现了佐金平木之法。

(3) 培土生金法:培土生金法通常指根据脾土与肺金的母子关系而采用补益脾气以补肺的方法。朱师指出,"补益脾气"不仅指"健脾和胃",还包括温阳健脾以生金、滋养脾胃之阴以生、调理脾胃以生金等。若脾阳不振、脾胃阴虚、脾胃升降失调则可见呃逆、喘满、呕恶等症,药用附子、干姜、丁香温阳降逆,黄精、玉竹、麦冬滋阴润肺,枳壳、桔梗调理升降,均具有培土生金作用。

(4) 培土制水法:培土制水法是指采用健脾法治疗水肿病、鼓胀病等。张景岳曰:"凡水肿等证,乃肺脾肾三脏相干之病。盖水为至阴,故其本在肾;水化于气,故其标在肺;水唯畏土,故其制在脾。今肺虚则气不化精而化水,脾虚则土不制水而反克,肾虚则水无所主而妄行"(《景岳全书·肿胀》)。指出水肿等病证为肺、脾、肾功能失调而致，与肺、脾、肾密切相关。朱师临证突出"其制在脾"，重视健脾之法。同时指出，健脾之法不仅指健脾益气，还包括温阳健脾、健脾化湿、健脾清热等。临证采用真武汤、实脾饮、胃苓汤、茵陈蒿汤等辨证化裁多可取效。

"化"也体现在临证中化裁变通，不拘一格。朱师喜用香苏散、藿香正气散、四逆散、柴胡疏肝散、参苓白术散等辨证化裁，师古而不泥。

三、运用宣法调理脾胃

"宣"即宣化悦脾，宣畅气机，宣降和胃。

1. 宣化悦脾

宣化悦脾是指祛除脾胃之湿邪的方法。脾与胃以膜相连，互为表里，生理上相互联系，病理上相互影响。脾为太阴脾土，胃为阳明燥土。脾喜燥恶湿，胃喜润恶燥，故生理上"太阴脾土，得阳始运；阳明燥土，得阴自安"，且"脾宜升则健，胃宜降则和"，故六淫之湿邪最易侵袭脾脏，或脾脏本虚，影响脾的生理功能。"脾气散精"功能受损，影响"上归于肺，通调水道，下输膀胱"之能，从而影响津液输布，使内湿由生。内外湿邪合而困脾，产生脘痞、纳呆、困乏、重浊之感。朱生樑教授采用宣化悦脾、宣畅气机之法，芳香化湿，健脾化湿，淡渗利湿，温化寒湿，清热化湿，理气化湿。芳香化湿用藿香、藿梗、苏梗、苏叶、佩兰；健脾化湿用炒白术、生白术、薏苡仁、茯苓；温化寒湿用苍术、桂枝、砂仁等；淡渗利湿用杏仁、薏苡仁、泽泻等；清热化湿用黄连、黄芩、黄柏等；理气化湿用半夏、陈皮、厚朴等。

2. 宣畅气机

宣畅气机是指协调脾胃升降之性。朱师常采用升清降浊、辛开苦降、醒脾开胃、消食导滞等法。气机的升降出入对人体的生命活动至关重要，而脾胃斡旋气机的作用在气机的升降出入中尤为关键。气机的升降出入是人体生命活动的表现形式，所谓"升降出入，无器不有"。升降出入正常，则人体功能正常。反之，则人体功能失调，会出现升降不及、升降太过、升降反作之证。这正是《素问·六微旨大论》所指出的："出入废则神机化灭，升降息则气立孤危，故非出入则无以生、长、壮、老、已，非升降则无以生、长、化、收、藏。"脾胃同属中州。脾主升。脾气升则水谷之精微得以输布。"清阳出上窍"，否则"清气在下则生飧泄"，出现腹泻症状。胃主降。胃气降则水谷及其糟粕才得以下行，"浊阴出下窍"，否则"浊气在上，则生䐜胀"，出现腹胀、呕吐、纳呆等症状。胃主降还包括小肠的受盛化物、泌别清浊的功能和大肠的传化糟粕的功能，实际上这也是脾胃升清降浊功能的延伸。因此，脾胃升降运动涵盖了整个消化系统的正常功能。另一方面，脾胃为后天之本。脾胃升降有权，则木、火、金、水亦得以气化如常。脾胃升降无权，则木、火、金、水皆气化无常。所以脾胃的升降运动为气机的枢纽，在气机的升降出入中起到关键的斡旋作用。升清降浊朱生樑教授常用枳实与白术、桔梗与枳壳等药对；辛开苦降常用黄连与吴茱萸、半夏与黄连等药对；醒脾开胃常用鸡内金与莱菔子、炒谷芽与炒麦芽、焦山楂与焦神曲等药对；消食导滞常用连翘、枳实、白术、虎杖、槟榔等。

3. 宣降和胃

宣降和胃是指宣降肺气以调和脾胃的方法。宣降肺气是指宣发肃降肺气。盖肺为华盖，宜清而宣降。其体清虚，其用宣降，故肺气必须保持清虚肃降的生理状态，才能行使"主气、司呼吸、助心行血、通调水道"的功能。肺脏的清虚肃降功能对脾胃的生理和病理起着重要作用。其一，手太阴肺经之脉"还循胃口，上膈，属肺""肺与大肠互为表里"。其二，肺主一身之气，肺通过呼吸运动参与气的生成和气机的调节，而气机升降的枢纽在于脾胃的升降功能。其三，肺和脾、胃共同参与水液代谢，正如《素问·阴阳应象大论》所言："饮入于胃，游溢精气，上输于脾。脾气散精，上归于肺，通调水道，下输膀胱。水精四布，五经并行。"肺失宣降会引起气逆、气滞、津液气化失常等，导致呃逆、嗳气、腹胀、便秘、水肿、鼓胀等脾胃病的发生。此时采用宣降肺气、燮理脾胃升降之法，则浊气降，清气升，津液布，疾病除。

清代温病学家薛生白创立的连苏饮、近代名医张简斋在此基础上加减所创的加减连苏饮都是肺胃同治的著名方剂。全国名中医单兆伟教授也善于使用连苏饮、加味连苏饮治疗肺胃同病。朱师亦深谙此道，临证圆机活法，使用苏叶、黄连、吴茱萸、白豆蔻、杏仁、紫菀等宣降肺气，调理脾胃而获良效。

四、运用平法调理脾胃

"平"即遣方用药平正轻灵，平和如衡，以平为期。

1. 平正轻灵

平正轻灵是指遣方用药"平正轻灵、醇正和缓"。孟河名家费伯雄指出："天下无神奇之法，只有平淡之法，平淡之极，乃为神奇。"朱师亦主张和缓为宗，平淡为主。其一，不以峻猛求功。如便秘少用大黄，而用全瓜蒌、望江南；胸腹水少用葶苈子、甘遂，而用猪苓、茯苓、大腹皮。其二，不以过量伤正，轻可祛实不用大剂量苦寒伤正，也不过久用苦寒败胃。

2. 平和如衡

平和如衡是指"治中焦如衡，非平不安"，具体于临床指调理脾胃以达到阴阳平秘、寒热平衡、气血平和、虚实平允。

（1）阴阳平秘：阴阳平秘是指临证中调补脾胃之阴阳，以冀阴阳平和如衡。《素问·阴阳应象大论》云："阴阳者，天地之道也，万物之纲纪，变化之父母，生杀之本始，神明之府也，治病必求于本。"胃有胃阴、胃阳，脾也有脾阴、脾阳。脾主升清运化，喜燥恶湿，体阴而用阳；胃主受纳腐熟，喜润恶燥，体阳而用阴。脾阳为发挥升清运化之功的阳气，脾阴为脾阳提供物质基础的阴液；胃阳为发挥受纳腐熟之功的阳气，胃阴为胃阳提供物质基础的阴液。脾阳虚表现为食入不化、泄泻、腹胀、水肿等，朱师常用附子、干姜、白术等；胃阳虚表现为纳呆、嗳腐、脘胀等，在温运脾阳的基础上常加茯苓、半夏、木香、厚朴等。脾阴虚表现为肌瘦而干、皮肤粗糙、大便干结等，朱师常用甘淡平补之黄精、玉竹、山药、扁豆、太子参等；胃阴虚表现为胃脘嘈杂、灼热、饥不欲食、口干等，朱师常用甘寒凉润之南北沙参、麦冬、石斛等。脾阳脾阴、胃阳胃阴，一阴一阳，互根互用，相辅相成，临证中朱师多脾胃阳虚通论、脾胃阴虚通论，但仍要详细辨证，审因论治。

(2) 寒热平衡：寒热平衡是指临证中寒热并用、辛开苦降，以冀寒热平和如衡；抑或寒则热之、热者寒之，以冀寒热平和如衡。《素问·阴阳应象大论》曰："寒气生浊，热气生清。清气在下，则生飧泄；浊气在上，则生䐜胀。此阴阳反作，病之逆从也。"脾阳不足，升清不利，寒湿内生，则泄泻；胃阴不足，降浊不利，虚热内生，则恶心、嗳腐、呕吐。脾阳虚生寒、胃阴虚生热、升降失调、寒热错杂是脾胃病的重要病机。朱师宗仲景寒温并用、辛开苦降以升清降浊，平调寒热，常药用半夏、干姜与黄连、黄芩配伍，黄连与吴茱萸配伍，苏梗、苏叶与黄连、黄芩配伍，用之临床，效如桴鼓。寒温并用并非寒性药和热性药等量而用，而是要根据寒热程度的不同，"寒者热之，热者寒之"。

(3) 气血平和：气血平和是指通过调畅气机，活血通络，以冀气血平和。《素问·调经论》曰："血气不和，百病乃变化而生。"由此可见气血平和的重要性。《脾胃论》曰："脾胃不足，皆为血病。"脾为后天之本，气血生化之源，脾胃虚弱，则气血同病。气机不畅，如气滞、气逆、气虚均会引起胃络瘀阻证。"气为血之帅，血为气之母""久病入络"，故表现为胃脘痛、脘痞等症。治以调畅气机，活血通络，以调和气血。朱师常在理气药中配伍活血药，以气血并调，药如柴胡、枳壳、佛手；厚朴常伍赤芍、川芎、当归、丹参，理气兼以活血化瘀；或配伍桃仁、红花、乳香、没药，理气兼以活血通络。这种配伍在胃脘痛辨治中尤为常见。

(4) 虚实平允：虚实平允是指通过实则泻之、虚则补之以冀虚实平允。仲景据"阳道实，阴道虚"（《素问·太阴阳明论》）阐释阳明病与太阴病之间的关系。"阳明病，胃家实是也"，指出阳明病以热证、实证为主；"太阴之为病，腹满而吐，食不下，自利益甚，时腹自痛"，指出太阴病多寒证、虚证。叶天士也说："实在阳明，虚在太阴"（《临症指南医案》）。后世医家据此以"实则阳明，虚则太阴"概括脾胃病的病机特点。朱师指出，临证中需辨明脾胃实热、脾胃湿热、阳明腑实证、脾气虚、脾阳虚及虚实夹杂证等，实则泻之，虚则补之，攻补兼施。实热用蒲公英、黄连、黄芩、焦山栀、牡丹皮等；湿热用藿香、杏仁、砂仁、薏苡仁、茵陈、泽泻等；阳明腑实用厚朴、枳实、大黄、全瓜蒌、望江南；脾气虚用太子参、白术、茯苓等；脾阳虚用附子、干姜、丁香、吴茱萸、补骨脂等。

3. 以平为期

朱师强调，"以平为期"不仅指"谨察阴阳之所在而调之，以平为期"（《素问·至真要大论》），还指用药上要平正轻灵。轻可去实，则不用克伐之剂，不用峻猛之剂，以免过量伤正。所用药物多为3g的倍数。朱师强调，"以平为期"要注重治疗的周期和疗程，慢病缓图，中病即止。苦寒药的应用要注意疗程，恐苦寒败胃，如川楝子、大黄；辛温药物亦注意疗程，恐温燥伤阴，如附子、干姜、苍术。使用寒性药时要佐以热性药，使用热性药时要佐以寒性药，以去性存用，冀阴阳互根互用，生化无穷，以平为期。

五、典型病例

患者，罗某，68岁，2016年10月17日初诊。

患者中上腹部胀痛病史10年，时而泛酸，纳谷不馨，大便时干时稀、日一行。期间每年行胃镜检查，均提示慢性萎缩性胃炎。服奥美拉唑、莫沙必利片等西药及中成药治疗后症状时有反复。最近1次胃镜为2016年9月16日，示：慢性萎缩性胃炎伴局灶糜烂。病理示：炎症（++），活动性（+），萎缩（++），肠化（+），异型增生（-），幽门螺杆菌（-）。超声（肝、胆、胰、脾、肾）：肝内回声改变。心电图：窦性心率，ST段偏低。舌淡，苔薄厚腻，脉濡。

诊断：胃脘痛。

辨证：脾胃虚弱，湿热蕴结。

治则：通化宣平。

处方：藿梗12g，苏梗12g，半夏12g，白术12g，白芍12g，茯苓12g，黄连3g，吴茱萸3g，生姜3g，煅瓦楞30g，柴胡12g，延胡索12g，川楝子12g，枳壳12g，陈皮6g，黄芩12g，川厚朴12g，焦山栀6g，焦楂曲各12g，太子参12g。7剂，每日1剂，水煎，日两服。

2016年10月24二诊：胃痛好转，仍胃胀，大便偏干，无泛酸，仍纳谷不馨，舌淡，苔薄厚腻，脉濡。

上方去川楝子、茯苓，加枳实12g，佛手6g。7剂，每日1剂，水煎，日两服。

2016年10月31日三诊：胃胀痛较前明显好转，大便每日一行、无干结，时泛酸、口苦，纳谷不馨，舌淡，苔薄腻，脉濡。

二诊方加茵陈15g，珍珠母30g，炒谷芽30g。14剂，每日1剂，水煎，日两服。

2016年11月14日四诊：患者无明显胀痛，无泛酸，口苦缓解，胃纳好转，大便偏稀、日一行，舌苔薄，脉弱。

三诊方改藿苏梗各6g，去茵陈、珍珠母。14剂，每日1剂，水煎，日两服。

其后原方出入，治疗6个月后诸症悉减，2017年5月12日复查胃镜示：慢性萎缩性胃炎；病理示：炎症（+），活动性（-），萎缩（+），肠化（-），异型增生（-），HP（-）。

按语：本病四诊合参，乃脾胃虚弱、湿热蕴结之证，治以通化宣平之法。方中藿香、苏梗宣化悦脾；茵陈、焦山栀清化湿热；半夏、厚朴、黄连、黄芩、生姜、吴茱萸寒温并用，辛开苦降；柴胡、延胡索、川楝子、枳壳、佛手、枳实、陈皮合太子参、白术、茯苓抑木扶土，通降和胃；酌加炒谷芽、焦楂曲以助运化；煅瓦楞化痰软坚，制酸止痛。治疗中注意苦寒之川楝子、咸寒之珍珠母的用药疗程，恐久用损伤脾胃之阳气。同时注意整个疗程6个月，以平为期。对于肠化未使用清热解毒药物，而是通过宏观辨证、通化宣平达到平和如衡，肠化转阴。

（周秉舵）

土的中轴作用是补土派理论的核心

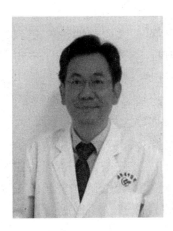

陈延,广东省中医院芳村医院消化科主任,医学硕士,主任中医师,硕士研究生导师,全国老中医药专家学术经验继承人,广东省中医院青年名中医,广东省中医药学会中医脾胃病专业委员会副主任委员,中华中医药学会脾胃病分会委员,世界中医药学会联合会消化病专业委员会常委,吴阶平医学基金会中国炎症性肠病联盟中医药专业委员会常委,中华中医药学会中医药文化分会委员,广东省医师学会消化分会委员。广东省中医院炎症性肠病慢病管理团队负责人,广东省中医院补土学术流派研究团队负责人。

补土派成熟于金元时期,以李东垣为代表。其所创立的"内伤脾胃,百病由生"的观点为后世内伤疾病的治疗奠定了坚实的基础,开内伤学说之先河。其创立的补中益气汤、升阳散火汤、羌活胜湿汤等方剂对后世影响深远。"甘温除热"之法就是对补土流派学术思想的延伸。后世医家对于李东垣的评价褒贬不一,有言其"详于治脾,而略于治胃"者;有言其"内伤脾胃,百病由生"是以偏概全者。天有五行,木、火、土、金、水;人有五脏,肝、心、脾、肺、肾。五行相关,五脏相连,为何李东垣独好中土?"脾胃内伤",为何可导致"百病由生"?调理脾胃,为何能使五脏康健?这些问题,应该是补土派理论的核心问题。对此类问题的正确认识和阐述,有助于对以李东垣为首的补土派的学术思想有更深入的理解。

一、土居中央是东垣补土理论的基础

中医学认为,人体是一个以五脏为中心的属木,有机整体,五脏之间的联络与运动实现了人体的正常生理功能。五脏各有所主,如肝主疏泄,具升发之性,喜条达而恶抑郁,又主藏血,开窍于目,所以一些精神抑郁、烦躁、胸胁胀痛等疏泄失常的情况,或者月经不调等与藏血相关的疾病,以及眼疾多从肝论治。心属火,主血脉,又主神明,开窍于舌,所以一些心悸、怔忡、心痛等血脉失常的情况,或者舌痛、舌疮等多从心论治。肺属金,主气,司呼吸,开窍于鼻,因此一些气促、咳喘等肺宣降失司的情况,或者鼻部的病变多从肺论治。肾属水,主藏精,又主水,还主纳气,所以一些发育迟缓、水肿或者气短而喘的情况多从肾论治。这种基于五脏藏象学说的认识是目前疾病诊治的常规思路。如果基于这样的认识，脾系统应该仅仅是五脏系统中的一个组成部分，所对应的疾病应该是一些腹胀腹痛、纳差、便溏之类脾主运化功能异常的情况。从这个角度看，李东垣所讲的"内伤脾胃，百病由生"确实有以偏概全的倾向。

内伤脾胃论是李东垣补土理论的核心。李东垣认为，中气的充足、水谷的运化、脾精的升散为其他脏腑的运行提供了物质基础，"元气之充足，皆由脾胃之气无所伤，而后能滋养元气；若脾胃本弱，饮食自倍，则脾胃之气既伤，而元气不能充，而诸病之所由生也"（《脾胃论·脾胃虚实传变论》）。这一认识的产生与脾胃中土居五脏之中心有关。

脾胃中土为五脏中心的观点最早见于《黄帝内经》。《素问·太阴阳明论》提到"脾不主时何也？岐伯曰：脾者土也，治中央，常以四时长四脏，各十八日寄治，不得独主于时也。脾脏者，常著胃土之精也。土者，生万物而法天地，故上下至头足，不得主时也"，确定了脾胃中土居于中央的地位。李东垣正是在此基础上进行理论发挥，得出了"五行相生，木火土金水，循环无端，惟脾无正行，于四季之末各旺一十八日，以生四脏……"的结论（《脾胃论·脏气法时升降浮沉补泻之图》）。在五脏中，其余四脏均各守其时，各遵其用，唯独脾不主其时。正是不主其时，才能与四脏达到生四脏的作用。若饮食劳倦，损伤脾胃，则脾不能生万物而法天地，也无法使其余四脏正常更替，从而"百病由生"。所以说，脾胃中土居中央，是脾胃能够"生四脏"的关键，也是李东垣认定"内伤脾胃，百病由生"的基础。因此可见，脾胃中土的中心位置是李东垣补土理论产生的基础。正是由于有此基础，因而对脾胃的调理，就不应是仅仅调理脾胃本身，而应同时调理其余四脏的功能。

李东垣这种以脾胃为中心、以一脏统五脏的理论，不仅仅是理论方面的创新，更主要的是为后世的疾病诊治提供了更为广阔的思路。黄文东对此有深入理解。他认为，"肺病日久可用健脾养肺之法，使水谷之精微上输于肺。肺气充沛，足以控制病情的发展，以至痊愈；肾病可以用健脾制水的方法，使肾脏的元阳得谷气以充实，达到阳生阴长，气能化水，正气胜而病邪自却；心病可以用补脾生血的方法，增强供血来源，使血液充足、循环通畅，心神得以安宁；肝病可以用疏肝健脾的方法，肝喜条达，又主藏血，有赖于脾胃的健旺而化生气血的滋荣，使肝体得以柔和而气火自平"。

二、脾胃为轴，是调控升降出入之关键

后世对李东垣的评价，多言其"详于治脾，而略于治胃"，其实这种认识是不全面的。在脾胃的相互依赖关系中，李东垣是将胃居于主导地位的。他多次提出"脾禀命于胃"。这一认识与《灵枢·五味》的"五脏六腑皆禀气于胃"可谓一脉相承。《灵枢·玉版》云："人之所受气者谷也，谷之所注者胃也。胃者水谷之海也。"可见，李东垣是非常重视胃的。那么后人为什么会产生他重视脾的错觉呢？主要是缘于他处理问题的方式。也就是李东垣在强调人体气机升降运动关键在于脾胃的同时，在升与降之间更重视升发，认为只有脾胃之气上升、谷气上升，元气才能充沛，生命力才得以旺盛。

虚则补之、实则泻之、陷者举之，这些是常规的治疗方法。脾以升为健，使用升

脾之法自然无可厚非，但胃以降为和，为何使用升脾药物不会导致胃气上逆呢？这与脾胃的轴的作用有关。脾胃作为五脏之中心，是周身气机升降之枢纽，这一观点是公认的，但不够贴切，因为气机升降的枢纽是无法解释"升脾即是降胃"这一现象的。近代医家彭子益在其《圆运动的古中医学》中提到："中气如轴，四维如轮，轴运轮行，轮运轴灵。"这一观点能够更好地诠释李东垣的升脾理论。因为脾胃中土为轴，升举阳气则四维随之运转。这种运转会导致胃气下降，所以使用调脾之法可以治疗胃气上逆之症。也正因为脾胃为中轴，所以采用降胃之法可以促进脾气的升清。这样人体气机的运转就能成为一个整体，牵一发而动全身。

李东垣将脾胃作为人体的气化中枢，人体对食物、水液的消化吸收，转为各脏腑之气，以及糟粕排泄都属于脾胃气化的过程，其形式为升降出入。李东垣在《脾胃论·天地阴阳生杀之理在升降浮沉之间论》中说道："盖胃为水谷之海，饮食入胃，而精气先输脾归肺，上行春夏之令，以滋养周身，乃清气为天者也。升已而下输膀胱，行秋冬之令，为传化糟粕，转味而出，乃浊阴为地者也。"

《素问·六微旨大论》云："出入废则神机化灭，升降息则气立孤危。故非出入，则无以生长壮老已；非升降，则无以生长化收藏。"李东垣在《脾胃论·脾胃盛衰论》中说："是以检讨《素问》《难经》及《黄帝针经》中说脾胃不足之源，乃阳气不足，阴气有余，当从六气不足，升降浮沉法，随证用药治之。盖脾胃不足，不同余脏，无定体故也。其治肝、心、肺、肾有余不足，或补或泻，惟益脾胃之药为切。"在《脾胃论·调理脾胃治验治法用药若不明升降浮沉差互反损论》中云："若不达升降浮沉之理，而一概施治，其愈者幸也。"叶天士在《临证指南医案》也提出"脾宜升则健，胃宜降则和"的观点。邓铁涛指出，"升发脾阳"说是治疗大法的一个创新，是总括脾胃内伤所发生的各种疾病的治疗大法。路志正根据中土气机升降理论，顺应脾胃之生理特性，赞同"调中央以达四旁"的学术观点。

脾胃为轴，不仅实现了脾胃之间的调控，更主要的是可以通过调控脾胃气机的运转达到调控全身气机的目的。对此《四圣心源·脉法解》有更为详细的论述。云："土者，四维之中气也。脾以阴土而含阳气，故脾阳左升，则化肝木。胃以阳土而胎阴气，故胃阴右降，则化肺金。金降于北，凉气化寒，是谓肾水。木升于南，温气化热，是谓心火。肺、肝、心、肾，四象倚。。。。。。之左右升降变化者也。"

综上所述，土的中轴作用。。。。脏生理功能活动的核心，故"内伤脾胃，百病由生"。通过调。。。。。其他四脏的变化，故"治中央而执四旁"；通过对脾胃中。。。。。。能得以正常运转。李东垣的补土派对后世影响深远，但其。。。。。。在一定差异，学习起来有一定难度。我们如能深入理解脾。。。。。抓住补土理论的关键，深入理解其内涵，并有助于使用补土理论指。。。。。。脾胃中土的"中""轴"作用应是东垣补土理论的核心。

（陈延）

《伤寒论》寒热攻补并施要义与应用

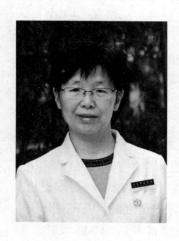

翟兴红，首都医科大学附属北京中医医院消化内科主任医师。世界中医药学会联合会中医内科专业委员会理事，中国中西医结合消化专业委员会脾胃学说应用与创新专家委员会常务委员，国家中医药管理局授予的"全国优秀中医临床人才"，首批北京市中医药人才，北京市朝阳区师承指导老师。全国老中医药专家学术经验继承人，国家中医药管理局全国名老中医赵荣莱传承工作室负责人。北京中医药大学兼职副教授。曾跟随赵荣莱、薛伯寿、郁仁存、吕仁和等国家级名老中医临床学习，多次在中央电视台、北京电视台、湖北电视台、北京人民广播电台等进行中医科普讲座，受到广泛好评。

一、《伤寒论》寒热并用、攻补兼施追本溯源

《伤寒论》奠定了中医学辨证论治基础，是中医学最为重要的临床经典，其中所载的方剂被尊称为"经方"。经方源于临床实践，组方严谨，选药精当，常常"所投必效，如桴鼓之相应"（清·徐灵胎）。

《伤寒论》113方中，寒热并用者有之，攻补兼施者有之，寒热并用，攻补兼施同时运用者亦有之。其中，张仲景独创的"寒热并用、攻补兼施"治疗外感热病和内伤杂病的方法，对后世影响巨大。

据统计，《伤寒论》中寒热并用的方剂约占50%。此外还有许多攻补兼施的方剂散在各篇。其中，寒热并用、攻补兼施的代表方剂包括用治太阳伤寒半表半里证的小柴胡汤；治疗寒热互结、腹痛欲呕、心下痞硬、苔黄脉数的半夏泻心汤；治疗上热下寒的干姜黄芩黄连人参汤及胃热肠寒蛔厥证的乌梅丸等。

二、"寒热并用、攻补兼施"病证与组方原则解析

1. 小柴胡汤证

小柴胡汤是和解少阳的代表方，体现了寒热并用、攻补兼施的法则。如《伤寒论·辨少阳病脉证病治》第97条云："血弱气尽，腠理开，邪气因入，与正气相搏，

结于胁下，正邪分争，往来寒热，休作有时，嘿嘿不欲饮食，脏腑相连，其痛必下，故使呕也，小柴胡汤主之。"小柴胡汤证既有太阳伤寒、邪入少阳的寒热往来，又有正气不足、邪气交争互结，故方中用柴胡、黄芩清解少阳之热以祛邪，人参、半夏、生姜、大枣补中和胃以扶正，寒热并用、攻补兼施达到和解少阳的目的。

2. 泻心汤证

张仲景在《伤寒论》认为，痞满的生成是因伤寒病太阳阶段，医之早下、误下，正虚邪陷，脾胃升降失调所致，故以辛开苦降立法。所谓辛开苦降即将辛热（温）和苦寒（凉）两种药性截然相反的药物配伍使用，同组一方，以起到平调寒热、燮理阴阳、调畅气机的作用。《伤寒论·辨太阳病脉证并治》篇中的半夏泻心汤、生姜泻心汤、甘草泻心汤均治寒热夹杂的"心下痞"。如"伤寒五六日，呕而发热者，柴胡汤证俱，而以他药下之……若心下满而硬痛者，此为结胸也，大陷胸汤主之。但满而不痛者，此为痞……宜半夏泻心汤"。"伤寒汗出解之后，胃中不和，心下痞硬，干噫食臭，胁下有水气，腹中雷鸣，下利者，生姜泻心汤主之"。"伤寒中风，医反下之，其人下利日数十行，谷不化，腹中雷鸣，心下痞硬而满，干呕心烦不得安……甘草泻心汤主之"。三个汤证大同小异，都是治疗汗下之后外邪由表入里。表证已解，入里之邪，部分热化，部分寒化，脾胃气机升降紊乱，从而形成寒热错杂、虚实夹杂、升降失司。三方均可扶正祛邪，辛开苦降，调整气机升降。然临床运用辛开苦降之法首推半夏泻心汤。半夏泻心汤由半夏、黄芩、黄连、干姜、人参、甘草、大枣组成，具有寒热互用以和其阴阳、苦辛并进以调其升降、补泻兼施以固其虚实的配伍特点。其中，黄连与干姜、黄芩与半夏是典型的辛开苦降之品。黄连苦寒，苦降泻火；干姜辛散；半夏辛温，降逆和胃；黄芩苦寒清热。两组药对，寒温并用，辛开苦降，起到了调整阴阳、调畅气机的作用。以上四味为祛邪而设。人参、甘草、大枣益气和中，则为扶正而设。

仲景辛开苦降之法颇具匠心，甚值推崇。究其机理，盖以辛味药多热，苦味药多寒，辛热与苦寒药配伍，则一薄一厚，一阳一阴。经云"气味辛甘发散为阳，酸苦涌泄为阴"。辛主行散，向上向外；苦主泄下，向下向内。辛开苦降，取辛味药性辛散开郁导滞，用苦味药性降逆和胃清热，开散升浮，通泄沉降，清热而不畏寒，散寒而不患热。两者相反相成，从而平衡阴阳，斡旋气机，一升一降，气机得畅，升降得调，从而达到开结消痞的目的。

3. 乌梅丸证

《伤寒论·辨厥阴病脉证并治》第 338 条云："伤寒，脉微而厥，至七八日肤冷，其人躁无暂安时者，此为脏厥，非蛔厥也。蛔厥者，其人当吐蛔。今病者静而复时烦者，此为脏寒。蛔上入其膈，故烦，须臾复止，得食而呕，又烦者，蛔闻食臭出，其人常自吐蛔。蛔厥者，乌梅丸主之。"乌梅丸"又主久利"。乌梅丸根据蛔虫病的特性及该病的病机特点而定。蛔虫的特性是得酸则静、得苦则下、得辛则伏，因此治疗蛔虫病宜酸味药、苦味药、辛味药并用。其中，乌梅为酸性，川椒、桂枝、干姜、附子、细辛为辛味，黄连、黄柏味苦，选择蛔虫病所需药味，人参、当归气血双补，蜂蜜补益气血。此外，蛔厥病机因于肠寒而胃热，当清上温下。方中乌梅为君，苦酒（酸醋）渍之更助其酸，敛肝阴而制木火；人参健脾培土；细辛、蜀椒辛能入肝，疏肝；黄连、黄柏苦寒清泄肝火。诸药并用，寒热并行，攻补兼施，清上温下，辛开苦降，相反相成。

4. 干姜黄芩黄连人参汤证

《伤寒论·辨厥阴病脉证并治》第 359 条云："伤寒，本自寒下，医反复吐下之。寒格，更逆吐下，若食入口即吐，干姜黄芩黄连人参汤主之。"伤寒出现肠腑结实之证，误吐则伤津化热，误下则耗伤脾阳，以致形成下（脾）寒与上（胃）热格拒的寒格证。干姜黄芩黄连人参汤方中黄芩、黄连苦寒清泄胃热，热清则胃气和降。干姜辛温散寒，寒祛则脾气得升。人参甘温，益气补中，助脾健运，助寒热诸药各行其道，各行其效。

三、"寒热并用、攻补兼施"的根本要义在于辨证论治、治病求本

辨证论治是中医治疗疾病的根本原则，抓住疾病的根本病因病机，审因论治、治病求本，才能取得良好临床疗效，治愈疾病。正如刘完素在《素问病机气宜保命集·病机论》中所言："察病机之要理，施品味之性用，然后明病之本焉。治病不求其本，无以去深藏之大患。"

《伤寒论》寒热并用、攻补兼施根据疾病的病机而定，其根本要义在于辨证论治、治病求本。在《伤寒论》中，张仲景将病机属于寒热并存、虚实夹杂的一类病证，不管在哪一经出现，无论是寒热互结还是上热下寒，其治法与组方用药都以寒热并用、攻补兼施为原则。正如清代何梦瑶《医碥》所云："寒热并用者，因其人寒热之邪夹杂于内，不得不用寒热夹杂之剂，古人每多如此，昧者警为杂乱，乃无识也。"

四、"寒热并用、攻补兼施"调畅气血和脏腑功能

"寒热并用、攻补兼施"是中医和法的发展与灵活运用，目的在于调畅气血和脏腑功能。

汗、吐、下、和、温、清、消、补是中医常用的治疗八法。所谓和，是指和解、调和之意。当代已故名医蒲辅周指出："和解之法，具有疏解缓和之意，使表里寒热虚实的复杂证候、脏腑阴阳气血的偏胜偏衰归于平复。寒热并用，补泻结合，表里双解，苦辛分消，调和气血，皆为和解。"（《蒲辅周医疗经验·八法运用》）

《黄帝内经》说"和为圣度"。和法的根本目的在于"谨察阴阳所在而调之，以平为期"。和法的本质如《素问·至真要大论》所言，"必先五胜，疏其气血，令其条达，而致平和"；"可使破积，可使溃坚，可使气和，可使必已"，通过扶正祛邪、调和

气血，达到"肺和""心和""肝和""脾和""肾和"等人体正常的健康生理状态。

具体的和法在《黄帝内经》中就有体现。《素问·至真要大论》提出，"寒者热之""热者寒之""虚者补之""实者泻之"。《素问·阴阳应象大论》提出，"形不足者温之以气，精不足者补之以味"。这些治疗方法对于单纯的寒、热、虚、实证候可以奏效，但对于病机复杂的寒热并存、虚实夹杂的病证，则需根据疾病的具体情况圆机活法，辨证论治，或寒热并用，或攻补兼施，或二者兼而有之。

和法不是单纯的寒温调适、虚实补泻，和法的根本在于使五脏六腑功能和气血阴阳调和，具体方法多种多样。正如清代戴北山在《广温热论》中指出的那样："寒热并用之谓和，补泻合剂之谓和，表里双解之谓和，平其亢厉之谓和。"清代程钟龄在《医学心悟》亦言："有清而和者，有温而和者，有消而和者，有补而和者，有燥而和者，有润而和者，有兼表而和者，有兼攻而和者，和之义则一，而和之法变化无穷焉。"

张仲景《伤寒论》不拘一格，开创性地将寒热并用、攻补兼施之法用于外感病和内伤杂病，是对中医和法的极大丰富和发展。《伤寒论》创立的辨证论治原则及寒热并用、攻补兼施治法在临床上行之有效。

五、"寒热并用、攻补兼施"治疗脾胃病的临床运用

李东垣在《脾胃论》中指出："内伤脾胃，百病由生。""百病皆由脾胃伤而生也。"脾胃为后天之本，气血生化之源。脾胃的健运对五脏六腑的正常功能起着非常重要的影响，对于脾胃病证而言亦是如此。脾胃相互影响，常常脾病及胃、胃病及脾，从而出现寒热错杂、虚实夹杂的证候。

古人云："久病必虚。"然胃病未必皆久病即虚，往往寒热并存、虚实夹杂，或气虚夹痰夹瘀，或阴虚脉络瘀阻，临证须详加辨证，审证求治，不可急于进补，以防闭门留寇。胃病之调治应针对病因，权衡标本缓急轻重，或祛邪而后补虚，或补泻并用，或寒热并用、攻补兼施。

《伤寒论》经方的临床运用十分广泛，在现代治疗脾胃病方面，只要方证相符，往往疗效卓著。如宋·林亿《金匮要略方论·序》言："尝以方证对者，施之于人，其效若神。"寒热并用、攻补兼施治疗脾胃病包括两个层面：一是主治寒热错杂、虚实夹杂的脾胃病变；二是用药要性味平和，切忌大寒大热、峻补峻泻，注意清热驱寒和扶正祛邪的平衡。临床采用寒热并用、攻补兼施法治疗脾胃病效果良好。

1. 久泄、久利者宜寒热并用，攻补兼施。泄利日久的病证常寒热错杂，虚实并见。若一味苦寒清热，则更伤肠胃；一味温热，则助湿生热、恋邪伤正。代表方为乌梅丸。

2. 半夏泻心汤、生姜泻心汤、甘草泻心汤等治疗脾胃病效果良好。对于病程日久、反复发作，虽经服多种中西药物没有明显作用的难治性消化不良等顽固病证，辨证属脾胃虚弱、寒热错杂者，治疗效果满意。

3. 对于脾胃虚寒的病证，脾胃虚弱，运化失司，易生痰湿、食积，宜在温中健脾的同时酌加祛痰化湿、消食化积之品，攻补兼施。若患者虚不受补或补易生热，可加入连翘、黄芩等清热散结之品，寒热并用，攻补兼施，以达健脾和胃、调畅气机之目的。

4. 脾胃湿热病证，易湿阻气机，湿热伤阴，在清化中焦湿热的同时，宜加入辛开苦降的干姜、黄连调畅气机，加入沙参、芦根等益胃生津。寒热并用，攻补兼施，可使祛邪而不伤正，燥湿而不伤阴。

5. 对于寒热错杂、虚实互见之胃痛，可采用辛开苦降之法，消补兼施，寒热并用，以达升清降浊、调畅中焦气机之目的，可以用药对干姜配黄连、吴茱萸配黄连、姜半夏配黄芩。脾胃气虚、胃虚不降者，治以健脾益气，和胃降逆。

此外，运用寒热并用、攻补兼施治疗脾胃病，需要注意以下几点。

1. 辨清病证寒热虚实的偏重，分清主次，全面兼顾。要根据寒热虚实的偏倚遣方用药，寒重于热者以温药为主，热重于寒者以寒药为主，寒热并重则辛温与苦寒药物并重。除了黄连配干姜、黄芩配半夏等辛开苦降药对，黄连配吴茱萸也十分好用，黄连常用量 3~6g；吴茱萸用常量 1.5~3g，最多不超过 5g。若恐干姜过于辛燥，可以用桂枝 6~10g 代之。

2. 脾胃病误下伤正，损伤脾胃，或病情日久不愈，脾胃亏虚常为脾胃虚弱与寒热错杂互见之证候，健脾补虚不宜过于厚重。若脾胃气虚不甚，可用党参、太子参，但用量不宜过大，以免过度进补加重气机壅滞。

3. 平调寒热，攻补兼施。要时时顾护脾胃，药味宜轻。无论是辛温药还是苦寒药，用药宜性平量轻，以免味厚碍胃，苦寒伤胃，犯虚虚实实之嫌。

4. 谨守整体辨证原则，重视五脏与脾胃气机的关系，调五脏以和脾胃。肝之疏泄正常，可助脾之清阳得升，胃之浊阴得降。肝气郁结，克犯脾土则易致脾胃呆滞、运化失常、胃失和降，临床可配伍疏肝和胃、药性平和之品，如香橼、佛手、白梅花、娑罗子。肺气肃降亦助胃气顺降，和胃降气之品配以宣降肺气之药，则气机灵活。还可酌情在和胃药中加轻清宣降或苦降肺气之品，如桔梗、杏仁、苏叶、旋覆花等，以舒展肺胃气机，宣上畅中，开肺和胃。

5. 寒热并用、攻补兼施不必拘泥泻心汤类。凡以辛苦药味立法组方的均可。辛开苦降药对包括苏梗配枳壳、藿香配枳壳、干姜配黄连、干姜配黄芩、吴茱萸配黄连、丁香配黄连、苏叶配黄连。苦寒药能泄能降，少佐辛温药能开能通，使泄中有开，通而能降。

（翟兴红）

脾胃论临床应用与脾胃病用药特点

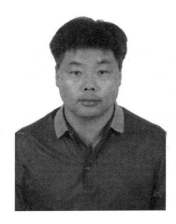

李卫强，宁夏医科大学教授，硕士研究生导师，中医学院临床基础系主任，宁夏医科大学附属回医中医医院脾胃病科副主任，国家中医药管理局脾胃病重点学科带头人，中华中医药学会脾胃病分会委员，世界中医药学会联合会消化病专业委员会常务理事，中国民族医药学会消化病分会理事，中国医师促进会中西医结合消化病学分会常务委员，吴阶平医学基金会炎症性肠病联盟中医药专业委员会常务委员，中国民族医药学会回医药分会理事，中国中西医结合学会脾胃学说应用与创新专业委员会委员，宁夏中医药学会脾胃病分会副主任委员兼秘书，宁夏中西医结合学会消化病专业委员会副主任委员，第六批全国老中医药专家学术经验继承人。

脾胃病为临床常见疾病，我们结合文献及临床门诊研究，根据脾胃的生理特性和病理特点，现将脾胃病临床用药特点作一探析。

一、秉承胃腑特性，注重润降益胃

1. 胃腑主于通降，用药降气行气

胃腑居于中焦，主受纳腐熟，为气机上下斡旋的枢纽，其气通降正常，则食物下行通畅。《灵枢·五味》："水谷皆入于胃……谷气津液已行，荣卫大通，乃化糟粕，以次传下。"胃腑保持"通"的状态，有赖于胃气的推动作用，胃气运动特点即"降"。"通"与"降"含义虽不同，但二者关系密切。通，才能降；降，才能保持通。即通与降互为条件、互为因果。《伤寒论·阳明病脉证并治》曰："阳明之为病，胃家实是也。"即说明脾胃病证的产生因于胃气郁滞不通，失于和降。胃失通降，胃气传送无力，就会产生胃脘胀满、疼痛、食少等；甚则胃气上逆，出现嗳气、呃逆、呕吐等症。因此，治疗上应遵循胃腑"以通为用，以降为顺"之法则，将"通降胃气"贯穿整个治疗始终。临床中在辨证基础上可加入行气降气、助胃肠运动之品。行气之品如枳实、枳壳、槟榔、莱菔子等，其中枳实行气助胃肠蠕动之力较好，根据病情可用到30～50g。降气药如旋覆花、代赭石、丁香、柿蒂等。旋覆花降气和胃之功较佳，《本草汇言》曰："旋覆花，消痰逐水，利气下行之药也。主心肺结气，胁下虚满，胸中结痰，呕吐，痞坚噫气，或心脾伏饮，膀胱留饮，宿水等证。大抵此剂微咸以软坚散痞，性利以下气行痰水，实消伐之药也。"代赭石善镇逆气，降痰涎，其重坠之力可引胃气下行，是治疗胃气不降的首选药。张锡纯善用代赭石，其在《医学衷中参西录》中指出，该药"能生血兼能凉血，而其质重坠，又善镇逆气，降痰涎，止呕吐，通燥结"，又"治吐衄之证，当以降胃为主，而降胃之药，实以赭石为最效"，可随症配入。

此外，小半夏汤中的半夏、生姜相伍亦有良好的降逆和胃止呕之效，被后世誉为"止呕神方"；竹茹味甘性微寒，可用于胃热呕吐，和降胃气。

2. 胃腑喜润恶燥，养阴润燥和胃

胃为阳腑，但其发挥腐熟功能要靠胃阴的滋润，故胃喜柔润而恶燥。《临证指南医案·脾胃》即指出："太阴湿土，得阳始运；阳明燥土，得阴自安。以脾喜刚燥，胃喜柔润也。"《灵枢·营卫生会》指出"中焦如沤"，饮食入胃，必赖胃液浸渍和腐熟。若胃液不足，沤腐难成，则致消化不良诸症。从胃受纳腐熟功能失常的临床表现来看，因胃阴虚而致者，亦每每易见，我们研究发现慢性萎缩性胃炎及其癌前病变中气阴不足证候尤为明显。胃阴虚临床多见胃脘隐痛，咽干舌燥，纳食减少，或虚痞不食，嘈杂不舒，形体消瘦，神疲乏力，舌质光红或干红少津有裂纹，脉弦细而数，或细数无力等。临证治疗上应以养阴润燥和胃为主。《临证指南医案·脾胃》指出："所谓胃宜降则和者，非用辛开苦降，亦非苦寒下夺，以损胃气，不过甘平或甘凉濡润以养胃阴，则津液来复，使之通降而已矣。"临床多施以甘凉柔润或甘寒生津药物之品。我们临床中应用验方蜥蜴胃康方化裁施治。方中太子参药性甘平，益气养阴；石斛、麦冬、乌梅、生山楂酸敛养阴和胃；枳壳行气除胀，防养阴药滋腻滞胃；葛根生津止渴；百合安神养胃，诸药合用，临证多获良效。

二、脾胃虚损气陷，注重升提中气

脾胃为后天之本，主运化，为人体气机升降之枢纽。脾气之升与胃气之降协调共济、升降相因，则中气冲和条达，清浊各行其道。《脾胃论·天地阴阳生杀之理在升降沉浮》指出："盖胃为水谷之海，饮食入胃，而精气上输脾归肺，以滋养全身，乃清气为天者也。升已而下输膀胱，为传化糟粕而出，乃浊阴为地者也。"通过脾的升清，将饮食水谷之精微，上输心肺，外达四末，濡养周身。同时，藉胃之和降，将糟粕之物排出体外。《灵枢·口问》云："中气不足，溲便为之变。"脾胃受损则影响到升清降浊，引起中气不足或下陷，湿浊内生。李东垣《脾胃论》曰："脾胃之气下流，使谷气不得升浮。"中气不足或下陷常见眩晕、气短乏力、小腹坠胀、泄泻、便溏、大便不成形等。因此，我们临床在脾胃病辨治中根据《素问·至真要大论》"下者举之"之原则，治用补中升阳之法，选用具有升清、举陷、补中、益气、发散、温阳等功效的药物，仿《脾胃论》补中益气汤、升陷汤之意，在人参、黄芪补气健脾基础上，配伍升麻 3~6g、柴胡 3~6g、葛根 10~20g 等升阳举陷，升举清气。清气升则浊气得除，气机升降有常，中焦运化得健，诸症即除。

三、脾虚湿邪内生，风药祛风胜湿

《素问·宣明五气论》云："心恶热、肺恶寒、肝恶风、脾恶湿、肾恶燥，是谓五恶。"张景岳注："脾属土，其应湿，湿胜则伤肌肉，故恶湿。"脾为阴土，易被湿困而伤及脾阳，使其运化无权。《素问·阴阳应象大论》曰："湿胜则濡泄。"临床可见大便不成形、溏滞黏腻不爽，舌苔白厚腻，胖大舌、齿痕舌等。《黄帝内经》提出风能胜湿，其中"风"多指具有走窜开泄、辛香发散、宣畅气机之药，如藿香、荷梗、紫苏、防风、羌活、藁本、白芷、苍术、厚朴等。《先醒斋医学广笔记·泄泻》载："长夏湿热令行，又岁湿太过，民多病泄。当专以风药，如羌活、防风、升麻、柴胡、白芷之属，必二三剂，缘风能胜湿故也。"李东垣《脾胃论》云"湿寒之胜，当助风以平之"，多频次使用羌活、独活、防风等风药。因此，我们临床中多在以平胃散配合健脾补气药物的基础上，酌加羌活、独活、防风、威灵仙、僵蚕等祛风除湿，醒脾健脾，如此湿邪易除，脾气得复。其中羌活《本草经疏》曰："羌活性温，辛、苦，气厚于味，浮而升，阳也。手足太阳行经风药，并入足厥阴、少阴经气分。"《本草备要》论羌活："宣，搜风，发表，胜湿。"独活祛风，胜湿，散寒，止痛。《本经》云："主风寒所击。"《药性论》曰："治中诸风湿冷。"《汤液本草》中记载防风："足阳明胃、足太阴脾二经之行经药。"《本草纲目》说防风有"三十六般风，去上焦风邪，头目滞气，经络留湿，一身骨节痛。除风去湿仙药"。《日华子本草》云："治三十六般风，男子一切劳劣，补中益神……"

临证需注意，因风药性温热、刚燥，治湿虽疗效甚好，但因湿性黏腻，消除较慢，如长时间使用致过分辛燥，往往易耗气伤阴，因此分量宜轻，做到治病而不伤阴。

四、心胃母子相关，温心健脾理气

心与脾胃部位相邻，心居膈上，为君主之官。脾胃居于膈下，为水谷之海，二者仅一膜之膈。郑寿全《医法圆通》曰"心居隔膜之上，下一寸即胃口，胃口离心不远"。其次心与脾胃功能相系，《杂病源流犀烛》曰："脾也者，心君储精待用之府也……为胃行精液，故其位即在广明之下，与心紧切相承。"《灵枢·经脉》云："心手少阴之脉，起于心中，出属心系，下膈络小肠。"以上均明确指出胃络通心，心胃通过经络相连。脾胃属土，心属火，心与脾胃乃母子相生关系。因心与脾胃部位相邻、经络相系、五行相生，故在生理、病理上相互影响。

心者君主之官，主血脉运行。气血运行有赖于心阳的温煦推动作用，如此则诸脏得养。脾胃纳运功能，亦有赖于心阳的温煦。一旦心阳不振，温土不及，则可影响脾胃运化致痰饮内停，发生胸闷、气短、纳差、腹痛、腹泻等。如张仲景《金匮要略·胸痹心痛短气脉证并治》指出："胸痹心中痞，留气结在胸，胸满，胁下逆抢心，枳实薤白桂枝汤主之。"可见心病及脾。因此，我们在临床脾胃病的治疗上多遵《灵枢》"胃络通心"理论，心胃相关，胸胃同治，注重温通心阳以助脾运。

临证中在辨证论治基础上，多配合采用张仲景《金匮要略·胸痹心痛短气脉证并治》之法，选用瓜蒌薤白白酒汤、瓜蒌薤白半夏汤、枳实薤白桂枝汤等方剂进行治疗。方中主药瓜蒌宽胸理气涤痰；薤白温心阳，散结气；枳实、厚朴行气除痞；桂枝上以宣通心阳，下以温化中焦阴气。诸药合用，温心通阳，理气健脾，胸胃同治，提高脾胃功能，取效迅捷。

五、注重温阳补肾，治用四逆之辈

肾为水脏，内寓相火，脾为土脏，土筑为堤，水屯其中，命门火旺必伤脾土。肾为先天之本，脾为后天之本，先天肾精有赖后天脾气滋养和培育。肾命门火衰，则脾土难旺，脾肾虚，脾胃受病，故《素问·五脏生成》云："肾之合骨也，其荣发也，其主脾也。"张景岳在《景岳全书·杂证谟·脾胃》中指出："盖人之始生，本乎精血之源；人之既生，由乎水谷之养。非精血无以成形体之基，非水谷无以成形体之壮。精血之司在命门，水谷之司在脾胃。故命门得先天之气，脾胃得后天之气也。是以水谷之海，本赖先天为之主，而精血之海，又必赖后天为之资。"即是指脾与肾相互资生，相互促进。

若肾阳虚弱，不能煦脾，运化失常，会引起腹痛、腹泻等，如《景岳全书·泄泻》指出："肾为胃关，开窍于二阴，所以二便之开闭，皆肾脏之所主，今肾中阳气不足，则命门火衰……阴气盛极之时，即令人洞泄不止。"临床常见年老体衰或久病伤阳出现腹泻。

赵献可《医贯》曰："饮食入胃，犹水谷在釜中，非火不熟，脾能化食，全借少阳相火之无形者，在下焦腐熟，始能运化也。"强调欲补太阴脾土，先补肾中少阳相火，因肾火对脾土有温煦作用。许叔微《普济本事方·二神丸》亦指出："肾气怯弱，真元衰劣，自是不能消化饮食，譬如鼎釜之中，置诸米谷，下无火力，虽终日米不熟，其何能化？"指出脾的运化功能须有肾火的推动。严用和分析"补真丸"时有"……肾气若壮，丹田火经上蒸脾土，脾土温和，中焦自治，膈开能食矣"，也认为脾土需要肾阳的温煦。

因此，要想增强脾胃功能，增强脾胃病治疗效果，必当温阳补肾。《伤寒论·辨太阴病脉证并治》云："自利不渴者，属太阴，以其脏有寒故也，当温之，宜服四逆辈。"此处"四逆"是指四逆汤一类温阳补肾的方剂，如通脉四逆汤、茯苓四逆汤、当归四逆汤、肾气丸等，实则是告诫医者在脾胃病证治疗中要注意通过补肾阳、助肾气以达到提高脾胃运化功能、促进脾胃疾病康复的目的。《医宗金鉴》评论四逆汤能"鼓肾阳，温中寒，有水中暖土之功"。临证用药时可以在补气健脾基础上适当加用附子、肉桂、桂枝、细辛、吴茱萸、小茴香、补骨脂、肉苁蓉等，多获良效。

（李卫强）

从"气血失和"理论运用经方治疗溃疡性结肠炎

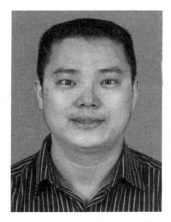

张涛，中西医结合临床博士后，主任医师，硕士研究生导师，广西中医药大学附属瑞康医院消化科二区主任，广西高校骨干教师，全国第四批岐黄中医优秀人才培养对象，兼任国家自然科学基金评审专家，中国中西医结合学会消化病专业委员会委员，中国民族医药学会脾胃病分会常委，中华中医药学会脾胃病分会委员，世界中医药学会联合会消化病专业委员会委员，广西中西医结合消化病专业委员会常委兼秘书。主要致力于溃疡性结肠炎及其相关癌变、肠易激综合征及胃癌的中医药防治基础与临床研究，提出溃疡性结肠炎相关癌变的基本病机以"脾胃虚弱为本，湿热毒瘀为标"为主，治疗当以顾护脾胃为法，兼清热除湿化瘀。先后承担国家自然科学基金3项，中国博士后面上项目1项，广西壮族自治区自然科学基金3项；获广西壮族自治区卫生适宜技术推广奖二等奖2项；参编论著2部；在北大中文核心期刊发表论文四十余篇，发表SCI收录论文4篇。

溃疡性结肠炎（ulcerative colitis，UC）是以腹部疼痛、泄泻、里急后重、下利脓血便等症状为主，且有乏力、消瘦、发热等一系列伴随症状的一种炎症性结肠疾病。该病迁延反复，常伴随较为严重的并发症。中医学虽无溃疡性结肠炎病名的相关记载，但根据其临床表现，可归于"久痢""休息痢"等范畴。根据古代医家对此病的论述，从病因病机看，溃疡性结肠炎的发病总由脏腑"气血失和"所导致。笔者研究发现，古代经典医著方剂以"调和气血"为主要治法治疗溃疡性结肠炎有较明显的疗效。本文通过对古代医著方剂的研究和深入挖掘及临床研究，从"气血失和"理论探讨经方对溃疡性结肠炎诊治，旨在为临床诊疗寻找新的突破口。

一、从中医学角度认识UC

早在《黄帝内经》里就有较多且较详尽的与溃疡性结肠炎相关的论述。根据古医籍经典记载，溃疡性结肠炎可归于中医学"休息痢""久痢"等范畴。《素问·至真要大论》云："火淫所胜……民病注泄赤白……甚则血便……腹满痛，溏泄，传为赤沃……少腹痛，注下赤白。"《素问·太阴阳明论》云："饮食不节，起居不时者，阴受之。阳受之则入六腑，阴受之则入五脏……入五脏则䐜满闭塞，下为飧泄……"《难经·五十七难》言："大瘕泄者，里急后重……"文中所论述的"大瘕泄"的典型症状为"里急后重"，其与溃疡性结肠炎所表现的症状极为相似。隋代巢元方在《诸病源候论》中言"休息痢者，胃脘有停饮……其痢乍发乍止，谓之休息痢也"，明确提出"休息痢"这一病名。综上可以得出，古代医籍所论述的疾病和症状与溃疡性结肠炎十分相似，故可看作是中医对溃疡性结肠炎的认识和理解。

二、从"气血失和"理论角度看 UC

1. 从"气"的角度认识 UC 的病因与发病机制

在《脾胃论》中李杲言："元气之充足，皆由脾胃之气无所伤……若胃气之本弱……则脾胃之气既伤，而元气亦不能充，而诸病之所由生也。"现有研究者通过临床观察发现，溃疡性结肠炎在活动期的常见证候要素以"气滞"等症为主；溃疡性结肠炎常伴随的里急后重、泻下不爽是因肠道气滞、气机不畅、传导失常所致。同时，肠道气机受阻会导致湿、热、痰浊内生，湿热内灼，肠络受损，最终引发下利脓血。溃疡性结肠炎之所以反复难愈，是因为正气虚损，脾气亏损，日久则伤及后天之肾气，形成脾肾双亏。肾阳不暖脾土，清阳不升，运化失司，大肠失于固涩，最终形成"五更泄"或"大便滑脱"。此类溃疡性结肠炎主要特点多为"气虚"，可将其归于临床中的缓解期。

2. 从"血"的角度认识 UC 的病因与发病机制

中医学认为，"初病在气，久病在血"；"久病则入络"。有研究者认为，"瘀血"既是慢性溃疡性结肠炎重要的致病因素，也是主要的病理产物，是该病发生、发展的重要环节和病机的关键。瘀血不仅是一个病理产物，也是一个关键的致病因素。血行不畅，瘀滞日久，肠络脂膜受损伤及肠黏膜而致溃疡，最终导致肠道"气血失调"，则见下痢脓血。清代李用粹在《证治汇补》中曰："恶血不行，凝滞于里，侵入肠内而成疾。"认为发病日久则入络，瘀血壅滞于肠壁脂络，导致肠络受损，传导失司，"气血失调"，日久造成溃疡性结肠炎的发生。

三、从"调气""理血"理论诊治 UC

1. 调气

（1）健脾益气：《素问·刺法论》云："正气存内，邪不可干。"指出只有正气充盛，才能百病不生。脾属后天之本，气血生化之源，主运化水谷，布散精微。若脾气不足，脾阳不升，则胃的降浊功能会受到影响。中焦气机失调或紊乱会导致正气虚弱，使病邪有可乘之机。此外，脾气不足，不能统摄血液，血溢脉外，瘀阻肠络，则一定程度上诱发了溃疡性结肠炎的产生。故治疗上宜采用补脾益气之法，脾气健旺，运化功能正常，精微得以布散，正气才能旺盛。中焦脾胃气机调畅，不能聚湿浊而成邪，从而遏制溃疡性结肠炎的发生。

(2) 补脾祛湿行气：脾主运化水湿。从《医宗必读》中可清晰地认识到，泄泻的产生均来自湿邪，而湿邪的产生均源于脾气亏虚，所以治泄泻重在补脾土。若患者外感湿邪或饮食损伤脾胃，导致脾气受损，脾胃升降功能失职，无力运化水湿，水湿停聚而为害。湿属阴，聚而成邪。湿邪重浊黏滞，最易阻碍气机。脏腑气机升降失常，导致肠络气机失调，气滞湿阻，实邪聚集，则化热或成毒，肠道脉络受损而导致下痢。故治疗上宜采用健脾祛湿行气之法，使脾气得健，湿邪得祛，气机得畅，正气得复，则疾病向愈。

(3) 温通脾肾阳气：泻痢日久必造成脾气、脾阳亏虚，脾的运化功能减退，运化水湿功能失职，则水湿内停，湿聚为邪。湿浊性阴，阴邪停滞中焦，寒从中生，寒邪必耗损阳气。脾为气血生化之源，属后天之本。肾为先天之本，先天需后天水谷精微的充养方能充盛，反过来资助后天之本，使脾气旺盛。同时，脾阳根于肾阳。本病久泻不愈会伤阳，造成脾肾阳虚。肾阳为人体阳气之根本，肾阳不能温煦脾阳，肾中之火不能暖脾土，则导致脾的运化功能更弱。故治疗上宜采用温通脾肾阳气之法，使肾阳得温，脾阳得补，阴阳调和，脾之运化功能趋于正常。

2. 理血

理血包括养血、清热凉血和活血。

(1) 养血：以大便下血为主的慢性迁延性溃疡性结肠炎，下痢脓血，日久耗伤阴血过多，阴损及阳，进一步发展则耗损阳气。脾阳不足，统摄失职，则下血更甚。临床治疗宜采用温脾养血之法，使脾土得温，阴血得养；脾土健运，统摄功能正常，则血不会溢出脉外。人体气血逐渐恢复，阳气得阴而生，正气充盛，病邪祛，则下痢脓血症状会逐渐好转，机体会逐渐恢复正常。

(2) 清热凉血：若感受热毒，热毒深入血分，内迫大肠，热毒灼烧肠络，脂络受损，血败肉腐成脓，则导致下痢脓血；热毒与瘀血胶结，则使病情进一步加重，康复难度逐渐增加。临床宜采用凉血解毒止痢之法。凉血之法，使热邪得泻，血不至于溢出脉外，聚而成邪；解毒之法使热毒得解，促使受损的肠络得以修复，肠道气机得以复常。热毒祛，下痢止，则病向愈。

(3) 活血：若感受湿热之邪，邪气与正气相结，脂膜与血络受伤，化为脓血，气血壅遏肠腑，腑气不通，气机不畅，则会出现里急后重、下痢脓血之症。临床治疗宜采用行血活血之法，使脓血得以消除，肠腑气机调畅则腹部疼痛和里急后重感消失，湿热祛则气血调和，复于正常。《素问病机气宜保命集·泻痢论》云："……后重则宜下，腹痛则宜和……血脓稠黏，以重药竭之。"

四、从经方"调气""理血"理论探讨 UC 治法

1. 采用经方"调气"法治疗 UC

(1) 从经方"健脾行气"角度探讨 UC 治法：仲景在《伤寒论》中言："……腹胀

满者，厚朴生姜半夏甘草人参汤主之。"方中厚朴燥湿行气，宽中除满；生姜温中散寒，制半夏之毒，同时合半夏以行气、化痰、散结；人参健脾益气，以助运化。诸药合用，共奏健脾行气之功。消补兼施，补三而消七，补而不滞，消而不损，用于外感病发汗后之脾胃虚弱、气滞腹胀证。本方健脾除湿，行气宽中，消痞除满，亦可用于脾虚气滞所致的以腹胀满为主要表现的脾虚湿恋型溃疡性结肠炎。

（2）从经方"助阳化气"角度探讨 UC 治法：仲景在《伤寒论》中言："少阴病……腹痛……四肢沉重疼痛，自下利者，此为有水气……或下利，或呕者，真武汤主之。"方中以大辛大热之附子温补元阳，助下元命火，肾阳充盛可化气行水，肾火旺盛则脾土得温，脾健则水湿得运；茯苓利水渗湿，使水邪从小便而去；白术健脾燥湿；生姜温中散寒，与姜、附相合，温阳散寒之力更著，又助茯苓、白术健脾燥湿利水；白芍敛阴柔肝缓急而止腹痛。诸药相配，共奏温阳利水之功。本方具有温脾肾之阳、利水祛湿之效，用于脾肾阳气不足之腹部疼痛，水湿泛滥留于肠间，导致腹痛下利等脾阳肾阳不足的溃疡性结肠炎。

（3）从经方"疏肝理气"角度探讨 UC 治法：仲景在《伤寒论》中言："少阴病……或腹中痛，或泄利下重者，四逆散主之。"方中柴胡疏肝气之郁滞，以透邪外出；枳壳理气宽中，配合柴胡调畅肝气，泄热散结；白芍敛肝阴，养肝血，三者相伍具有通调气血之效；甘草为使，调和诸药，亦健脾益气。诸药相配，共奏疏肝理气、健脾化湿之效，多用于腹痛即泻、食欲不振、脘腹满闷、善太息等肝脾气机不调一类的溃疡性结肠炎。

2. 经方"理血"法治疗 UC

（1）从经方"凉血解毒"角度探讨 UC 治法：仲景在《伤寒论》中言："热利下重者，白头翁汤主之。"此方多用于热毒深陷血分、下迫大肠所致泻痢。热毒实邪熏灼肠胃，使胃肠壁脂络受损，气血失调，进而化为脓血，而见下痢脓血。《伤寒来苏集》云："……白头翁临风偏静……盖脏腑之火，静则治，动则病……故取其静以镇之。秦皮木小而高，得清阳之气，佐白头翁以升阳，协连、柏而清火，此热利下重之宣剂。"方中白头翁清热凉血解毒，除邪止痢；黄连清热解毒，燥湿厚肠；黄柏清热燥湿，重清泻下焦湿热，两者相伍，燥湿止痢之力更著；秦皮清热燥湿，收涩止痢，因收敛力强，用于赤多白少以止血。四药相合，共清肠腑之湿热毒邪，使肠腑气血恢复正常。

（2）从经方"调和气血"角度探讨 UC 治法：关于"调理气血"之名方芍药汤，《素问》云其"下血调气"。"行血则便脓自愈，调气则后重自除"。该方多用于治疗湿热痢疾。方中黄芩、黄连均清热燥湿解毒。重用芍药，养血柔肝，缓急止痛。配以当归养血活血，有"行血则便脓自愈"之义，又可防热毒伤阴。木香温中行气，槟榔行气利水，二者相伍，共同调畅气机，也反映出"调气则后重自除"之意。以上诸药，共同调和气血。大黄活血祛瘀，合黄芩、黄连增加整体清热燥湿之力。大黄的泻下导滞之功可使湿热实邪随大便而祛，体现了"通因通用"之法。配伍少量肉桂，既辅当归、白芍行血和营，其温性又可防呕逆拒药。炙甘草调和药性，与芍药相配，又能柔肝缓急止痛。八味药相互配合，使壅遏之湿热之邪得清，人体气血畅达，则下痢之疾得解。

五、典型病案

余某，女，32岁，2017年1月3日初诊，教师。主诉：反复解血便两年，加重两周。

两年前无明显诱因下反复血便，夹杂黏液，自服黄连素、土霉素后症状时有缓解，曾在广西区内某医院检查，肠镜示：溃疡性结肠炎，以直肠、乙状结肠明显。间断服用美沙拉嗪药物治疗，症状反反复复。近两周因工作量较大、饮食欠均衡，出现解血便，大便稀烂，与鲜血混合一起，每次约50g，每日2～4次不等，伴腹胀及少量黏液。

刻下症：解黏液血便，伴腹胀，口干，舌质红，苔黄腻、边有齿痕，脉滑数。

诊断：痢疾（脾虚湿热）。

治则：健脾清热活血。

处方：芍药甘草汤加减。白芍12g，甘草6g，炒白术12g，马齿苋30g，救必应15g，水蛭3g。农本方颗粒剂7剂，水冲服，每日1剂，分两次服。

2017年1月10日二诊：仍解少许黏液血便，大便不成形，次数减少，日行2～3次，腹胀较前减轻，舌淡苔薄黄，脉数。效不更方，原方继续服14剂。

2017年1月24日三诊：症状明显改善，无明显黏液脓血便，大便基本成形，日1～2次，无腹胀腹痛，精神、睡眠尚可，舌质淡，苔薄微黄，脉滑数。嘱患者原方再服药半月。

四诊：嘱服归脾丸收尾。随访半年，未见复发。

按语：《景岳全书·痢疾》云："凡治痢疾，最当察虚实，辨寒热，此泻痢中最大关系。"本病属脾虚湿热型，由饮食不节，感受外邪，脾胃受损，脾失健运，湿邪内郁，导致湿热毒邪壅结大肠。肠道气机不畅，血脉瘀阻，脂络受损，腐败成脓，血溢脉外，继而出现泻下赤白脓血或纯下鲜血。方用芍药甘草汤加减。方中芍药苦酸微寒，性敛，以补为功，养血敛阴，柔肝止痛，养血活滞；甘草甘温，益气健脾，缓急止痛，两药相伍，调和肝脾，使肝木得柔，气机得畅，则脾土健旺。加炒白术重在燥湿健脾，加马齿苋清热泻火止泻，加救必应清热解毒利湿，加三七、水蛭活血化瘀。诸药合用，共奏健脾清热活血之功。脾土健，湿热祛，气血通则下痢止。

讨论：中医学虽无溃疡性结肠炎的病名记载，但根据临床主要症状及伴随症状可将其归入"久痢""休息痢"等范畴。古典医籍所描述的"痢疾"等症，包含了溃疡性结肠炎的绝大部分症状。气血乃人体之根本，无论外感或内伤，总体而言都是"气血失和""阴阳失调"的结果。因此，论治UC当调理为主，以恢复脏腑阴阳气血的平衡。从"气血失和"的角度探讨UC的病因及发病机制，采用健脾清热活血类经方治疗，经反复临床，效果较为满意。需要指出的是，临床治疗只有谨循法度治则，灵活应用"气血失和"思维，才能辨明本病的发生、发展和变化趋势，从而采取相应的经方加减。

目前，溃疡性结肠炎仍属胃肠病中的疑难顽症，从"气血失和"的角度，应用经方治疗，具有一定的积极作用。

（唐秀娟　方健松　马媛萍　张涛）

吴门医派胃脘痛辨治特色

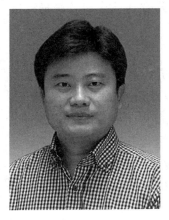

陈江，医学博士，主任中医师，副教授，硕士研究生导师，苏州市中医医院副院长。中国中西医结合学会消化系统疾病专业委员会脾胃学说应用与创新专家委员会常务委员，中国民族医药学会脾胃病分会常务理事，世界中医药学会联合会消化病专业委员会理事，中国医师协会中西医结合分会消化病专家委员会委员，江苏省中医药学会脾胃病专业委员会常务委员，吴阶平医学基金炎症性肠病联盟中医药专业委员会委员，苏州市中医学会络病专业委员会主任委员，吴门医派研究院研究员。

苏州又称"吴中""吴门"，千百年来，苏州地区名医辈出，著述丰富，形成了独具特色的吴门医派。吴门医家既有高超的医学理论，又有丰富的临床经验。除了擅长治疗温病之外，吴门历代名医在辨治内科杂病，尤其是脾胃病方面也积累了丰富的经验，其主要记载于吴门医派古籍著作中。

胃脘痛是指以上腹胃脘部近心窝处疼痛为主症的病证，相当于西医学的急性胃炎、慢性胃炎、胃溃疡、十二指肠溃疡、胃黏膜脱垂等病，是脾胃病门诊最常见的疾病之一。吴门医派辨治胃脘痛特色明显。

一、协调全身气机，以利脾升胃降

人体是全身各个脏腑相互协调、相互统一的整体，吴门名医缪希雍提出："夫天地之间，动静之为者，无非气也。人身之内，转运升降者，亦气也。天地之气不合，则山川为之崩竭；人身之气不调，则肠胃失其转输。"此处的"人身之气"即是由肺主宣降、肝主疏泄、肾主纳气等诸脏协同作用而维持正常升降运转的人的一身之气。缪氏认为，他脏功能正常，才能发挥脾胃为脏气升降之枢纽的作用。反之，则会引起脾胃气滞、气逆等病理变化，发为胃脘痛。吴门医家着重强调肝木乘土（肝气犯胃）和肺气不降在胃脘痛发病中的作用。

1. 肺病及胃

叶天士云："胃宜降则和。"又云："肺主一身之气化也。""上焦不行，下脘不通，周身气机皆阻……气舒则胃醒食进。"这些观点，明确指出了肺主一身之气的主导地位和对脾胃升降功能的影响。"受谷者浊，浊者下走于胃"。胃主通降，经胃腐熟形成的食糜须下传至小肠进一步消化。肺主肃降，能助胃使浊阴下降。肺肃降失职可导致胃气上逆，出现胃脘胀痛、呕吐等症。

病案举例："江二十，胃疼缓，气逆不降。鲜枇杷叶、杏仁、生香附、降香汁、厚朴、橘红、桔梗、白蔻。"张志聪曰："痹者闭也，邪闭而为痛也。"今上焦气逆不降，胃脘不运，气机阻滞，不通则痛。叶氏独辟蹊径，以杏仁、枇杷叶、枳壳、桔梗开降郁滞之肺气，以助胃腑通降，辅以陈皮、白豆蔻理气宽中，降香理气止痛。胃脘气机调畅，则痛胀诸症止。

2. 肝木乘土

肝为将军之官，主疏泄。一有怫郁则肝气易横、肝阳易亢，故肝犯胃、克脾每多有之。关于其病机叶氏认为，"或郁怒伤肝，肝气横逆犯胃；或肝木失养，木不疏土；或先有胃虚，土虚木乘等"，但总因肝失疏泄、气机郁滞而致肝胃不和。因此，在治疗上叶氏提出了"治胃必佐泻肝，制其胜也"和"泄木安中，令其升降自如，则木不为之曲直矣"的观点，治疗胃脘痛时常用补土泄木之法。薛己基于"治病求本"的思想，在四君、六君之类补中益气的基础上稍加清肝理气药。叶氏则以"苦辛泄降，少佐酸味"为遣方原则，善本《太平圣惠方》之金铃子散化裁。

病案举例："张氏，肝病犯胃，心痛，干呕不能纳食，肢冷泄泻。腑经阳失流展，非虚寒也。金铃子散加川连、乌梅、桂枝、生姜。"肝病犯胃，致胃阳困遏，而非胃阳虚证。阳不外达则肢冷，脾失运化则泄泻，胃气郁滞则脘痛纳呆。方用金铃子散清肝理气止痛；乌梅丸清热涩肠止泻；桂枝辛开温经通络；生姜辛温降逆止呕，透达阳气，宣散郁热。诸药配伍，体现了辛开苦降、平肝和胃的治法。

二、脾胃分论，注重培补脾阴胃阴

1. 健脾滋阴

前世医家大多遵循李东垣的脾胃论，重在温补，不及养阴；脾胃总论，详于治脾却略于治胃，出现诸多弊端。缪氏从脾胃消纳和脾阴阳对立的关系上认识到脾阴的重要性："胃主纳，脾主消，脾阴亏则不能消，胃气弱则不能纳。""阴虚火旺之证，当滋养阴血，扶持脾土。脾阴血渐生，虚火下降。"脾阴不足，精血亏虚，导致脾胃运化失司、虚热内生，表现为舌红少津、苔少或无、口干唇燥、不思饮食、食后脘痛、大便溏结不调。对于胃脘痛脾阴不足证，缪氏把甘凉滋阴、甘平和中等方法结合起来，创立了健脾名方资生丸。方中泽泻、芡实、莲肉、山药、薏苡仁、扁豆醒脾滋阴；人参、白术、茯苓、甘草益气健脾；麦芽、桔梗升清助运。全方滋而不腻，补而不滞，颇有气旺津生、阳生阴长之妙，后世吴门医家多效仿化裁。

2. 滋补胃阴

叶天士在脾阴学说的基础上进一步提出胃阴学说。"胃属戊土，脾属己土，戊阳己阴,阴阳之性有别";"太阴湿土,得阳始运,阳明燥土,得阴自安",为脾胃分治和胃阴学说奠定了理论基础。胃阴虚则胃燥,致胃络不通,胃失通降,常发为胃脘灼痛、嘈杂等病。对于胃阴不足之胃脘痛,叶氏倡导甘平和甘凉滋润为主的濡养胃阴法,善本仲景麦门冬汤化裁。

病案举例:"某,胁痛入脘,呕吐黄浊水液。因惊动肝,肝风震起犯胃。平昔液衰,难用刚燥。议养胃汁以息风方。人参、茯苓、半夏、广白皮、麦冬、白粳米。"患者平昔液衰,加之肝风犯胃,更致胃阴受劫,胃失通降,故出现胁痛入脘、呕吐黄浊水液之症。叶氏以人参、麦冬、粳米益胃生津,清降虚火;茯苓、半夏降逆和胃;陈皮健脾理气,使全方滋而不腻。如此则胃阴得复,胃降得和,土强则木不能乘。

三、从络病论治胃脘痛

络病是指诸多致病因素所致络脉瘀阻、气血运行不畅而引发的一类疾病,是广泛存在于多种内伤杂病和某些外感重症的特殊病理状态。叶天士、吴又可等人提出"久病入络""久痛入络""主客交"等观点,使络病学说有了空前的发展,也为临床辨治一些内科疑难杂病提供了新的思路。上述理论同样适用于胃脘痛久病、重病的辨治。气、痰、瘀交阻,日久必形成"瘀浊"之毒,深入胃脘络脉,损伤血络,成为胃脘痛发生、发展的重要病理因素之一。除实邪阻滞外,阳虚、血虚等所致络脉虚损病变亦可导致络脉气血运行失常而为病。

1. 辛香虫药通络

叶天士认为,"病在络脉,为之辛香以开通也"。"搜剔经络之风湿痰瘀莫如虫类"。对于胃脘络病病由实邪阻滞者,叶氏善用桂枝、桃仁、延胡索等辛香通络之品和䗪虫、蜣螂虫、地龙、穿山甲等通络之虫药以求瘀祛络通,延缓病情进展。

病案举例:"秦,久有胃痹,更加劳力,致络脉中血瘀,经气逆,其患总在络脉中痹室耳……形瘦清减,用缓逐其瘀一法。蜣螂虫炙,一两;䗪虫炙,一两;五灵脂炒,一两;桃仁二两;川桂枝尖生,五钱;蜀漆炒黑,三钱。用老韭根白捣汁泛丸,每服二钱,滚水下。"此案病属血络瘀痹之胃脘痛。患者胃痛久发,瘀血久留,常药难效,故用攻逐走窜之蜣螂虫、䗪虫疏通络脉,并引辛香之桂枝、韭根直达病所,配合桃仁、五灵脂增强祛瘀活血之功。由于虫药走窜峻猛,加之诸味辛散药耗伤气阴,且此人形瘦清减,不耐攻伐,为求络通而不伤胃气,故将诸药以老韭根白捣汁为丸,峻药缓攻为治。

2. 补虚通络

针对胃脘痛"络脉虚损,不荣则痛"的病机特点,叶氏制定了"大凡络虚通补为宜"的治疗原则,并结合脏腑辨证,补络脉不足之气血阴阳,同时参以通络祛滞之品,既可疏通络脉,又防诸补药滋腻碍胃。

病案举隅:"费二九,劳力气泄阳伤,胸脘痛发,得食自缓,已非质滞停蓄。然初病气伤,久泄不止,营络亦伤,古谓络虚则痛也。攻痰破气,不去病即伤胃致纳食不甘,嗳噫欲呕,显见胃伤阳败。当以辛甘温方。人参、桂枝、茯苓、炙草、煨姜、南枣。"本案乃营络胃阳俱虚之证。胸脘疼痛,得食自缓,病非实邪阻滞;久泄不止,则络脉营阴已损。若误用攻痰破气之治,非但不能祛病,反而更伤胃阳,出现呕恶、纳差等症。叶氏以甘味之人参、茯苓、炙甘草、南枣益营补中,辛温之煨姜、桂枝回复胃阳,并以桂枝疏通络脉。诸药合用,补虚通络而不滋腻。

综上所述,吴门医家辨治胃脘痛时,着眼于全身气机的升降平衡,重视肝与胃、肺与胃的关系,治疗上多采用疏肝和胃、降肺理气之法。另一方面,对于胃脘痛久病、重病,出现络脉瘀阻或络脉虚损的症状和体征时,以络病理论为指导,根据病情虚实轻重的不同,参以辛香通络、虫药通络和补虚通络等通络之法。需要指出的是,脾阴、胃阴学说并不排斥脾阳、胃阳,而应将其视为一个理论整体。正如吴鞠通所言:"有伤脾阳,有伤脾阴,有伤胃阳,有伤胃阴,有两伤脾胃。"若脾胃不分,阴阳寒热不辨,则诸症蜂起矣。

(彭君伟　陈江)

脾胃病辨治与经方应用经验

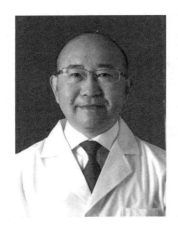

肖国辉，西南医科大学附属中医医院主任医师，教授，硕士研究生导师。四川省拔尖中医人才、省级师带徒导师、四川省中医药管理局第四批学术与技术带头人、全国第三批优秀中医临床人才。担任四川省中医药学会脾胃病专委会副主任委员、四川省中医药学会风湿免疫专业委员会副主任委员、中国医师协会中西医结合消化医师分会委员、四川省内镜技术协会内镜超声专业委员会委员、泸州市消化病学会及消化内镜专业委员会副主任委员、泸州市医学会风湿免疫专业委员会副主任委员、中华中医药学会脾胃病分会第三届委员会委员、中国中西医结合学会消化系统疾病专业委员会脾胃学说应用与创新专家委员会常务委员。擅长运用中西医结合方法诊治消化内科、风湿免疫病科常见病、多发病。先后完成省厅、市级科研课题十余项，发表学术论文四十余篇。

我从事脾胃病临床工作二十余年，有幸成为第三批全国优秀中医临床人才研修学员，跟随陈绍宏教授师承学习，在运用参苓白术散、半夏泻心汤、大柴胡汤、小柴胡汤治疗脾胃疾病方面有所心得。

一、参苓白术散

参苓白术散出自宋代《太平惠民和剂局方》，纵观古今医案，历代学者及医家都非常重视该方。现将我运用参苓白术散治疗脾胃病的经验举例如下。

1. 饥饿症

尹某，女，26 岁，因持续性饥饿感四月余入院。进食后饥饿感可稍缓解，但旋即出现明显饥饿感，需再次进食，进食量少，日数餐，夜间明显，因严重饥饿感而不能入眠，甚则因难忍饥饿而哭泣，偶伴呃逆、汗出、大便秘结不畅，无反酸、烧心、胸闷、气促等，小便调。舌淡红，苔薄白，脉细。自发病以来，求治于泸州市多家中西医院，但饥饿症状未见缓解，遂到我院求治。胃镜示：慢性浅表性胃炎伴糜烂。肠镜示：全结肠未见异常。血常规、肝肾功、甲状腺功能、糖化血红蛋白、大小便常规均正常。腹部 B 超：未见异常。

诊断：饥饿症（脾胃虚弱）。

处方：参苓白术散加减。麸炒白术12g，茯苓15g，山药15g，黄芪30g，木香15g，薏苡仁30g，炒白扁豆30g，豆蔻15g（后下），大枣20g，桔梗30g，紫苏叶30g，荷叶30g，法半夏15g，甘草15g，党参30g。服药3剂后，饥饿感明显缓解，日进餐数减半，夜卧能眠。嘱继服上方7剂而愈。

按：参苓白术散出自宋代《太平惠民和剂局方》，该方在治疗脾胃虚弱、运化失职方面疗效颇佳。临床常常以面色萎黄、神疲乏力、纳呆食少、大便稀溏、苔薄白、脉虚为脾胃虚弱证型的辨证要点。该患者所表现的持续性饥饿感易误诊病机为胃热消谷、脾健能食，入院前不少中医给予清胃热、通肠腑等治疗无效，原因就在于此。该患者饥饿感实则是一种假象。宋·苏轼《求医诊脉说》曰："至虚有盛候，大实有羸状。"疾病的病机乃脾胃虚弱。中医学认为，进食得补。患者的持续性饥饿感正是脾胃虚弱欲引食自救的表现。因此，选用参苓白术散治疗收到较好疗效。该病例的诊治，使我深刻体会到中医辨证论治的重要性，能否抓住病机是治疗成败的关键。

2. 泄泻（肠易激综合征）

陈某，女，30岁，2012年11月因反复左下腹疼痛伴腹泻稀便3年入院。症见左下腹隐痛，便前加剧，便后缓解，便质稀溏、每日3~4次，伴胸脘痞闷、腹胀、神疲、四肢乏力、心烦、失眠，无黏液脓血便，舌淡红，苔白腻，脉弦细。自2009年9月发病以来，到当地医院求诊，予以思密达、整肠生口服治疗，但症状缓解不明显。辅查：血常规、肝肾功、大小便常规、大便细菌培养、腹部B超及电子肠镜检查均未见异常。

西医诊断：肠易激综合征。

中医诊断：泄泻（脾胃虚弱，湿滞肠道）。

处方：参苓白术散加减。党参30g，麸炒白术12g，茯苓5g，山药15g，木香15g，薏苡仁30g，炒白扁豆30g，陈皮20g，砂仁15g，桔梗30g，泽泻30g，甘草15g。服7剂后，症状缓解，坚持服用1个月后痊愈。随访3个月无复发。

按：本病属中医学"泄泻""腹痛"范畴。《景岳全书·泄泻》曰："泄泻之本，无不由于脾胃。"认为脾虚是发生泄泻的关键。脾胃气虚，升运失调，消化与吸收障碍，则大便稀溏，即"清气在下，则生飧泄"。湿滞中焦则见胸脘痞闷；脾失健运，则气血生化不足，感神疲、四肢无力；舌淡红、苔白腻为脾虚湿盛之象。治疗首先从健脾化湿入手。予以参苓白术散加减治疗。张仲林发现，参苓白术散有双向调节作用，不仅能减少脾虚大鼠的泄泻次数和腹泻量，还可改善胃肠道动力。该案辨证分析不难，多数医者都能抓住脾胃虚弱的病机，不少中医也曾给予参苓白术散、香砂六君子汤治疗，但效果欠佳。笔者使用参苓白术散治疗，桔梗、泽泻均用至30g，桔梗和泽泻的常用剂量分别为3~10g和5~10g。之所以加大两药的剂量，是为了加强桔梗载药上行及泽泻渗湿利水之功，这也是陈绍宏教授的用药经验。

3. 痞满（功能性消化不良）

黄某，女，66岁，2012年6月因反复胃脘部饱胀不适五年余入院。症见胃脘部饱胀不适，时轻时重，伴食欲欠佳、神疲乏力、嗳气、口苦口干、大便稀溏。舌淡红，苔白厚腻，脉细。自2007年4月起，到当地中西医院求诊，曾予半夏泻心汤及促胃肠动力药物治疗，收效甚微。胃镜示：慢性浅表性胃炎。血常规、肝肾功、大小便常规、腹部B超未见异常。

西医诊断：功能性消化不良。

中医诊断：痞满（脾胃虚弱）。

处方：参苓白术散加减。党参30g，麸炒白术12g，茯苓15g，山药15g，木香15g，莲子10g，薏苡仁30g，炒白扁豆30g，桔梗30g，陈皮20g，砂仁15g，荷叶30g，苏叶30g，芦根30g，甘草15g。7剂，日1剂。

药后胃脘部饱胀不适明显缓解，坚持服用1月后痊愈。随访3个月未见复发。

按：《脾胃论》曰："百病皆由脾胃衰而生。"《素问·阴阳应象大论》曰："湿气在上，则生䐜胀。"该患者年老体弱，病程长。脾胃虚弱为本，湿阻气滞为标。因此治疗以益气健脾为原则，佐以化湿行气消滞。该病例的诊治亮点是在参苓白术散的基础上加入苏叶30g行气宽中，荷叶30g利湿健脾升阳，芦根30g清热生津。这也是陈绍宏教授的用药经验。

4. 胃溃疡

李某，女，48岁，2012年3月因反复胃脘部隐痛三年余入院。症见胃脘隐痛，神疲肢倦，纳呆食少，泛吐清水，解柏油样软便。舌红，苔薄白，脉沉细。胃镜示：胃溃疡伴出血（A1）。大便常规：隐血（+）。血常规、肝肾功、小便常规、腹部B超未见异常。

诊断：胃脘痛（脾胃虚弱）。

处方：参苓白术散加减。党参30g，麸炒白术12g，茯苓15g，山药15g，木香15g，莲子10g，薏苡仁30g，炒白扁豆30g，桔梗30g，陈皮20g，砂仁5g，白及30g，甘草15g。另加三七粉3g冲服。1天3次。同时加服人参甘草汤（红参30g，甘草60g。水煎服，1天3次，1次100~150mL）。

服药3剂后，大便转黄，胃脘部疼痛减轻。服药7剂后，胃脘部隐痛消失。嘱继续服用1个月，药后痊愈。随访3个月未见复发。

按：西医学治疗消化性溃疡费用高，副作用多，复发率高。中医治疗消化性溃疡费用低，副作用少，不易复发。该病例诊治在参苓白术散基础上加入白及和三七粉。白及具有收敛止血、消肿生肌功效。《本经》曰："白及主痈肿恶疮败疽，伤阴死肌，胃中邪气，贼风鬼击，痱缓不收。"三七粉具有止血、散瘀、定痛作用，历来被作为伤科金疮要药。人参甘草汤治疗急性上消化道出血是陈绍宏教授的宝贵经验。脾在五行属土，为阴中至阴，喜燥恶湿是其生理特征之一。临床上脾病证候多与湿相关，故健脾利湿密不可分。所谓"治湿不治脾，非其治也"。参苓白术散是健脾渗湿的良方，中医学有同病异治、异病同治的理论，消化系统多种疾病均可出现脾胃虚弱的病机，用参苓白术散治疗每获良效。

二、半夏泻心汤

半夏泻心汤出自《伤寒论·辨太阳病脉证并治》，方含半夏、黄芩、干姜、人参、甘草、黄连、大枣。功能散寒清热，调和肠胃，是辛开苦降、寒热并用、补泻兼施的代表方剂。因配伍精当，效专力宏被后世广泛应用。临床运用半夏泻心汤治疗脾胃疾病效果良好。

1. 痞满（功能性消化不良）

史某，女，44 岁，2013 年因脘腹痞满胀痛、嗳气三月余，加重 1 周入院。患者近 3 个月来脘腹痞满胀痛、嗳气，独阳上逆而呕，独阴下走而肠鸣，是虽三焦俱病，而中气情志不畅时加重，伴头痛心烦，口干口苦，恶心，纳差，稍食生冷则大便次数增多。多次院外行胃肠镜及腹部彩超均未见明显异常，神疲乏力，大便不成形、每日 1 次、无黏液及脓血，曾长期服用奥美拉唑、吗丁啉、复方嗜酸乳杆菌等药，症状未见明显缓解。舌暗红，苔白稍腻。

西医诊断：功能性消化不良。

中医诊断：痞满（寒热错杂）。

治则：开结降逆，补气和中。

处方：半夏泻心汤加减。姜半夏 20g，黄芩 15g，黄连 10g，干姜 15g，生白术 15g，陈皮 12g，茯苓 20g，吴茱萸 6g，厚朴 30g，枳壳 12g，大枣 30g，炙甘草 12g。5 剂，日 1 剂，水煎服。

药后自觉脘腹痞满胀痛明显缓解。坚持服药 1 月后，诸症悉除。随访 3 个月无复发。

按：功能性消化不良可归于中医学"痞满"范畴，病因主要为脾胃虚弱，气机逆乱。《伤寒明理论》云："阴阳不交曰痞，上下不通为满。"《素问·阴阳应象大论》曰："清气在下，则生飧泄；浊气在上，则生䐜胀。此阴阳反作，病之逆从也。"尤在泾在《金匮要略心典》中云："中气既痞，升降失常，于是为上下之枢，故不必治其上下，而但治其中。"治以半夏泻心汤加减开结降逆，补气和中。该方强调姜半夏的应用。姜半夏以生姜、白矾制成，味苦降逆和胃，尤适于痞证的治疗。方中重用厚朴。李杲指出："厚朴，苦能下气，故泄实满；益气，故能散湿满。"厚朴常用剂量为 3 ~ 10g，方中加大剂量至 30g，以增强宽中化滞之功。

2. 食管瘅（胃食管反流病）

陈某，男，38 岁。2014 年以反酸、胸骨后烧灼样不适两个月，加重半月入院。症见反酸，胸骨后烧灼疼痛，伴咽部异物感，时自觉胃脘胀满不适，伴口干口苦，无嗳气、恶心呕吐，纳差，大便干燥、3 天 1 次，小便清长，曾口服奥美拉唑、铝碳酸镁等药效果欠佳。胃镜示：反流性食管炎。

西医诊断：胃食管反流病。

中医诊断：食管瘅（寒热错杂，热结胸膈）。

治则：消痞散结，调畅气机。

处方：半夏泻心汤合半夏厚朴汤加减。法半夏20g，干姜15g，黄连10g，吴茱萸3g，黄芩10g，炙甘草12g，大枣30g，厚朴10g，茯苓30g，紫苏梗30g，炒枳壳10g，柴胡20g。7剂，水煎服，日1剂。

服药1周后反酸、胸骨后烧灼疼痛感明显减轻，咽部异物感消失，偶尔嗳气。坚持服药1个月，诸症消失。3个月复查胃镜示：食道黏膜光滑，无充血、水肿、糜烂。随访半年，未见复发。

按：目前，胃食管反流病尚无对应固定的中医病名。根据主症可归于中医学"吐酸""食管瘅"等范畴。本病多因饮食不节、情志不遂、劳逸不均而致胆疏失职，脾胃运化失常，气机上逆，损伤食管黏膜。肝疏泄功能失常在胃食管反流病中起着重要作用。临床应特别注意疏肝解郁，调畅气机。本案在半夏泻心汤基础上加炒陈皮、紫苏梗、炒枳壳理气行滞；重用柴胡加强疏肝作用。《金匮要略·妇人杂病脉证并治》曰："妇人咽中如有炙脔，半夏厚朴汤主之。"患者咽如物阻，吞吐不得，合半夏厚朴汤行气散结之功效，效力倍增。

3. 泄泻（慢性乙状结肠炎）

李某，男，58岁。2014年以反复腹泻半年入院。半年来解黄色稀糊样大便、每日4次，常夹不消化食物，无黏液及脓血便，伴肛门灼热、脘腹胀满肠鸣辘辘，食欲欠佳，夜梦多，小便可。曾于我院行肠镜示：慢性乙状结肠炎。服思密达、金双歧等药，服药效可，停药稍进生冷或油腻即复发。舌红，苔白腻，脉细弦。

西医诊断：慢性乙状结肠炎。

中医诊断：泄泻（脾胃虚弱，寒热错杂）。

治则：消痞止泻，平调寒热。

处方：半夏泻心汤加减。清半夏12g，黄芩10g，黄连6g，干姜15g，生晒参15g，防风15g，厚朴15g，木香9g，炙甘草10g，生姜15g，大枣7枚。7剂。水煎服，日1剂。

药后腹泻次数较前减少、每日2~3次，胀满明显减轻，食纳较前好转。

按：《景岳全书》云："泄泻之本，无不责之于脾胃。"因此，治疗本病的关键在于健脾益气，调畅气机。该患者腹泻时间长、脘腹胀满乃寒热之邪错杂其中。脾胃升降失司，气机阻滞而觉脘腹胀满；年老久泻，脾胃亏虚，运化无力，故食欲欠佳、肠鸣、完谷不化。治以半夏泻心汤加减消痞止泻，寒热平调。古人云："无湿不成泄。"生姜祛湿力强，半夏得生姜则水消；干姜温中散寒，黄芩得干姜则痞散。两药并用，散水除痞，故而效显。

半夏泻心汤源于《伤寒论》第149条："伤寒五六日，呕而发热者，柴胡汤证具，而以他药下之。柴胡证仍在者,复与柴胡汤。此虽已下之,不为逆,必蒸蒸而振,却发热汗出而解。若心下满而硬痛者,此为结胸也,大陷胸汤主之。但满而不痛者,此为痞,柴胡不中与之,宜半夏泻心汤。"半夏泻心汤之"泻"不可单纯理解为补泻,而是言通。此"心"并非指五脏中的心脏,而代指心下部位,即胃脘部,故"泻心"是使脾胃气机通畅。《吴医汇讲》指出:"治脾胃之法,莫精于升降。"临床应用泻心汤不必局限于"痞",更不应拘泥寒热互结,关键在辨准病机。凡符合寒热错杂、脾胃虚弱、气机升降失调之证均可随症加减,临床疗效多满意。

(肖国辉 陈辉)

杜生敏教授治疗食管癌经验

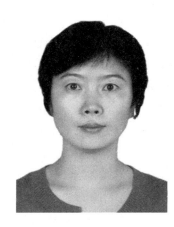

杨如意，硕士研究生，青海大学附属医院中医科主任，主任医师，教授，硕士研究生导师，国家中医药管理局"百千万人才"工程优秀中医临床人才。多年来勤求古训，博采众方，秉承"未病先防，既病防变"的理念，发挥中医特色，对中西医结合治疗消化、心脑血管、中医"治未病"及疑难杂症等方面有独特经验。临床开展新技术、新方法应用二十余项，主持及参与课题13项，取得科技成果5项、专利两项，发表论文四十余篇。出版专著3部，教材1部。任中华中医药学会肝胆病分会委员，中国抗癌协会肿瘤传统医学专业委员会委员，青海省消化心身学会理事，世界中医药学会联合会温病专业委员会常务理事，中国中西医结合学会消化系统疾病专业委员会脾胃学说应用与创新专家委员会委员，中国民族医药学会脾胃学会常务理事，中国中西医结合学会消化分会脾胃治未病与中医外治法常务委员。

我国是食管癌高发国家，其死亡占全国恶性肿瘤死亡比例仅次于胃癌。中医学认为，食管癌属"噎膈""积证"范畴，以吞咽梗阻、饮食难下、甚则格拒不通、食入即吐为主要表现，治疗较为棘手。杜生敏教授幼承家学，勤求古训，博采众方，根据本病的病因病机特点，运用中药治疗，取得了较好疗效。

一、对病因病机的认识

杜生敏教授认为，本病的病因病机为本虚标实，气滞、痰浊、瘀血、热毒阻滞。食管癌以进食哽噎、吞咽困难甚则不能进食、食入即吐、伴呕吐痰涎、乏力、胸痛、消瘦等为主要临床表现。关于噎膈的病因病机，《黄帝内经》认为与津液及情志有关。《素问·阴阳别论》曰："三阳结谓之隔。"《景岳全书·噎膈》指出："噎膈一证，必以忧愁思虑，积劳积郁或酒色过度，损伤而成。"病因多为情志失常、脾胃失调、肾精不足等，导致脾运化失常，痰浊内生、情志不畅导致气郁。气机阻滞不能正常运行血液，日久则导致瘀血阻滞，久之痰浊、瘀血在食管形成肿块导致咽下困难，痰、瘀是食管癌发生的基本病理过程。病证多属痰瘀交阻、气阴亏虚证。

杜生敏教授认为，吞咽困难、食久不下又可导致血耗气郁，痰因火结，形成热毒伤阴，在气阴两亏、痰瘀阻滞的基础上形成火热毒邪。肾阴不足，津液亏损亦可导致和加重噎膈。此外，诸病而命门火衰，温煦乏力，脾胃虚寒，最终也可导致噎膈。《医贯·噎膈论》云："肾主五液，又肾主大小便，肾水既干，阳火偏盛，煎熬津液，三阳热结。"清·叶天士在《临证指南医案·噎膈反胃》中指出，"脘管窄隘"为本病的主要病机。

二、辨证论治

杜生敏教授认为，食管癌的病位在食管，病变关键在胃，与肝、脾、肾关系密切，以正虚为本，夹有气滞、痰阻、血瘀、热毒等标实之证，治疗应标本兼顾，以扶正、理气、化痰、清热解毒为法，以理气化痰、祛瘀解毒为先，兼顾正气不足。

1. 痰气交阻，以开郁降气为先

初期进食梗阻，脘膈痞满，甚则疼痛，情志舒畅则减轻，精神抑郁则加重，嗳气呃逆，呕吐痰涎，口干咽燥，大便艰涩，舌红，苔薄腻，脉弦滑。治疗原则开郁化痰，润燥降气。方用启膈散加减。药如丹参、郁金、砂仁、沙参、贝母、茯苓、杵头糠，可加瓜蒌、半夏、天南星以助化痰之力，加麦冬、玄参、天花粉以增润燥之效；若郁久化热、心烦口苦，可加山栀子、黄连、山豆根以清热；若津伤便秘，可加增液汤和白蜜，以助生津润燥之力；若胃失和降、泛吐痰涎，可加半夏、陈皮、旋覆花和胃降逆。

2. 津亏热结，以养阴散结为主

病情逐渐进展，耗伤阴液，瘀热互结，进食时哽塞而痛，水饮可下，食物难进，食后复出，胸背灼痛，形体消瘦，肌肤枯燥，五心烦热，口燥咽干，渴欲饮冷，大便干结，舌红而干，或有裂纹，脉弦细数。此时治疗应顾及阴液，以养阴生津、泄热散结为主，方用沙参麦冬汤加减。药如沙参、麦冬、玉竹、桑叶、天花粉、炒扁豆、甘草，可加玄参、生地黄、石斛以助养阴之力，加山栀子、黄连、黄芩以清肺胃之热。肠燥失润、大便干结，可加火麻仁、瓜蒌仁、何首乌润肠通便；腹中胀满、大便不通、胃肠热盛，可用大黄甘草汤泄热存阴，但应中病即止，以免重伤津液；若食管干涩、口燥咽干，可饮五汁安中饮生津养胃。

3. 瘀血内阻，治以活血化瘀

此类患者表现为瘀血阻滞，症见进食梗阻，胸膈疼痛，食不得下，甚则滴水难进，食入即吐，面色暗黑，肌肤枯燥，形体消瘦，大便坚如羊屎，或吐下物如赤豆汁，或便血，舌质紫暗，或舌红少津，脉细涩。病久必瘀，耗伤阴液，治以破结行瘀，滋阴养血。方用通幽汤加减，药如桃仁、红花、当归、生地黄、熟地黄、槟榔、升麻，可加乳香、没药、丹参、赤芍、三七、三棱、莪术破结行瘀；加海藻、昆布、瓜蒌、贝母、玄参化痰软坚；加沙参、麦冬、白芍滋阴养血；若气滞血瘀、胸膈胀痛，可用血腑逐瘀汤；若服药即吐、难于下咽，可先服玉枢丹，可用烟斗盛该药，点燃吸入，以开膈降逆，其后再服汤剂。

4. 阳微气衰，治以补脾温肾

疾病发展到晚期，出现一派阳气衰微之象。进食梗阻不断加重，饮食不下，面色苍白，精神衰惫，形寒气短，面浮足肿，泛吐清涎，腹胀便溏，舌淡苔白，脉细弱。此时阳气已虚，不可妄行攻下，治疗以温补脾肾、益气回阳为主，佐以攻邪。方用补气运脾汤合右归丸。方中人参、黄芪、白术、茯苓、甘草补脾益气，砂仁、陈皮、半夏和胃降逆。可加旋覆花、代赭石降逆止呕；加附子、干姜温补脾阳；气阴两虚，加石斛、麦冬、沙参滋阴生津；肾阳虚明显，用附子、肉桂、鹿角胶、杜仲、菟丝子补肾助阳，熟地黄、山茱萸、山药、枸杞子、当归补肾滋阴；若中气下陷，少气懒言，用补中益气汤；若脾虚血亏，心悸气短，可十全大补汤加减。

三、防治放化疗并发症及术后用药

1. 放射性食管炎

杜生敏教授认为，放疗具有火热之性，可损耗人体阴液，中药应以清热解毒养阴为主，急性放射性食管炎可选冬凌草、山豆根、紫草、生山药、沙参、麦冬等药。慢性放射性食管炎可用生地黄、玄参、麦冬、天花粉、石斛、金银花、野菊花等，效果颇佳。

2. 口腔炎、口腔溃疡

放化疗常可出现口腔炎和口腔溃疡，杜生敏教授常选黄芪、野菊花、生地黄、玄参、金银花、板蓝根、山豆根、黄连、冬凌草、丹皮等品，水煎取药汁，频频含服。

对于反复发作不愈的口腔溃疡，常用甘露饮养阴生津，清解热毒（生地黄、熟地黄、黄芩、茵陈、枳壳、石斛、天门冬、麦门冬、枇杷叶、甘草）；伴发热，加石膏、知母；肿痛甚者，加金银花、芦根；出血，加仙鹤草、白茅根；气虚甚，加太子参、黄芪。并配自制口腔油方外涂，效果颇佳。口腔油组成：九香虫10只，香油50g。制法：先将香油用锅加热至沸，放入九香虫，待九香虫变黑色后，停止加热去九香虫，留油备用。该油止痛效果明显，能显著减少口腔溃疡发作次数，延长发作间歇期。

3. 恶心、呕吐

预防肿瘤化疗所致呕吐，化疗前两天至化疗结束后两天口服加味橘皮竹茹汤（党参、黄芪、白术、橘皮、竹茹、枳实、厚朴、白豆蔻、砂仁、鸡内金、炒麦芽、生姜、大枣、甘草）益气健脾，和胃降逆。大便干燥，可加大黄；呕吐剧烈，可用降逆汤（陈皮、法半夏、公丁香、旋覆花、白术、党参、黄芪、生大黄、生甘草等）降逆止呕。

4. 腹泻

化疗药物所致腹泻多以脾肾两虚为病机，治疗上当以温肾健脾、固涩止泻为原则。杜生敏教授常用经验方，药如代赭石、干姜、党参、肉豆蔻、山茱萸、炒白术、诃子、补骨脂、鸡内金、当归、生甘草，温补脾肾以止泻。

5. 食管癌术后

食管癌术后，杜生敏教授常以益气健脾养阴之法进行调理，以恢复脏腑功能。方用异功散加减（太子参、淮山药、茯苓、炙甘草、陈皮、炒谷麦芽、鸡内金、生黄芪、石斛）补益气血，使机体功能尽快恢复。

食管癌术后出现胃脘灼热疼痛，神疲乏力，纳差，形瘦，治以益气健脾，养阴抗癌为法，常用党参、白术、茯苓、白花蛇舌草、仙鹤草、陈皮、生熟地黄、仙灵脾、佛手、枳壳、神曲、莪术、生薏苡仁等，在健脾和胃的基础上佐以清热解毒养阴。

6. 晚期患者经验方

患者晚期常常出现进行性吞咽困难，伴梗阻及疼痛，治以理气化痰、消肿软坚为法，采用消噎汤加减治疗。消噎汤是杜生敏教授在家传治噎验方煎红丸的基础上化裁而成，用于多例食道管癌效果良好。消噎汤药如雄黄、贯众、木香、三棱、莪术、陈皮、大黄、干漆、槟榔、威灵仙等；气虚者，加黄芪、红参；痰凝者，加昆布、制南星。

方中雄黄为含砷的结晶矿石，味辛、苦，性温、有毒，作为主药必配伍本品，具有抗癌、抑癌作用，能抑制肿瘤细胞，与其他软坚化瘀之品相伍，可达散结通络、开通食道之功。陈皮调中理气化痰，使脾胃健，正气充；配伍贯众解毒散郁，干漆辛散苦泄，性善下降，破血攻坚，祛瘀通经以消癥；木香、槟榔行气调中止痛，加强三棱、莪术活血祛瘀之力；大黄泻下攻积，清热活血祛瘀，杜生敏教授认为，大黄能泻下祛浊，推陈出新，大剂量使用，对排除雄黄蓄积有极重要的作用；威灵仙通经络，止痹痛，治骨鲠，消痰水。因该方药力峻猛，用之易伤正气，故应用时需视病势之深浅新久、正气之盛衰强弱，适当配以扶正固本之品，如人参、黄芪等，或先补后攻，或先攻后补而施治，共奏益气健脾、化痰消癥、行气解郁之效。该方对绝大多数晚期食管癌患者能够明显缓解症状，减少痛苦，提高生存质量，延长生存期。

总之，杜生敏教授认为，食管癌的病因病机为本虚标实，治疗要根据具体情况辨证施治。在祛除痰浊、瘀血、邪毒之时，要时刻顾及机体正气。强调中西医结合，早期可通过手术，中晚期或不适合手术的患者以放疗、化疗为主。术后患者要加强补益药物的应用，以促进机体恢复。对于放疗、化疗导致的毒副作用，中药治疗也有较好效果。

（杨如意）

"脾开窍于口"理论的临床应用

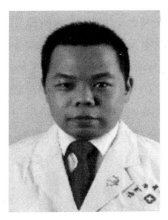

严子兴,福建中医药大学附属福州中医院消化内镜中心行政主任,副主任医师。福建中医药大学硕士研究生导师,福建省科技厅科技特派员,中国中西医结合学会消化系统疾病委员会胃食管反流病专业委员会常委,中国中西医结合学会消化系统疾病委员会脾胃学说应用与创新专业委员会常委,中国中西医结合学会消化内镜学专业委员会和消化系统疾病委员会青年委员,中国中西医结合学会消化内镜学胃早癌专家委员会委员。

消化道包括口腔、咽、食道、胃、小肠(十二指肠、空肠、回肠)和大肠(盲肠、阑尾、结肠、直肠、肛门)等部,临床上常把口腔到十二指肠的这一段称为上消化道。基于"脾开窍于口",脾与口之间在生理、病理上息息相关,探讨运用三才封髓汤合甘露饮治疗上消化道溃疡的临床意义。

一、"脾开窍于口"之理论

脾与口之间在生理、病理上息息相关。这种联系主要表现在:其一,在结构上,口腔是消化道的最上端,舌、咽、唾液腺等器官与脾胃相互联系,共同完成对饮食物的受纳、研磨、消化、吸收。其二,在经络联系上,脾胃通过经脉与舌相联。"口者,胃、大肠脉之所夹"(《证治准绳·口部所主》);"脾足太阴之脉……连舌本,散舌下";"胃足阳明之脉……还出夹口,环唇,下交承浆";"大肠手阳明之脉……还出夹口,交人中"(《灵枢·经脉》)。

唇肿、口疮、糜烂而痛,多为脾热或脾火。如沈金鳌在《杂病源流犀烛》中说:"口糜者,口疮糜烂也,心脾有热则口糜;中气不足,虚火上泛亦口糜。"宋代医家危亦林在《世医得效方·五脏气偏胜则应于口》中指出:"口之味,热胜则苦,寒胜则咸,宿食则酸,烦躁则涩,虚则淡,疸则甘,劳郁则口臭,凝滞则生疮。"《证治准绳·唇部所属》亦云:"唇燥则干,热则裂,风则瞤,寒则揭。""风热传脾,唇口皲皱;思虑伤脾,血耗唇皱……思虑过度,蕴热于脾,燔裂无色,唇燥口干生疮,年久不愈。"这些论述皆指出唇、口与脾的关系非常密切。由此可见,察唇口之变化,对于脾病的临床诊断具有一定的参考价值。此即"脾开窍于口"的临床意义之所在。

二、复发性口腔溃疡的论证

复发性口腔溃疡是一种常见的口腔黏膜疾病，属中医学"口糜""口疳""口疮"的范畴，主要表现为黏膜的凹陷性溃烂，局限性成点或成片，表面呈灰白色或黄白色，周围黏膜发红或淡红，或伴疼痛，时伴有口臭、心烦、便秘等全身症状。本病多发于舌缘、口唇、颊内、齿龈等部位的黏膜，发病呈周期性、易复发性、自限性。西医学认为，复发性口腔溃疡可能与遗传因素、自身免疫性疾病、消化道疾病、微量元素缺乏、维生素缺乏、内分泌失调、药物副作用等有关，但尚无明确的发病原因和机制。治疗上多以抗菌、抗病毒、镇痛药、免疫调节药以及维生素等药物对症治疗，疗程较长，且易反复发作，对人们的饮食、言语、精神等生活质量带来很大的影响。中医学认为，复发性口腔溃疡以"火"为病机关键，又分虚实，发病过程中常常夹杂湿邪、血瘀、毒蕴等病理因素。中医治疗该病有一定的特色与优势，注重局部与整体的关系，针对病机特点，采用滋阴清热、顾护阴阳之法，疗效满意。

（一）历史源流

复发性口腔溃疡相当于中医的"口疮"。最早《黄帝内经》记载："岁金不及，炎火乃行……民病口疮。"又曰："诸痛痒疮，皆属于火。"指出火、热乃口疮的病机关键。针对这一病机，历代医家皆有描述。《景岳全书》云："口舌生疮，故多由上焦之热。"《医学入门·口舌唇》云："心之本脉，系于舌根；脾之络，系于舌两旁；肝脉循阴器，络于舌本；肾于津液，出于舌端。分布五脏，心实主之，故曰：诸经皆会于口。""舌为心之苗""脾开窍于口"，而以心、脾关系最为密切。《圣济总录》云："口疮者，心脾有热，气冲上焦，蒸发口舌，故作疮也。"亦强调病位在心、脾。心主血脉，脾主统血，心火亢盛，炽灼血脉，则血败肉腐，形成痈肿疮疡。《证治准绳》载："心脉布于舌上，若心火炎上，熏蒸于口，则口舌生疮；脾脉布于舌下，若脾热生痰，痰热相搏，从相火上炎，亦生疮者，尤多。"表明口疮不仅与心、脾相关，还与肾相关。《丹溪心法》云："口疮服凉药不愈者，因中焦土虚，且不能食，相火冲上无制。"认为本病乃土虚不能克制相火而发病。口疮发病与三焦脏腑都有关联，《齐氏医案·口疮》进一步提出"口疮上焦实热，中焦虚寒，下焦阴火，各经传变所致……"认为本病是"火热"病机由实热和虚火相互传变而致。《外科正宗》曰："口破者，有虚火、实火之分，色淡、色红之别。虚火者，色淡而斑细点，甚者陷露龟纹，脉虚不渴，此因思烦太甚，多醒少睡，虚火动而发之。"《医宗金鉴·外科心法要诀》曰："口疮实火者，色艳红，满口烂斑，甚者腮舌俱肿，脉实口干。"《寿世保元·口舌》曰："口疮，连年不愈者，属虚火也。"可见，复发性口疮多以虚火为主。另外，口疮如《素问·气厥论》所云："膀胱移热于小肠，鬲肠不便，上为口糜。"心与小肠相表里，故邪热循经上炎发为口疮。《诸病源候论》云："发汗下后，表里俱虚，而毒气未尽，熏于上焦，故喉口生疮也。"口疮也有可能为外感之邪，误治循经而致。朱丹溪《丹溪心法》云："口疮，服凉药不愈者，因中焦土虚，且不能食，相火冲上无制，用理中汤。"可见，口疮与中气不足及寒邪有关。《医贯》云："或问虚寒何以能生口疮，而反用附子理中耶？盖因胃虚谷少，则所胜者肾水之气逆而乘之，反为寒中。脾胃衰虚之火，被迫炎上，作为口疮。"可见，口疮不仅有火的病机，亦与虚寒有关。

（二）病因病机

中医学认为，本病多由嗜食辛辣刺激、肥甘厚腻之品，或情志过极、五志化火，或脾失健运，水湿不化，湿郁热结则伤阴，阴虚火旺，或劳倦过度，病久迁延，耗气伤阴，虚火上浮等损伤脾胃，导致脾失运化，水湿内停，使湿热内蕴于三焦，循经上犯于口。同时，湿热蕴结或外邪内蕴，诸邪久滞，暗耗气血，气滞血瘀，聚而为毒。毒邪内扰脏腑，损伤脏腑功能，使得本病常迁延难愈。正如《金匮要略》所言："毒，邪气蕴结不解之谓。"以"火"为病机关键，《素问·至真要大论》载"火气内发，上为口糜"。火邪循经上炎，肉腐为溃。病在六经者，于三阳，阳热郁而不得越，气机怫郁内陷，时而逆上发作，于三阴，邪气伏留阴分，而遇时发，时发时止。病在三焦者，上焦病机关键为心火上炎，心经有热，"舌为心之苗窍"，则心火循经上炎于口舌。病在中焦者，分脾、胃，在脾时，可由脾经积热、夹湿上攻，熏蒸于口，或脾气（阳）不足，土不伏火，阴火循经上炎，灼烧口舌、血脉，口舌生疮。在胃时，宿食内停化火，胃热上扰，或胃阴不足，虚火上扰。病在下焦肝时，病机关键为肝经郁热。病在肾时，阴虚火旺，阳虚火浮。本病位于三焦，然多由之脾、胃。脾开窍于口，舌为心之苗。肾足少阴之脉"循喉咙，夹舌本"。两颊属胃、肠，因而口腔溃疡虽病变部位局限，但发病与脏腑密切相关，病位主要在心、脾、肾三脏。此与西医学"脾"为最大的免疫器官不谋而合。脾为人体最大的淋巴网状内皮系统，可以产生具有重要免疫功能的淋巴细胞和浆细胞，同时也能对抗原物质产生免疫应答及免疫效应，合成细胞因子、干扰素、补体及等生物活性物。口腔溃疡之所以反复发作，缠绵难愈，原因大致有四：一为饮食不节，嗜食辛辣肥甘，生痰化湿蕴热，郁热外发则为溃疡，痰湿内蕴则缠绵难愈。二为素体阴虚，劳伤过度，亏耗真阴，虚火上炎，熏灼口唇，发为溃疡；实火易清，虚火难疗，故缠绵难愈。三为年高体弱，劳倦内伤，脾虚气陷，阴火上乘，上熏于口，则发为溃疡；气血亏耗，疮疡难敛。四为口疮日久，瘀血内停，脉络不通，腐肉难去，新肉难生。本病夹杂有湿、热、毒邪、瘀血等病理因素，所以中医治疗RAU主要以清热解毒、渗湿降火为主，辅以健脾利湿，养阴化浊，活血化瘀。

（三）辨证施治

1. 内治法

中医治疗复发性口腔溃疡有一定优势。复发性口腔溃疡的主要症状为口腔黏膜溃烂成点，中央凹陷，溃疡面灰白色，周围黏膜颜色淡红或不红，灼痛，舌质偏红，脉细弦或数。

治疗复发性口腔溃疡需辨证论治。心火上炎证泻心导赤散加减，心脾积热证清热泻脾散加减，肝郁化火证龙胆泻肝汤加减，肝郁脾虚证逍遥散或丹栀逍遥散加减，肺脾蕴热证枇杷清热饮加减，脾胃热湿证茵陈蒿汤合三仁汤加减，脾胃气虚证补中益气汤加减，阴虚火旺证知柏地黄丸加减，脾肾阳虚证附子理中丸加减。中药方剂对复发性口腔溃疡的血液流变学有改善作用，并能提高机体免疫力。

口疮最主要的病位在脾胃。脾胃为中焦气机升降之枢纽，升降失司，上下气机不通，上焦之阳不能下降，下焦之阴不能上行，故发为口疮。治以清热燥湿，调畅气机，顾护阴阳。拟三才封髓丹合甘露饮加减，以养阴清热利湿。

（1）三才封髓丹：组成：熟地黄、生地黄、党参、盐水炒黄柏、砂仁（后入）、天冬、麦冬、石斛、绵茵陈、黄芩各15g，枳壳12g，甘草5g。该方出自《卫生宝鉴》，功能和脾利湿，滋阴增液，泻火坚阴。方中黄柏盐水炒，清热燥湿，泻火解毒，降心火，益肾水，清虚火坚阴，泻火而不伤阴；砂仁行气调中，和胃醒脾，能够化湿行滞，解阴腻之碍脾以助药运；天冬补肺生水，清热养阴润燥；人参补脾益气生津；生地黄滋阴补血，清热养阴，凉血润燥；炙甘草解毒，调和诸药。该方抓住肾水虚寒，相火越位，即下寒上热这一病机而设，补土伏火，亦治土虚。天冬、人参、生地黄三味主药连用具有养阴益气、祛邪不伤正、扶正勿留邪之效。现代药理学对三才封髓丹进行了较多研究。研究显示，三才封髓丹能够增强小白鼠的免疫系统功能；改善人体的心脾功能，增强体质，使人气血充沛；能够有效调节T淋巴细胞亚群及相关炎性因子水平，从有效改善人体失衡的免疫系统，增强人体免疫能力。人参、天冬、熟地黄对已沉积的抗原抗体复合物有促进吸收和消除作用。陈修园《时方歌括》云："足阳明胃为燥土，喜润而恶燥，喜降而恶升，故以二冬、二地、石斛、甘草之润以补之，枇杷、枳壳之降以顺之。若用连、柏之苦，则增其燥；若用芪、术之补，则虑其升；即有湿热，以一味黄芩以折之，一味茵陈以渗之，足矣。"

（2）甘露饮：本方出自《伤寒心要》，方中麦门冬、天门冬、生地黄、熟地黄、甘草、石斛可滋养肺、肾之阴，解胃之虚热，泻而兼补，且可固护上、中、下三焦之阴虚；取茵陈、黄芩之苦寒，有助于折热而祛湿；枳壳、枇杷叶均具有宣畅气机、宣肃肺气之效，有助于化解湿热，并具有抑制火热上行之效；甘草可调和诸药。诸药配伍，重在治本，兼顾其标，标本兼治，相得益彰，共奏养阴生津、清热化湿、顾护阴阳之效。然而滋阴之品多碍脾助湿，清利之品又易化燥伤阴，故方药的选择上处理好清热与滋阴的关系是治疗本病的关键。临证应根据不同证型，如心脾积热型、肺胃邪热型、阴虚火旺型、阳虚浮火型等适当调整药味。湿热偏重者，重用绵茵陈、黄芩；肝胆湿热者，加青黛；脾胃积热者，加金银花、连翘；心火上炎，加黄连、木通、竹叶；倦怠乏力或自汗者，加黄芪、太子参；口干喜饮者，加北沙参、太子参；腹泻者，加白术、大枣、炒谷芽；便秘者，加大黄；腰酸背痛、小便少者，加熟地黄；舌质红者，加丹皮、赤芍、炒栀子；苔黄者，加黄芩、炒栀子；舌苔厚腻者，加佩兰、茯苓。如此辨证论治，可使口腔溃疡快速愈合，治病求本，防止疾病复发。

2. 外治法

鲍先握等将康复新液用于口腔溃疡，内服或外用，以增强患者免疫力。康复新液的主要成分为美洲大蠊干燥虫体提取物，内含多元醇、黏糖氨酸、肽类及多种氨基酸等活性物质，可活血化瘀，养阴生精，改善微循环，抑制细菌蛋白质的合成，具有抗菌效果，能够促进肉芽组织生长和血管新生，加速创面恢复。

张敬之等取灯心草50g，冰片5g。灯心草取原药材，拣净杂质，紧扎成一把，塞入瓦罐，加热至400℃使罐红，待冷取出，将灯心草碳与冰片研细，调成散剂，使用时按照1g散剂、2mL利多卡因和3g凡士林的比例调成糊状，根据溃疡面大小，用棉签均匀涂于患处，以覆盖溃疡面为宜，1日3次。灯心草味甘、淡，性微寒，入心、小肠经，有清心、利尿、降火作用。冰片味辛、苦，性微寒，入心、脾、肺经，有清热止痛作用。其研究结果显示，治疗组总有效率95%，优于对照组的85%；且治疗组的复发率为41%，明显低于对照组的74%（有统计学意义）。

总之，中医治疗复发性口腔溃疡优于西医，三才封髓丹合甘露饮用于复发性口腔溃疡，随症加减，能够调节脏腑功能，保持机体相对平衡，效果理想。

三、胃溃疡的论治

（一）治疗原则

中医治疗胃溃疡，一般根据临床症状分类治疗。胃溃疡属中医学"胃脘痛""痞满"等范畴，发病机制复杂，多为饮食不节、情志不遂、脾胃虚弱或外邪侵袭等引发，主要表现为胃痛、反酸、胀气等不适症。

胃溃疡的治疗以理气和胃止痛为基本原则，旨在疏通气机，恢复胃腑和顺通降之性，通则不痛，从而达到止痛的目的。胃痛属实者，治以驱邪为主，根据寒凝、食停、气滞、郁热、血瘀、湿热之不同，分别采用温胃散寒、消食导滞、疏肝理气、泄热和胃、活血化瘀、清热化湿诸法；属虚者，治以扶正为主，根据虚寒、阴虚之异，分别采用温中益气、养阴益胃之法。虚实并见者，扶正祛邪之法兼而用之。

（二）三才封髓汤合甘露饮治疗胃溃疡

中医学认为，胃溃疡多为饮食不节、情志不遂、脾胃虚弱或外邪侵袭等引发，病因错综复杂，既可因感受外邪所致，又可因内生邪气而致，治疗上常需内外相合，祛外邪，兼顾病理致病因素。可采用温中散寒、理气止痛、健脾祛湿、疏肝和胃、活血化瘀、清热增液养胃等法。

现代人多嗜食辛辣刺激、肥甘厚腻之品、生活压力大，情志不畅，导致脾胃虚弱，功能失职，从而致水湿内停不化，津液停聚，湿邪黏滞缠绵，日久郁而生热。加之情志不畅，易致湿热滞胃，胃失和降，灼伤胃阴。临床采用健脾祛湿兼清热增液养胃之品治疗，往往能够取得良好效果。

三才封髓丹合甘露饮由熟地黄、生地黄、党参、盐水炒黄柏、砂仁（后入）、天冬、麦冬、石斛、绵茵陈、黄芩、枳壳、甘草组成。方中黄柏盐水炒，清热燥湿，泻火解毒，降心火，益肾水，清虚火坚阴，泻火而不伤阴；砂仁行气调中，和胃醒脾，化湿行滞，能够解阴腻之碍脾以助药运；天冬补肺生水，清热养阴润燥；人参补脾益气生津；生地黄滋阴补血，清热养阴，凉血润燥；炙甘草解毒，调和诸药。诸药合用，具有养阴益气、祛邪不伤正、扶正勿留邪之效。

临床用三才封髓丹合甘露饮［熟地黄、生地黄、党参、盐水炒黄柏、砂仁（后入）、天冬、麦冬、石斛、绵茵陈、黄芩各15g，枳壳12g，甘草5g］治疗胃溃疡，内镜检查可见胃部溃疡由A期（基底覆白苔或黄白色厚苔、周围黏膜充血水肿）转为S期（溃疡基底部白苔消失，呈现红色或白色瘢痕）的时间缩短。

综上，基于"脾开窍于口"理论及口腔溃疡与胃溃疡之间病理基础的关联性，运用三才封髓丹合甘露饮治疗口腔溃疡和胃溃疡均疗效满意。

（严子兴　刘幼妹　张晓彬　杨建华　江鹏）

"肾者胃之关也"在脾胃病中的临床意义

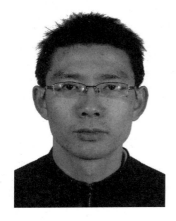

陈一周，北京中医药大学中医系毕业，毕业后即在脾胃病科工作。最初以中医治疗消化科相关疾病为主，2008年学习内镜技术，2010年支援四川灾区重建，帮助当地医院建设内镜中心。2011年在安徽医科大学第一附属医院进修半年，先后开展多项内镜下治疗。2017年在北京友谊医院进修半年，后开展放大内镜、ESD早癌治疗。现任中国中西医结合学会消化内镜学专业委员会食管反流病委员会委员、安徽省中医脾胃病学会委员、安徽省中医内镜学会委员。

"肾者，胃之关也。关门不利，故聚水而从其类也"。其意是指肾有调节水液的功能，起着胃的关闸作用。初见此说，没有感觉肾与胃有太多关系，仅仅是在水液调节过程中起协调作用，故临床一直未予重视。2017年，有幸跟师张荣英老师抄方。张师临证用药重抓根本，不拘于表象，每于疑难杂症见奇效，总能标本兼治。如治疗高血压，张师看到的是血脉不通、肝肾阴虚、气血上行所导致，采用补肝肾之阴、活血通络、引血下行之法，不仅让患者脱离终身服药的痛苦，更能解除并发症，预防出现心脑血管意外，实让人叹止。张师更是大医之心，心系患者，治病不分地位高低都是热情周到，很多患者甚至免费送药。对学生更是关心备至，每每想起总是暖心。张师知道我在脾胃病科工作，常常嘱咐治胃病不要忘健脾，应顺应"胃以通为用，以降为顺"。这句话好理解，"见肝之病，知肝传脾。当先实脾，四季脾旺不受邪，即勿补之"。补脾无需时时都补，四季脾旺之时不用补。何时脾旺？脾旺之时乃四季春夏秋冬之最后一个月份，乃辰月、未月、戌月、丑月四个月，这四个月份土临月建，身旺而不受邪，故勿补之。其他月份都要时刻记得补脾。临床治疗脾胃疾病，如胃食管反流病、胆汁反流性胃炎等均以此为大法；治疗上个人喜欢在辨证的基础上，使用大剂量代赭石以降逆胃气，效果的确很明显。张锡纯言，赭石当以生用，"降胃之药，实以赭石为最效，重用可引其血下行也"。张锡纯归纳代赭石的功效："其重坠之力，能行胃气下行一也；更能引胃气直达肠中以通大便二也；能镇安冲气使不上冲三也；制肝木之横恣，使其气不上干四也；引浮越之相火下行，而胸膈烦热、头目眩晕自除五也；有益于血分六也。"因此代赭石能"调脏腑之气化，使之适得其平"。张锡纯还认为，代赭石"性甚和平",具有"虽降逆而不伤正气、通燥结而毫无开破"的特点。对于肝气犯胃引起的胃气上逆正好适合。

西医治疗胃食管反流病和胆汁反流性胃炎常常是用药有效,停药则复发,甚者病程反复数年。中医治疗则疗效较巩固,但高龄体弱者停药后易反复。问张师如何应对?张师答曰:"治病不能忘记人之根本。人体根本有二,肾为先天之本,脾胃为后天之本,补后天之本易反复,就不要忘了补先天之本。"听之后有点糊涂,仔细思考所学,很少见有提到肾与胃关联。请教张师肾与胃有什么关系,为什么要补肾?张师笑曰:《内经》云"肾者,胃之关也",怎无关联。听此言豁然开朗。张介宾曰:"关者,门户要会之处,所以司启闭出入也。"胃之关在哪儿?不正是贲门和幽门吗?难治性胃食管反流病和胆汁反流性胃炎多因贲门及幽门口关闭不全引起;老年及久病者正是肾气不足,导致远期疗效差。胃食管反流病和胆汁反流性胃炎,西医治疗远期疗效差,因为西医认为是两种病;在中医看来病机实则为一,均由胃气不降引起,治疗上采取异病同治之法。中医认为,肝气横逆犯胃,胃失和降,转而上逆。胃气上逆,带动胃酸及内容物反流入食道,诱发反流性食管炎。《圆运动的古中医学》中提到:"足少阳胆经甲木,足厥阴肝经乙木。肝为阴脏,胆为阳府,同禀大气中木气而生……胆经木气的疏泄作用,由上而下;肝经木气的疏泄作用,由下而上。"又胆气依附胃气。胃气降则胆气疏泄通畅,胃气升(上逆)则胆气亦升,十二指肠内的胆汁随着上逆之胆气,冲破关卡(幽门)反流入胃,从而导致胆汁反流性胃炎。胃气上逆又带动胃内的胃液冲破关卡(贲门),反流入食管,导致胃食管反流病的发生,故胆汁反流性胃炎多兼有胃食管反流病。治疗上初发者降逆胃气,使胃液归胃,胆汁归肠。水入大海,何愁洪灾。病久者需加补肾之品,乃肾为胃之关是也。对西医长期治疗不能停药者,或停药三五日即复发者,中药治疗短则一月、长则两月即能根治,且少有复发。补肾张师多用怀牛膝,不但补肝肾,又可引气血下行,实为一举两得。又常用淮山药,张锡纯谓山药"色白入肺,味甘入脾,液浓益肾……固摄气化",一药能补三脏,实补益佳品。

胃食管反流病、胆汁反流性胃炎多因肝气横逆犯胃,胃气失于和降,转而上逆而发。为什么此类疾病现在越来越多,与生活节奏太快、性情急躁、伤肝动火有关。加之夜生活丰富,熬夜司空见惯,不知子时乃肝经运行时间,不能入睡则易使肝阴亏损,致肝火上炎。或欲望太多,所求不得,情志不遂,忧思恼怒,肝气郁结,气机阻滞,横逆犯胃,胃失和降,而发本病。临床此类患者或唉声叹气,喜长叹息;或心烦易怒,口干口苦,口疮频发,痤疮此起彼伏,扁桃体肿大反复发作,一派肝火表象;然又不能进食寒凉或泻火之品,服之则胃痛、腹泻;服暖胃之剂,胃很舒服,但又加重肝火。患者疑惑为何有火又有寒?盖肝木旺,长期克脾胃之土。脾胃长期被克,愈发虚寒,最终表现肝火在上,土寒在下。

国医大师徐经世先生,耄耋之年仍孜孜不倦,实我辈之楷模。鄙人初入杏林,有幸随徐老抄方,先生知无不言,言无不尽,医术高超,医德高尚,一言一行都深刻影响到我的人生道路。徐老上求古法而不拘,开创性提出了"肝经时有火,而脾胃常虚寒"之论,嘱咐治疗此类患者,不能照搬教科书上治疗胃脘痛的分型标准,否则见肝火去火则发腹泻,见胃寒温脾胃又加重肝火。顾此失彼,徒增患者痛苦。建议寒热并举,自创消化复宁汤或黄连温胆汤加减,使肝火清,脾胃健,一举两得,特别适合现今寒热夹杂型胃病的治疗。我在门诊每每使用,皆获良效。

(陈一周)

《脾胃论》便秘论述探析

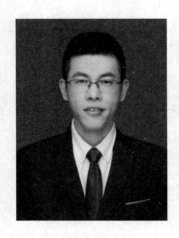

袁建业，中医学博士，上海中医药大学脾胃病研究所研究员，博士研究生导师，主要从事中医药防治中医脾胃病的临床和基础研究，兼任中国民族医药学会脾胃病分会常务理事、中国中西医结合学会消化系统疾病专业委员会脾胃学说应用与创新专家委员会常务委员、浦东新区中医药协会脾胃病专业委员会副主任委员等。2012年7月～2013年9月在美国纽约州立大学布法罗分校消化病和营养研究中心做访问学者。作为项目负责人先后承担国家自然科学基金等项目5项，发表中英文学术论文53篇（含SCI收录16篇），参编著作3部，科研成果获上海市科技进步二等奖等5项。

便秘是以大便秘结不通，或排便时间延长，或欲大便而排便艰涩不畅为主要表现的一种病证。便秘患者，尤其是长时间不排便的患者经常遭受腹胀、嗳气、饮食不下、坐卧不安等不适感的折磨，有些病情严重的患者还会出现焦虑、抑郁等情绪障碍。这些严重降低了患者的生活质量，门诊常有患者直言"生不如死"。此外，便秘患者排便过程中过度用力又容易诱发心脑血管意外，威胁其生命。便秘虽然都以排便不畅为主要特点，但又有大便燥结而不通、大便涩滞而不畅、大便不干但无力排出、大便需用力方能排出或毫无便意等不同表现，表明其病因病机十分复杂，可能是多种因素造成的后果。所以临床上很多顽固性便秘治疗起来特别棘手，应用单一的药物或用药无效，或很快耐药，病情愈来愈重。几千年来，中医学在治疗便秘方面积累了丰富的经验，梳理历代先贤著作中关于治疗便秘的论述，从中受到启发，有助于我们多角度、综合认识便秘并攻克这一顽疾。

金元四大家之一的李东垣，熟谙《内》《难》经旨，深得其师张元素辨识脏腑虚实、因时因地因人灵活用药施治思想之真传，在医疗实践中深刻认识到脾胃在机体生命活动中的重要性，冲破当时流弊，对《内》《难》中关于脾胃的论述进行创新发挥，著成《脾胃论》一书，创立脾胃学说叮咛指引后人，提出"人以胃土为本""大肠、小肠、五脏皆属于胃""胃虚元气不足诸病所生"等独到见解，直到今天仍对临床有很强的指导意义。《脾胃论》作为李东垣的代表作，蕴含着丰富的学术思想，其中不乏与便秘相关的论述。

一、《脾胃论》中便秘相关论述

《脾胃论》分为卷上、卷中、卷下三部分。卷上主要对《素问》《难经》《黄帝针经》《脉经》等经典著作中关于脾胃的论述进行创新发挥，提出脾胃学说的核心观点；卷中结合脾胃学说，论述脾胃虚弱致病的病因病机及相应的治则、治法和方药；卷下论述脾胃与其他脏腑、与天地阴阳的关系，并列举了调理脾胃的治验。

李东垣在《脾胃论》中并没有设专篇讨论便秘，虽然在卷中指出"凡治病当问其所便"，但是以泄泻为例进行论述的。纵观《脾胃论》全书，明确提到类似便秘论述的有29处，其中卷上4处，卷中16处，卷下9处。论述治疗用药时提到的有27处之多，其中论述方药对应证候表现时提到8处，论述从权应用方药、对症加减时提到19处，其中又有3处同时分析了导致便秘的病机。此外，单纯论述便秘病机时提到两处。由此看出，《脾胃论》主要是在讨论具体施治时提及便秘的。

这些论述中，李东垣对便秘表现的称谓并不完全相同，分别谓以"大便涩"（卷上·脾胃盛衰论）、"大便涩滞"（卷中·脾胃虚弱随时为病随病制方）、"大便秘"（卷下·论饮酒过伤）、"大便秘结"（卷下·脾胃损在调饮食适寒温）、"大便秘涩"（卷上·用药宜禁论、卷中·饮食劳倦所伤始为热中论、卷下·脾胃损在调饮食适寒温）、"大便秘燥"（卷中·随时加减用药法）、"大便硬"（卷下·脾胃损在调饮食适寒温）、"大便干燥"（卷下·脾胃损在调饮食适寒温）、"大便不快利"（卷中·脾胃虚弱随时为病随病制方）、"大便不利"（卷中·脾胃虚弱随时为病随病制方）、"大便了而不了"（卷中·脾胃虚弱随时为病随病制方）、"大便难"（卷上·用药宜禁论、卷下·脾胃损在调饮食适寒温）、"大便难燥"（卷中·气运衰旺图说）、"大便难而结秘"（卷中·脾胃虚弱随时为病随病制方）、"大便涩滞不行"（卷中·脾胃虚弱随时为病随病制方）、"大便闭涩不行"（卷中·饮食劳倦所伤始为热中论）、"大便闭塞"（卷中·肠澼下血论、卷下·脾胃损在调饮食适寒温）、"大便不通"（卷上·用药宜禁论、卷中·随时加减用药法、卷下·调理脾胃治验治法用药若不明升降浮沉差互反损论、卷下·论饮酒过伤）、"大便闭塞不通"（卷中·肠澼下血论）、"里急后重又不去"（卷中·肠澼下血论）、"大便虚坐不得"（卷中·脾胃虚弱随时为病随病制方）、"里急后重，数至圊而不能便"（卷中·肠澼下血论）。从这些称谓上看，便秘的症状表现、病变性质和病变程度不同，病因病机也不尽相同。

除了这些明确与便秘相关的论述外，李东垣还在"卷下·大肠小肠五脏皆属于胃胃虚则俱病论""卷下·脾胃虚则九窍不通论""卷下·阴阳升降论和卷下·胃虚脏腑经络皆无所受气而俱病论"等章节间接提到"九窍不利""九窍不通""浊阴出下窍""大肠者，庚也，燥气也，主津"等与便秘相关的病理生理概念。

二、《脾胃论》对便秘病因病机的论述

传化糟粕是大肠的主要生理功能，便秘病位在大肠，当与大肠关系最为密切。但李东垣在《脾胃论》"卷上·脾胃虚实传变论"中指出"元气不能充，诸病之所由生"；在"卷下·脾胃虚则九窍不通论"又说"元气，非胃气不能滋之"；在卷下再专列"大肠小肠五脏皆属于胃胃虚则俱病论""胃虚脏腑经络皆无所受气而俱病论"与"胃虚元气不足诸病所生论"反复强调"胃虚是诸病发生的根本"。

李东垣认为，人的生命活动效仿天地，饮食入胃后，脾主升清是行春夏之令，滋养周身；升已下而降，是行秋冬之令，传化糟粕；升降没有偏胜则机体安，降而不升，或升而不降，百病皆起（卷下·天地阴阳生杀之理在升降浮沉之间论）。便秘当属升而不降范畴，所以便秘虽与五脏六腑都有关系，所谓"浊阴出下窍、浊阴走五脏、浊阴归六腑"（卷下·阴阳升降论），但脾胃内伤是根本。

具体来看，李东垣在"卷上·用药宜禁论中"提到"足阳明胃经，行身之前，主腹满胀"是指便秘与胃有关；在"卷中·随时加减用药法"中指出如脾胃受伤，清浊升降失常，"浊气在阳，乱于胸中，则䐜满闭塞，大便不通"；在"卷中·饮食劳倦所伤始为热中论"和"卷下·脾胃损在调饮食适寒温"中指出，"饮食劳倦，喜怒不节，始病热中""脾胃初受热中，幽门不通，上冲，吸门不开，噎塞，气不得上下……及风结、血秘"皆能引起便秘；在"卷中·脾胃虚弱随时为病随病制方"、"卷下·脾胃损在调饮食适寒温"和"卷中·脾胃虚弱随时为病随病制方"中说，"脾胃虚弱……遇夏天气热盛，损伤元气……日高之后，阳气旺，复热如火，阴阳气血俱不足，热厥而阴虚""下焦有热""热生风"均可出现大便秘结。此外，"久病形羸，荏苒岁月，渐致虚弱"（卷下·论饮酒过伤）；脾胃虚弱基础上出现的"血少，血中伏火而不得润"（卷中·脾胃虚弱随时为病随病制方）；脾胃虚所致的"九窍不利"（卷下·大肠小肠五脏皆属于胃胃虚则俱病论、卷下·脾胃虚则九窍不通论）等都可能是导致便秘的病因病机。

由上可见，李东垣在《脾胃论》一书中对脾胃虚弱引起便秘的病因病机进行了较为详尽的论述。李东垣强调脾胃虚弱在导致便秘过程中的重要作用的同时，提醒后人还要关注其余脏腑、季节气候的影响。

三、《脾胃论》对便秘治法、方药从权加减的论述

李东垣虽然强调了脾胃虚弱在便秘发生中的重要作用，但在实际临证治疗便秘过程中并没有一味进行补益，而是提倡具体问题具体分析，治病必求其本，从病因出发，辨别病变脏腑和部位，随症加减，或补或泻或补泻并行，强调"从权"。如对"浊气在阳"所致的大便不通，夏季治疗时少加酒洗黄柏等大苦寒之品；冬季酌加吴茱萸等大

辛苦热之药（卷中·随时加减用药法）。对于"脾胃虚弱，复受热邪的大便难而结秘"，"当先助元气，理治庚辛之不足，黄芪人参汤主之"（卷中·脾胃虚弱随时为病随病制方）。对于"大便闭塞，或里急后重，数至圊而不能便，或少有白脓，或少有血"者则"慎勿利之"，而应"以升阳除湿防风汤举其阳，则阴气自降矣"（卷下·肠澼下血论）。对于"脉实，膜胀，闭塞不通"者，当"从权以苦多甘少药泄之"。"如得通，复以升阳汤助其阳，或便以升阳汤中加下泄药"（卷下·肠澼下血论）。对于"饮食劳倦""风结""血秘"引起的大便秘涩、干燥或闭塞不通，治以"润燥和血疏风"的润肠丸（卷下·脾胃损在调饮食适寒温）。对于湿热相合、刑庚大肠导致的便秘，用寒凉以救之。即使在泻下通便的具体方法上，李东垣也变化多样。如在"卷上·脾胃盛衰论"提到"大便涩，当行之"；"卷上·用药宜禁论"和"卷下·肠澼下血论"中提到"大便难，宜下之"："里急后重，又不去者，当下之"。

整部《脾胃论》，李东垣仅在"卷中·脾胃虚弱随时为病随病制方"部分列出调中益气汤（黄芪一钱，人参、甘草、苍术各五分，柴胡、橘皮、升麻、木香一分或二分）治脾胃虚弱复感湿热兼表现为大便涩滞不行者；在"卷中·肠澼下血论"中列升阳除湿防风汤（苍术四两，防风二钱，白术、白茯苓、白芍药各一钱）治阴气不降的大便闭塞，或里急后重，数至圊而不能便；在"卷下·脾胃损在调饮食适寒温"部分列出三黄丸（黄连、黄芩、大黄各一两）治疗包括下焦有热、大便秘结在内的三焦积热证；列通幽汤（桃仁泥、红花各一分，生地黄、熟地黄各五分，当归身、炙甘草、升麻各一钱）治疗脾胃初受热中、幽门闭阻导致的大便难；列润肠丸（大黄、当归梢、羌活各五钱，桃仁一两，麻子仁一两二钱五分）治饮食劳倦、血少、风结、血秘引起的大便秘涩、干燥或闭塞不通。严格来说，便秘并不是前两方的主治病证，升阳除湿防风汤是针对肠澼下血的，所以可以说，只有后两方是《脾胃论》专门列出的、针对便秘的方剂。其余几处针对便秘的用药，均是在正方应用过程中的从权加减。概括来看，李东垣用药很有特色，如用辛温的当归润燥（具体应用又有当归梢与当归身的区分）；用当归身、生地黄、麻子仁泥、桃仁补血，祛血中伏火；用桃仁通幽门闭塞；用羌活、防风祛热邪所生之风，走大便。必要时，李东垣并不避讳应用苦寒之品，如平胃散中加大黄、芒硝、麸炒桃仁治大便硬；补中益气汤调玄明粉治大便闭塞不行。

对于脾胃虚弱便秘，李东垣在《脾胃论》中提出了一些注意事项：①强调中病即止。如"卷上·脾胃盛衰论"中说，"大便涩，当行之，此亦从权也，得利，则勿再服"；在论述补中益气汤调服玄明粉通便时指出，"得行则止"。不仅应用苦寒药如此，论述黄芪人参汤中加当归、生地黄、麻子仁泥、桃仁时亦强调"如大便通行，所加之药勿再服"；在用羌活、防风治疗"热则生风"所致便秘时也要求"一服便止"。②用药加减时，要注意时禁、经禁、病禁和药禁。如"卷上·用药宜禁论"中指出，"邪热在足阳明胃经，宜早下，而禁发汗和利小便"；对于血少血燥的"大便秘涩"，"燥药则所当禁"；对于"吐而大便不通"及"诸病恶疮、小儿斑后大便实者"，"姜、橘之属所当禁也"；对于"脾胃虚弱，末传为寒中"者，黄芪、人参、甘草、芍药、五味子等甘酸之品当禁用。③苦寒之品用量宜小。如"少加大黄，煨，五分"。④空腹服药。《脾胃论》中的方药多注以"空心服"或"食前服"，通便药物更是如此。

四、总结与启示

《脾胃论》从脾胃虚弱立论，我们常在遇到脾虚泄泻问题时从中寻求圭臬，往往忽视其中对便秘的论述。因为一般来说，便秘实证多，虚证少；热证多，寒证少。但临床确实存在这样一类便秘患者，他们或因自初有便秘之时未规范治疗，急于求成，滥用苦寒泻下之品，长此以往对泻药越来越依赖，通便效果愈差，进而加大剂量，形成恶性循环；或是追求形体之美，本无便秘，而借助含苦寒泻药成分的"保健品"减肥，长时间大量应用泻药，导致脾胃虚寒，元气不足，寒凝血涩，最终发展为顽固性便秘，即西医学所谓"泻剂结肠"。目前，仍缺乏针对"泻剂结肠"的可靠治疗方法，从《脾胃论》中关于脾胃虚弱与便秘关系的论述中获得启发，可能有利于我们更好地诊疗临床上常见的包括"泻剂结肠"在内的顽固性便秘。

从以上分析可以看出，《脾胃论》中有大量关于脾胃虚弱导致便秘症状表现、病因病机、治则治法和相关方药的论述，深入研读李东垣《脾胃论》中"大小肠五脏皆属于胃胃虚则俱病""胃虚元气不足而诸病所生""燥""热""风结""血秘""浊气在上""浊阴不降"均可引起便秘，而以脾胃虚弱、血分涩滞为主；"辛温可以润燥"；针对不同病机、不同程度的便秘"可下""可利""可通""可行""可润"等独特见解和理论，启发我们多角度、多层次认识便秘的病因病机和病变过程，以便针对性制定顽固性便秘患者分阶段、个体化、有效且副作用小的治疗方案，帮助患者尽快解除痛苦，减少复发。查阅相关文献，也确有应用《脾胃论》中的润肠方治疗特发性便秘效果优于麻仁丸和应用升阳除湿防风汤治疗习惯性便秘、顽固性便秘获得良效的报道。临床实践中，对于长时间的顽固型便秘很难做到见大便通就停止服药，恐前功尽弃。

（袁建业　孟杨杨　李巧东）

"以俞调枢"法治疗胃肠动力障碍性疾病

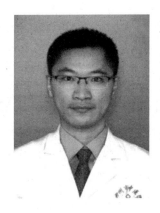

陈峭，柳州市中医脾胃病科副主任，柳州市脾胃病研究所所长，兼任中国民族医药学会脾胃病分会常务理事等。主要从事中西医结合防治消化系统疾病的临床与应用基础研究。为国家自然科学基金评审专家、广西壮族自治区科技库专家、柳州市优秀青年科技人才，主持国家自然科学基金2项、广西壮族自治区重点研发项目1项、主持和参与其他省市级科研项目十余项；获国家发明专利1项；参与编写论著3部；发表学术论文二十余篇。获广西壮族自治区医药卫生适宜技术推广奖三等奖、柳州市科技进步一等奖、柳州市青年岗位科技"五小"活动一等奖等。

胃肠动力障碍是指各种病因引起胃肠道平滑肌细胞运动功能发生障碍的病理过程，可见于胃食管反流病、功能性消化不良、肠易激综合征、慢传输型便秘等胃肠动力性疾病，也见于其他系统疾病，如糖尿病胃轻瘫、急性重症胰腺炎及术后炎性肠麻痹等。伴随着胃肠动力障碍相关性疾病曼谷标准的建立，胃肠动力障碍成为消化系统疾病研究的重点和热点。

一、研究背景

一般认为，胃肠动力障碍多以胃脘痛、胃痞、反酸、便秘等为主要临床表现，气机升降失调是胃肠动力障碍相关性疾病的主要病机。中医学对胃肠动力障碍相关性疾病的治疗主要以调整气机失常为基本原则，并根据中医脏腑理论进行辨证论治。近年来，中医外治法在本类疾病治疗中的应用价值受到了广泛关注，并逐渐成为临床研究的热点，常用的外治法有针灸、推拿按摩、中药外敷等。研究者对中医外治法调节胃肠动力的作用进行了大量的研究，如对针刺疗法治疗功能性消化不良的疗效显示，针刺疗法能显著改善患者上腹饱胀、早饱、嗳气、纳差等症状，加速胃排空，增高胃电主功率，调节胃动素、胃泌素、生长抑素等胃肠激素水平，疗效优于促胃肠动力药，如多潘立酮、莫沙必利等，总有效率可达73.5%~95%。推拿治疗功能性便秘的Meta分析显示，推拿治疗方案明显优于药物治疗方案。可见，中医外治法对本病的治疗具有丰富的临床经验和巨大的疗效优势。然而多数中医学者从脏腑病机角度阐述其发病机理，并根据脏腑相关理论，或辨证以内服中药，或辨证选穴以行针刺、推拿、贴敷等治疗，但因缺乏对本病统一、规范的认识标准，面临着辨证论治水平不一、疗效不肯定、疗法难以推广等问题，且研究多集中在某种中医药疗法如何改善某单个胃肠动力障碍相关性疾病的临床疗效研究上，忽略了对该类疾病病机本质的深入认识。尤其是以经络学说为基础的针灸推拿学方向研究，恰恰忽略了经络气机失衡与本病发病机理相关性的研究，使得对本病的病机认识不够深入，不能形成系统、规范、有效的理论体系，给临床诊疗带来了极多困惑。因此，深入研究胃肠动力障碍的中医学发病机制，并探索一种行之有效的治疗方案具有重大意义，而"以俞调枢"法正是我们所寻找的理想治的疗方案。

二、"以俞调枢"法的临床应用

"以俞调枢"法是指以足太阳膀胱经背俞指针疗法调理脏腑气机升降之枢纽的中医外治法。该疗法在我科运用已达16年之久，且不断加以改进。该项技术2009年被推荐为国家级适宜技术推广项目，先后获得2009年度柳州市科技进步奖一等奖，2010年度广西壮族自治区医药卫生适宜技术推广奖二等奖，2010年度广西壮族自治区科技进步三等奖。目前，该疗法已在全国150余家医疗机构推广应用，成功进行了十余万人次的治疗。

在长期的临床实践中我们认识到，"以俞调枢"法能够明显改善胃肠道动力，对胃食管反流病（gastroesophageal reflux disease，GERD）、功能性消化不良（functional dyspesia，FD）、IBS、STC等胃肠动力障碍相关性疾病均具有显著的疗效。前期研究表明（《药穴指针疗法治疗胃食管反流病的疗效与机理研究》，广西壮族自治区自然科学基金项目，2003，桂科基0342053），"以俞调枢"法能明显提高胃食管反流病患者食道下括约肌的压力，减轻内镜下的食管炎症程度，减少酸反流频率，提示该疗法能够显著改善上消化道动力。研究亦表明，"以俞调枢"法对出口梗阻型便秘患者直肠初始感觉阈值、直肠最大容量感觉阈值、肛管-直肠抑制反射阈值等均具有显著改善作用，提示该疗法对下消化道动力的改善亦有良好的调节作用。

三、"以俞调枢"法与胃肠动力障碍

"以俞调枢"法是如何影响胃肠道动力学改变的呢？我们知道，背俞穴为脏腑之气转输于背腰部并流注于全身的枢纽区域，与五脏六腑有着直接的联系，故以指针刺激背俞穴能直接调整脏腑功能的盛衰。胃肠动力障碍相关性疾病多以胃脘痛、胃痞、反酸、便秘等为主要表现，气机升降功能失常是主要病机。肺为气之主，肾为气之根，脾胃为气机升降的枢纽。肝主疏泄、调畅气机，五脏六腑与气机的正常运行密切相关。经络是气机升降出入的通路，五脏六腑之气通过十二经脉相互沟通，共同维系人体气机正常的运行。督脉为阳脉之海，任脉为阴脉之海，唯有任督二脉在走行上与十二经脉相互交通，共同参与十二经脉的全身气血循行。督升任降，任督二脉的经气运行调和，环周有序，升降有常，是脾胃等脏腑气机正常运行的基础。我们知道，经络穴位皮温的改变反映了经气运行状态的改变，与人体机能的调控密切相关，采用红外热成像技术可将经络穴位皮温直观地显示为循经红外辐射轨迹图。为了更直接地揭示任督二脉与脏腑气机运行的关系，我们在《背俞指针疗法对胃食管反流病患者任督二脉皮温与上消化道动力影响及相关性探讨》（国家自然科学基金项目，2010，项目批准号：81060293）的研究中，采用红外热成像技术，观察了"以俞调枢"法治疗 GERD 患者前后任督二脉穴位皮温的变化。结果发现，GERD 患者治疗前存在任督二脉穴位皮温偏低的情况，治疗后则穴位皮温得到显著改善（图1）。这提示 GERD 患者普遍存在任督二脉经气升降交通不利的运行状态，而"以俞调枢"法能够明显改善其任督二脉经气的运行。在对慢传输型便秘患者的红外皮温热成像图特点进行研究后我们发现，慢传输型便秘患者任督二脉的红外循行轨迹亦呈现断续、弥散、显示欠清晰的特点，提示慢传输型便秘患者同样存在任督二脉经气升降交通不利的情况。GERD、慢传输型便秘均为胃肠动力障碍相关性疾病，气机升降失衡是其同 FD、IBS、功能性腹痛等其他胃肠动力障碍相关性疾病的共同发病基础。故我们推测，任督二脉经气升降交通不利可能是导致脏腑气机升降失衡的根本原因，并最终导致胃肠道平滑肌运动功能的障碍。据此，我们提出了"任督二脉经气升降交通不利是胃肠动力障碍的经络病机本质"的观点。进一步的实验研究也证实，采用抗 c-Kit 单克隆抗体制备 ICC（Cajal 细胞）缺失大鼠模型后，ICC 缺失模型大鼠的胃内残留率显著升高，小肠推进比显著下降，其任督二脉主要穴位皮温及经络均温较正常大鼠的任督二脉主要穴位皮温、经络均温均显著下降，而经"以俞调枢"法干预后 ICC 缺失模型大鼠的任督二脉主要穴位皮温、经络穴位均温均得到了显著提高（图2）。这表明，任督二脉经气运行状态与胃肠动力之间具有正相关性，"以俞调枢"法能够通过改善任督二脉经气的运行进而改善胃肠动力。

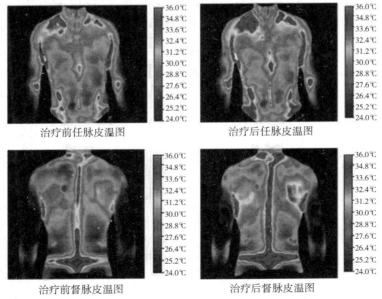

治疗前任脉皮温图　　　　治疗后任脉皮温图

治疗前督脉皮温图　　　　治疗后督脉皮温图

图1　GERD 患者治疗前后任督二脉穴位皮温图

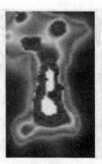 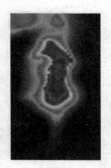

治疗前任脉皮温图　　　治疗后任脉皮温图

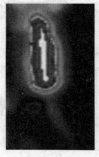 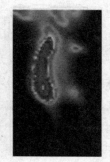

治疗前督脉皮温图　　　治疗后督脉皮温图

图 2　ICC 缺失大鼠模型治疗前后任督二脉皮温图

综上，中医外治法在胃肠相关性疾病的治疗中具有独特的疗效，但疗效机制尚不明确。大多数中医学者均从脏腑病机角度阐述其发病机理，并根据脏腑理论予以辨证选穴。我们以经络学说为基础，结合长期的临床实践，创新性地提出了"以俞调枢"中医外治法，并提出了"任督二脉经气升降交通不利是胃肠动力障碍的经络病机本质"的学术观点，临床采用"以俞调枢"治疗胃肠相关性疾病取得了较满意的疗效，并通过临床和动物实验得到进一步验证。

（陈峭　谢胜　周晓玲　税典奎　覃婧　侯秋科　颜春艳　刘珊　刘礼剑　韦金秀）

中医辨证论治慢性胃炎七法

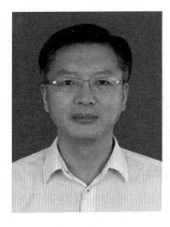

李雪松，枝江市中医医院院长、书记，主任中医师。承办两届枝江市西学中培训班，制定《枝江市中医院诊疗常规》，搜集整理23项中医药适宜技术，创造了一整套医疗质量和防范医疗纠纷管理方案。领导创建湖北省骨伤科重点专科和宜昌市糖尿病重点专科，参与的《芪苈山萸心衰方治疗慢性心力衰竭临床与实验研究》获湖北省重大科技成果奖、宜昌市科技成果三等奖；《通脑汤联合针灸治疗慢性脑供血不足临床研究》已完成临床观察；主持的《七芪地黄丸治疗早期糖尿病肾病临床研究》《中药贴敷治疗慢性支气管炎临床研究》正在临床观察中，研究论文被全国第二届冬病夏治论坛论文集收录，被国家中医药管理局评为全国冬病夏治先进个人。

慢性胃炎是临床常见的消化系统疾病，是由多种病因引起的胃黏膜慢性炎症，主要由幽门螺杆菌感染引起。多数为胃窦为主的全胃炎，胃黏膜层以淋巴细胞和浆细胞浸润为主，部分患者后期可出现胃黏膜固有腺体萎缩和化生。慢性胃炎的发病率随年龄增加而升高。多数患者前期无症状，或仅表现为上腹痛或不适、上腹胀、嗳气、反酸、食欲不振等消化不良症状，中期才会有明显的临床表现。该病的确诊有赖于胃镜检查，必要时需进行病理活组织检查。中医学无"慢性胃炎"病名，根据其临床表现，可归于"胃脘痛""嘈杂""痞满""呕吐""吐酸"等范畴。

一、病因病机

慢性胃炎临床表现多样，症状轻重不一，多数有胃脘痛、胀满、痞满、吞酸、嗳气等症状，且症状常因病因不同而表现不同。中医学认为，慢性胃炎病因病机非常复杂，发病或因情志失调，横逆脾胃，木不疏土；或因饮食不节，食滞胃脘，酒食过度，直伤脾胃；或因恣食辛辣，热邪伤胃；或素体阳虚，寒犯脾胃；或素体禀赋不足，加上外邪相干所致等。有关其病因病机的描述亦可见于历代文献。如《灵枢·经脉》载："脾足太阴之脉……入腹，属脾络胃……是动则病舌本强，食则呕，胃脘痛，腹胀善噫。"《灵枢·小针解》云："寒温不适，饮食不洁，而病于肠胃。"《素问·六元正纪大论》云："木郁之发……故民病胃脘当心而痛，上支两胁，膈咽不通，饮食不下。"

《素问·举痛论》云："寒气入经则稽迟，泣而不行，客于脉则血少，客于脉中则气不通，故卒然而痛。"《景岳全书·心腹痛》则认识到："胃脘痛证，乃有因食、因寒、因气不顺者。"李东垣在《脾胃论》中进一步指出："饮食不洁则胃病，形体劳役则脾病。"《杂病广要·胸痹心痛》说："饮食过多，不能克化，伤于胃脘，病根常在，略伤饮食则闷闷作痛。"尽管慢性胃炎的病因多种多样，病机复杂，但根据《黄帝内经》"正气存内，邪不可干""邪之所凑，其气必虚"的发病学原理和《金匮要略》中"若五脏元真通畅，人即安和""四季脾旺不受邪"等理论，联系日常临床所见病例，多数学者认为，慢性胃炎的病机主要以虚实夹杂、脾胃虚弱为本，邪气干胃为标。

二、治疗

目前，中医学对于慢性胃炎的治疗尚缺乏统一认识。中医治疗强调审证求因，辨证论治，辨别病证之寒热虚实。正虚以养胃扶正为先，邪盛以祛邪为主，虚实夹杂者又须标本兼顾、攻补兼施。本人在对慢性胃炎病因病机认识的基础上，结合临床病例认为，慢性胃炎主要有外邪侵胃（寒邪、暑热、湿浊）、饮食停滞、肝气犯胃、肝胃郁热、中焦湿热、脾胃虚弱、脾胃虚寒、胃阴亏虚等常见证型，相应地分别采用通降顺胃法、疏肝平胃法、温阳暖胃法、解郁清胃法、消导安胃法、健脾益胃法、濡润胃阴法七法施治。

1. 胃气壅滞，通降顺胃

饮食不节（洁），损伤胃气，或感受外邪，客于胃腑均可导致胃气壅滞，胃失和降，胃脘胀满疼痛；食积中阻则胃中浊气上逆，故嗳腐、纳呆；若为外邪所干，则可兼见风寒、风热及暑湿等与胃脘胀痛同时出现，症见胃脘胀痛、嗳气，进食后明显，纳呆，或嗳腐吞酸，或伴风寒、风热及暑湿等兼症，舌淡，苔白厚腻，或薄白（黄），脉滑或兼浮（数、濡）。治疗遵"胃腑以通为顺，以降为和"之古训，以通降顺胃、行气消滞为法，方以香苏散合半夏厚朴汤加减。常用处方：苏梗、香附、陈皮、生姜各6g，法半夏、厚朴、枳壳各9g，茯苓12g。若为伤食所致，可加焦三仙、焦槟榔以消食导滞；胃脘及胁肋部胀满，加延胡索、木香行气消胀；若纳差，酌加鸡内金、神曲健胃助运；湿热内蕴者，加佩兰、藿香清热祛湿。

2. 肝气犯胃，疏肝平胃

情志不遂，七情所伤，易致肝气郁结。气机不利，则肝木横逆乘土犯胃。肝胃气滞，故胃脘胀痛；气病多游走不定，而胁为肝之分野，故胃痛连胁。症见胃脘部胀痛、连及两胁、攻撑走窜，每遇抑郁烦恼或情志不遂即作或加剧，或善太息、嗳气或矢气则舒，或纳食减少，夜寐欠安；舌苔薄白，脉弦或弦滑。治以疏肝平胃，理气止痛。有学者认为，中药辨证治疗肝气犯胃型慢性胃炎，可显著提高患者胃泌素分泌水平，从而促进胃肠蠕动，增强消化道顺应性，起到松弛幽门括约肌的作用，比西药治疗更具优势。此类患者方用柴胡疏肝散加味。处方：柴胡、白芍、茯苓、麦冬、郁金各

12g，枳壳、青皮、川芎、陈皮、佛手、香附各9g，甘草6g。若胁肋痛甚，加延胡索、川楝子理气活血止痛；嗳气频繁者，酌加沉香、代赭石平肝降逆；气郁化热者，可加山栀子、丹皮、蒲公英疏气泄热。

3. 脾胃虚寒，温阳暖胃

胃病日久，累及脾阳，或素体中焦虚寒，脾胃阳虚，故胃脘隐痛绵绵，遇寒或饥时痛甚，喜温喜按。脾主肌肉及四肢，脾阳不足则四末不温，神疲乏力；脾虚欠运，则食少便溏。日久肝郁气滞化热，久必损伤胃络以致血瘀。症见胃脘隐痛，遇寒或饥时痛甚，得温或进食则缓，喜暖喜按，面色少华，神疲肢倦，四末欠温，食少便溏，或泛吐清水；舌淡胖、边有齿痕，苔薄白，脉沉细无力。治以温阳暖胃，温中健脾。方用黄芪建中汤加味。处方：黄芪、白芍各30g，饴糖100g（烊化），党参15g，桂枝、盐小茴12g，生姜、荜澄茄各9g，炙甘草、大枣各6g。中焦虚寒明显者，酌加附子、肉桂等温中散寒之品；兼泛酸者，加煅瓦楞、海螵蛸等制酸之品；泛吐清水者，小半夏加茯苓汤或苓桂术甘汤合方为治。

4. 肝胃郁热，解郁清胃

肝胃不和，气机郁滞，久而化热，热积中州，则胃脘灼痛而急迫。肝热犯胃，则脘胁疼痛，泛酸嘈杂，烦躁易怒。肝气久郁，易郁结化热，呈现一派热象。症见胃脘灼痛，痛势急迫，嘈杂泛酸，口干、口苦，渴喜冷饮，烦躁易怒，舌红，苔黄，脉弦滑数。治以解郁清胃。方用化肝煎合四逆散加减。处方：白芍、浙贝母各15g，柴胡、青皮、丹皮、山栀子各9g，陈皮、甘草各6g。若胁肋痛甚，加川楝子；若见胃脘灼痛明显，咽干、口苦，合小柴胡汤加减；若肝热移肠，大便干结，加草决明、芦荟等清肝泄热通便之品。

5. 饮食停滞，消导安胃

饮食不节，过饱伤食，或老、弱、幼儿等脾运欠佳而食积难化，日久均直接伤及胃家，损伤中阳，致食滞不化。脾胃气机升降失常，浊气不降则嗳腐吞酸、腹胀腹痛；清气不升则矢气频作、泄泻不止；清浊混杂则大便酸腐臭秽如败卵。症见嗳腐吞酸，恶心欲呕，纳呆不思食，脘腹胀痛，泄泻如败卵，矢气酸臭，舌苔厚腻，脉滑。治以消导安胃，和中健运。方用保和丸加味。处方：焦山楂、神曲各15g，姜半夏、茯苓、焦白术、白芍各12g，陈皮、连翘、莱菔子各6g。若胸脘痞满，脘腹胀痛甚，加枳实、槟榔、厚朴等增强消积导滞宽中之功；若舌苔黄腻，酌加黄连、黄芩清化湿热。

6. 脾胃虚弱，健脾益胃

脾胃为后天之本，气血生化之源。脾主运化，胃主受纳腐熟。饮食劳倦，损伤脾胃，或素体脾胃虚弱，长期失于调摄，均可致脾胃气虚。一则运化失常，进而生化乏源，则胃纳呆滞、面白声低、肢体乏力、食少便溏诸症俱现。症见胃脘隐痛，或脘腹痞满，纳差食少，面色㿠白，语声低微，四肢无力，便溏，舌质淡，脉细缓。治以健脾益胃，固护中州。有文献报道称，根据当地人群的生活习惯和常用中药，抓住脾胃气虚这一慢性胃炎中的基本病理机制，选用健脾和胃、理气止痛中药辨证施治慢性胃炎，效果良好。本人在临床中参考长江中游两湖地区人群的体质因素及饮食生活习惯，常以四君子汤加味治疗。处方：党参、茯苓、焦白术、炒扁豆、炒薏苡仁各15g，山药30g，陈皮、炙甘草各6g。若脾胃气虚明显，可加黄芪增强补益中气之功；纳差，加焦三仙健脾助运；便溏，酌加干姜、煨葛根温中止泻。

7. 胃阴亏虚，濡润胃阴

清代名医叶天士在《临证指南医案·脾胃》中王案指出："九窍不和，都属胃病。阳土喜柔，偏恶刚燥，若四君、异功等，竟是治脾之药。腑宜通即是补，甘濡润，胃气下行，则有效验。"过食辛辣醇酒，易助热化火灼伤胃阴，或热病后期伤津，或情志不畅，气郁化火伤阴，均可致阴津亏损，胃络失养，导致胃脘隐痛，饥不欲食；津液不上承，则口燥咽干，大便干结。症见胃脘隐痛或隐隐灼痛，饥不欲食，口干不思饮，咽干唇燥，大便偏干或腑行欠畅，舌体瘦，舌质红，苔少或无苔，脉细数。往往有医者见胃痛、胃胀、不饥不食等症状，过用辛香理气或开胃消食药重伤胃阴，不懂甘凉濡润滋养胃阴法乃固护阳明燥土之大法。本人谨遵叶天士"胃阴学说"，善用益胃汤、沙参麦冬汤加减治疗此类病证。常用处方：北沙参、麦冬各18g，生地黄、石斛、玉竹、白芍、白扁豆、天花粉各15g，桑叶9g，甘草5g。兼胁痛隐隐等肝阴亦虚者，酌加佛手、川楝子柔肝养阴，也可合一贯煎加减为治；大便干结者，加火麻仁、郁李仁、瓜蒌仁等润肠通便之品；病程长、阴虚难复者，可加丹参、乌梅益气活血，酸甘化阴。

三、典型医案

案例1

王某，男，51岁，2015年5月16日初诊。患者两年前饮酒后出现胃脘隐隐作痛，脘腹胀满不适，纳食减少，伴口干口苦，大便干结。半年前在当地医院行胃镜检查示：慢性萎缩性胃炎；病理活检：轻度不典型增生。西医予兰索拉唑等西药（具体不详）治疗效果不显。症见：除上述症状外，时而夜晚胃脘隐痛，口渴不欲饮，伴恶心、嗳气，舌暗红、边有瘀点，苔薄黄，脉细涩。

诊断：慢性萎缩性胃炎（胃阴亏虚，夹瘀阻胃络）。

治则：滋养胃阴，活血化瘀。

方用益胃汤加减。处方：北沙参、麦冬各18g，生地黄、半边莲、丹参、太子参、白蚤休各15g，乌梅、佛手、桃仁各9g，甘草6g。

上方连服4周后，诸症悉除，遂沙参麦冬汤合四君子汤加味善后巩固。

处方：太子参18g，丹参、白茯苓、焦白术、黄芪、北沙参、麦冬各15g，白芍、炒扁豆各12g，鸡内金、桑叶各9g，炙甘草6g。3个月后患者复查胃镜提示：慢性浅表性胃炎；病理活检未见不典型增生。随访两年，症状未复发。

按：胃为阳明燥土，喜濡润，恶刚燥，主通降，以下行为顺。若胃阴不足，胃阳偏亢，则胃气不降而出现腹部胀满、纳呆、嗳气，治疗须用甘凉濡润之品，如麦冬、沙参、太子参等，滋养胃阴，胃阴复则胃气降，胃气降则腹部胀满解除、纳食增加。正所谓"六腑以通为补"，即通腑气则为补，胃阴足则阳亢自平，腑气通降顺行，阴平阳秘，则诸症自然消释。

案例2

刘某，女，36岁，2016年8月19日初诊。自诉平素性情抑郁，时有胸脘及右胁肋部阵发性胀痛，遇紧急情况或生气时加重，休息或自行服用中成药（具体不详）缓解，未到医院行规范诊疗。3天前与人争执后症状再发，口服逍遥丸后症状无明显缓解，为求中医治疗，特来就诊。症见：胸胁及脘腹阵发性胀痛、叹息、矢气后缓解，烦躁易怒，伴纳差，口苦，嗳气，小便调，大便偏干、排出欠畅，夜寐欠安，舌红，苔薄白，脉弦。

诊断：慢性胃炎（肝气犯胃，胃气上逆）。

治则：疏肝理气，和胃降逆。

方用柴胡疏肝散加味。处方：柴胡、白芍、赤芍、枳壳、佛手各12g，蒲公英、郁金、石斛各9g，川楝子、香附各6g，甘草5g。每日1剂，水煎服，分2次饭前温服。服药3剂后，患者胸胁脘腹胀痛、嗳气消失，除稍有纳差、大便偏干外，余症皆明显改善。效不更方，守上方去蒲公英、川楝子，加焦三仙各15g，火麻仁9g。继服3剂后，病情告愈，嘱加强情志调摄，保持心情愉悦，避免不良情志刺激，随访一年病情未发。

按：肝胃不和型慢性胃炎往往表现为胃脘胸胁撑胀疼痛，情志失调则加重，常伴叹息、嗳气，口苦，脉弦。临证当责之于"肝"，从调肝抑木扶土论治。方中柴胡、枳壳、香附、郁金、川楝子疏肝理气止痛；石斛清热益胃生津；蒲公英清热解毒，以防郁热化火；白芍、佛手养阴柔肝；赤芍活血行气；神曲、炒谷芽、炒麦芽消食健脾；火麻仁润肠通便。诸药合用，共奏疏肝和胃、调理气机之功。全方标本兼施，故能效如桴鼓。

四、讨论

慢性胃炎中医治疗重在辨证，遣方用药立足经方，结合时方，本人认为，慢性胃炎临证应以理气和胃为主，审证求因，辨证施治。邪盛以祛邪为急，正虚以扶正为先，虚实夹杂者当扶正与祛邪并举。阳明为多气多血之经，紧扣"阳明燥土，喜润恶燥"这一特征，时时注意"胃以通为补"的原则，协调肝胃这一厥阴风木与阳明燥土的关系。上述七法充分兼顾益气养阴、调气行血、疏肝解郁，同时注重辨证与辨病相结合，将现代科学诊疗手段如胃镜及病理结果等作为中医望诊的延伸，结合微观与宏观，紧抓主要病机，并举一反三，师古不泥古，以求药到病除，疗效显著。

（李雪松）

从肝脾胃辨治脾胃病临床经验

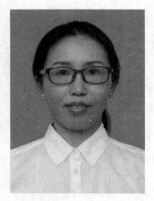

程艳梅,博士,上海中医药大学附属岳阳医院副主任医师,硕士研究生导师。上海中医药大学后备业务专家,上海市教委国外访问学者,上海中医药大学附属岳阳医院近代中医流派丁氏内科流派继承人,先后师从第六批全国老中医药专家学术经验继承工作指导老师朱生樑教授、上海市名中医谢建群教授。为美国加州罗马琳达大学再生医学研究所博士后。

一、脾胃病多由情志和饮食所伤,肝失条达、湿困脾胃是突出表现

脾胃病是临床常见病、多发病之一,其发生多与外邪、饮食不节、情志因素、素体脾胃虚弱等密切相关,其中情志因素已成为不可忽视的重要致病因素。《素问·天元纪大论》曰:"人有五脏化五气,以生喜、怒、悲、忧、恐。"《素问·举痛论》云:"……百病生于气也,怒则气上,喜则气缓,悲则气消,恐则气下……惊则气乱……思则气结。"情志活动依赖于脏腑精气的充盛和气血运行的畅达。脾胃为气血生化之源,气机升降之枢,情志失调则脾胃气机升降失常,运化失职而出现相应的病证。

1. "思则气结"

思虑过度伤脾,气机阻滞,升降失常,运化失职。《素问·举痛论》云:"思则心有所存,神有所归,正气留而不归,故气结矣。"忧思伤脾,脾气受损,运化不力,胃腑失和,气机不畅,发为痞满。《景岳全书·痞满》云:"怒气暴伤,肝气未平而痞。"脾失健运,食停难化,胃失和降则发为呕吐。气机不利,津液失布而滋生痰浊,痰气交阻于食道则渐生噎膈。气机郁滞,不能宣达,通降失常,传导失职,糟粕内停,不得下行而致大便秘结。思虑过度,日久则既耗心血,又损脾气,可形成心脾两虚之证。

2. "怒则气上"

过怒可导致肝气疏泄太过,气机上逆,甚则血随气逆,并走于上。肝主疏泄,调畅气机,促进和调节气血运行,从而调节情志活动。恼怒伤肝,而肝病最先传脾土,肝失疏泄,则横逆犯胃,脾失健运,胃气阻滞,胃失和降而为痛。《沈氏尊生书·胃痛》云:"胃痛,邪干胃脘病也……唯肝气相乘为尤甚,以木性暴,且正克也。"情志

失调，肝失条达，气机阻滞而腹痛。《证治汇补·腹痛》云："暴触怒气，则两胁先痛而后入腹。"脾胃素虚，复因情志影响，忧思恼怒，精神紧张，以致肝气郁结，横逆乘脾，运化失常，小肠无以分清泌浊而成泄泻。《景岳全书·泄泻》云："凡遇怒气便作泄泻者，必先以怒时夹食，致伤脾胃，故但有所犯，即随触而发，此肝脾二脏之病也。盖以肝木克土，脾气受伤而然。"情志不遂，肝气郁滞，失于疏泄，气机不畅发为痞满。气机不畅，津液失布而滋生痰浊。若肝气逆乘肺胃，导致胃气夹痰上逆，亦能动膈发生呃逆。《古今医统大全·咳逆门》云："凡有忍气郁结积怒之人，并不得行其志者，多有咳逆之证。"气滞日久，血行不畅，瘀血内生，病情至此则每每缠绵难愈。

此外，"悲则气消"。"肺为主气之枢，脾为生气之源"。悲忧伤肺而致肺虚，肺气虚累及于脾（子病犯母）。肺与大肠相表里，肺气虚，肺失肃降，津液不能下达，推动无力，则大便艰涩无力。"恐则气下""惊则气乱"，惊恐伤肾而致肾虚，肾虚蒸化失司，水湿内蕴，影响脾的运化功能，又因脾肾先后天相互资生，肾阴阳精气的损伤，可累及于脾导致病变。

随着现代生活节奏的加快，以及工作、学习压力的增加，人们每每处于焦虑、郁闷、烦躁的生活状态之中。劳倦思虑，伤脾最甚。脾胃病反复不愈又往往在肝郁脾虚的基础上兼夹湿热。加之江南卑湿，每遇长夏梅雨季节雨湿充斥，热蒸水郁。因此，湿热为患尤须重视，临床常见胃脘嘈杂、泛酸、口干口苦、舌苔白腻或黄腻诸症。

二、辨证需注重肝、胃、脾间的关系，重视舌诊

胃主受纳，脾主运化；脾胃居于中焦，为气机升降出入之枢纽。若脾气虚弱，运化无权，气机阻滞，则胃纳受限。正如《伤寒论》所云："中焦不治，胃气上冲，脾气不转，荣卫不通，血凝不流。"此乃中焦气机阻滞，日久由气及血亦可及肝，则"土败木贼，肝气日横，脾胃日败"。脾胃病的治疗尤需重视调畅气机，疏泄壅滞。脾胃病最易受气机的影响，无论外邪、饮食、劳倦、久病，凡伤及胃气，连及脾脏，均先以气为病；治疗时在健脾药中加入理气行滞之品，使肝胆之气得以疏泄条达，脾胃气机升降出入有序。

舌为脾之外候。足太阴脾经连舌本、散舌下。舌居口中司味觉。《灵枢·脉度》云："脾气通于口，脾和则口能知五谷矣。"故曰脾开窍于口。中医学认为，舌苔是由胃气蒸发谷气上承于舌面而成，与脾胃运化功能相应。如章虚谷说："脾胃为中土，邪入胃则生苔，如地上生草也。"舌体赖气血充养，所以舌象能反映气血的盛衰，与脾主运化、化生气血的功能直接相关。

肝藏血、主筋，足厥阴肝经络舌本；肾藏精，足少阴肾经循喉咙，夹舌本；足太阳膀胱经经筋结于舌本；肺系上达咽喉，与舌根相连。其他脏腑组织由经络沟通，也直接或间接与舌产生联系，因而其他脏腑一旦发生病变，舌象就会出现相应变化。所以观察舌象的变化，可以测知内在脏腑的病变。

脏腑的病变反映于舌面具有一定的分布规律。舌质候五脏病变为主，侧重血分；舌苔候六腑病变为主，侧重气分。舌中多反映中焦脾胃的病变，舌根多反映下焦肾的病变，舌两侧多反映肝胆的病变。另外，《伤寒指掌·察舌辨证法》还有"舌尖属上脘，舌中属中脘，舌根属下脘"的说法。

根据临床观察，如舌体两侧出现青紫色斑点，多为肝经气滞血瘀；若舌见厚腻苔，多见于脾失健运所致的湿浊、痰饮、食积；若舌苔出现剥脱，在舌中，多为脾阴不足等。临证时注重舌诊，结合症状进行综合分析，往往疗效更佳。

三、处方要攻补兼施、升降相宜，用药宜轻灵，注意顾护胃气，辅以心理疏导

《临证指南医案》云："纳食主胃，运化主脾。脾宜升则健，胃宜降则和。"叶天士注重胃降。临证问诊要注重二便通调与否，重视"祛邪通降"，以恢复胃腑通降功能为治疗总则。邪气不除，宁通勿补；腑气不顺，不妄投补。

李东垣《脾胃论》曰："元气之充足，皆由脾胃之气无所伤，而后能滋养元气。"谢建群教授把人体的健康、元气的盛衰与脾胃谷气紧密地联系在一起，治病尤重视扶养胃气，常以潞党参、炒白术、云茯苓、炙甘草平补脾胃之虚，以白芍药、怀山药、炒扁豆健脾利湿。今人多火旺之体，白芍药、山茱萸均具养脾阴之效，对不思饮食者，可加炒谷芽、炒麦芽、生山楂、焦神曲、鸡内金等消食和中。如此，开脾胃纳食之门，不仅使药物能得到正常的消化吸收，且胃纳既增，则气血自生、元气自充，亦《内经》"得谷则昌"之旨。

思虑过度，暗耗阴血，又损脾气，归脾汤加减；脾虚肝郁，郁怒疏泄不及，土失木疏气壅而滞，逍遥散加减；暴怒疏泄太过，横逆脾胃，肝脾（胃）不和，柴胡疏肝散加减；肝气不舒，横逆犯脾，脾失健运之泄泻，痛泻要方加减；肝气久郁，可化火伤阴，化肝煎或丹栀逍遥散加减。

然而病情复杂，情志致病，肝失疏泄，气机失常，疏泄太过与不及均可影响脾胃气机及运化，所以从肝论治应护肝之体，调肝之用，疏肝解郁与敛肝柔肝两法先后或同时运用。疏敛并用的组方原则，体现了调肝之法在病态下的双向性调节作用。肝疏泄功能正常，气顺则通，胃自安和，即所谓"治肝可以安胃"。当然，并不是情志不遂伤肝、肝气疏泄异常均可导致脾胃病。素体脾胃虚弱，情志失调，中焦运化失职，气机壅滞亦可影响肝之疏泄，即"土壅木郁"，此时又当培土以泄木。

同时注重注意以情制情，根据五行生克制化理论，以情制性，以情制情，"以怒胜思，以喜解忧"。具体运用时，需注意情绪刺激的强度和条件。此外，根据患者不同的情志因素，给予指导、安慰和科学的解释，肝胆疏泄正常，有利于病情的好转乃至痊愈。

四、未病先防，既病防变

中医"治未病"思想始于《黄帝内经》，逐渐在实践中形成完整的理论体系，包括"未病先防、既病防变、已变防渐、新愈防复"等方面，是中医传统健康文化的核心理念。脾胃是人体脏腑的重要组成部分，"四季脾旺不受邪""脾胃内伤，百病由生""留一分胃气，便有一分生机"等论述均体现了脾胃在"治未病"中的重要地位。

功能性胃肠病是以胃肠道功能失调而无器质性病变为主要表现的一类疾病，包括功能性消化不良、功能性腹痛、肠易激综合征、功能性腹泻等。功能性胃肠病患者往往反复检查和就医，造成经济和精神负担，以及医疗资源浪费。根据中医"天人相应""四时养生"的理论，指导患者避邪气，扶正气。"春季风气较盛，当注意避风寒，勿食辛辣发物；夏季炎热，当适当进食绿豆、西瓜等降暑之品，但忌大量食用寒凉食物；秋季干燥，注意补充水分；冬季寒冷，当注意保暖，可食羊肉、大枣等温阳之品"。以"五神脏理论及情志学说"指导患者调节精神情志，如喜、怒、忧、思、悲、恐、惊等七情生于五脏，太过持久抑郁均可伤五脏、动六腑，致百病丛生，故需要保持良好的心态，心情愉悦，安闲清静，防止过激情绪，达到"恬淡虚无、精神内守"的目的。生活饮食作息要有规律，即饮食有节、起居有常、不妄劳作。饮食有节是指饮食定时、定量，不偏嗜、过食、过饥等。否则易引起脏腑气血病变，如"肥者令人内热，甘者令人中满"。

慢性胃炎反复发作，缠绵难愈，病程较长。中医学认为，久病必虚。长期胃炎往往损伤脾胃功能，脾胃失健，纳运失司，气血化生之源不足，往往导致脾胃虚弱。临床观察慢性胃炎患者会发现，该类患者面色萎黄，肢体困倦，舌体胖大，舌边有齿痕，脉细弱无力，或胃脘隐痛，口干便秘，舌红苔少等。此为脾气虚弱或胃阴受损之候，故在治疗早期及慢性胃炎的全过程中，始终要注意顾护脾胃，或健脾助运，或养胃滋阴。治疗慢性浅表性胃炎、慢性萎缩性胃炎、胃黏膜癌前病变，需始终重视防治癌病。本病以"脾胃虚弱为本，湿、热、瘀、毒为标"，立足"湿热"，治以清热利湿、化瘀解毒，可用白花蛇舌草、蛇莓、莪术等消散诸邪壅结之毒之品。

"肝病实脾"之理始见于《难经》："见肝之病，则知肝当传之于脾，当先实其脾气，无令受肝之病邪。"汉代张仲景《金匮要略》云"上工治未病，见肝之病，知肝传脾，当先实脾"，明确提出肝病实脾属于"治未病"范畴。"肝病实脾"的理论基础出于中医学的五行脏腑学说。中医五行学说认为，肝属木，脾应土，肝木制约脾土，谓之"木克土"，包含了肝脾相生相克之义。

重视对脾胃的保健，是"治未病"、预防疾病的根源，对维持生命机体正常运作具有重要意义。

（程艳梅）

劳绍贤教授运用藿朴夏苓汤、石菖蒲经验

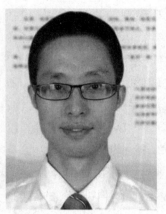

林传权，医学博士、博士后，广州中医药大学副教授、硕士研究生导师，中西医结合临床专业；广东省高等学校"千百十工程"培养对象，广州中医药大学"青年英才"培养对象，《转化医学电子杂志》青年编委，兼任中国民族医药学会脾胃病专业委员会理事、中国中西医结合学会消化系统疾病专业委员会脾胃学说应用与创新专家委员会常委、广东省中医药学会脾胃肝胆整合康复专业委员会委员、欧美同学会医师协会会员。研究方向为脾气虚证本质研究及创新中药研制，主要关注消化系统疾病和糖尿病脾气虚证的临床基础及其转化研究。主持及参与国家级、省部级等科学基金项目近20项，发表学术论文五十余篇，参编专著3部，获发明专利1项；指导研究生多名。

劳绍贤教授出身于长沙"劳九芝堂"中医世家，从事医疗、教学、科研五十余载，熟读经典，学验俱丰，对脾胃病的诊治经验丰富，擅用石菖蒲配伍治疗各类疾病，且虚实皆用，效果良好。笔者有幸侍诊，深感获益良多。

一、运用藿朴夏苓汤治疗脾胃病湿热证

（一）关于藿朴夏苓汤

藿朴夏苓汤出自《医原·湿气论》，方名和剂量出自《重订广温热论》，是治疗湿温病初起湿重于热的常用方。原方载有藿香、厚朴、姜半夏、赤苓、杏仁、生薏苡仁、白蔻仁、猪苓、淡香豉、泽泻、通草。其中香豉、藿香芳化宣透，以疏表湿，使阳不内郁；藿香、白蔻仁、厚朴、半夏芳香化湿，燥湿运脾，使脾运水湿而不为湿邪所困；杏仁开泄肺气于上，使肺气宣降，水道自调；茯苓、猪苓、泽泻、薏苡仁淡渗利湿于下，水道畅通则湿有去路。诸药集芳香化湿、苦温燥湿、淡渗利湿于一体，可使表里、脏腑、三焦之湿自内外、上下分解，而达利湿以清热之目的。

（二）藿朴夏苓汤的临证运用

基于湿证形成的内外因素，劳绍贤教授巧取藿朴夏苓汤"祛湿三法"之义，随症加减用治慢性胃炎、消化性溃疡、溃疡性结肠炎、胃癌癌前病变等湿热相关脾胃病证，

辨证不离"证为本、病为枢、症为标",以分解湿热为主,并强调气机的调理。

1. 分解湿热,尤重祛湿

基于"热得湿而愈炽,湿得热而愈横,湿热两分,其病轻而缓,湿热两合,其病重而速",以及"热从湿中而起,湿不去则热不除也"的观点,劳绍贤教授认为,脾胃湿热证系脾失健运,致湿浊内蕴化热而成,治疗主张分解湿热并尤重祛湿。在藿朴夏苓汤芳化、苦温、淡渗治湿三法的启发下,谨守其方义但不固守其方,在该方基础上自拟清浊安中汤(由白蔻仁、藿香、佩兰、茵陈蒿、黄芩、薏苡仁、法半夏、厚朴、乌药、佛手、郁金组成)。方中藿香、白蔻、菖蒲、佩兰芳香化湿;法半夏、厚朴、薏苡仁、茵陈苦温燥湿,既淡渗利湿又可清热;乌药转运脾胃气机;郁金、佛手疏肝解郁和胃。诸药相合,祛湿清热,运脾化浊兼和胃,临床用于慢性胃炎、消化系溃疡、溃疡性结肠炎等脾胃病之脾胃湿热证效果明显。

劳绍贤认为,有一分腻苔便有一分湿,并从舌苔的黄、腻、厚、薄判断湿之轻重和选择药物。黄腻苔厚者,易藿香为菖蒲,以加强芳化之力,一般2~3周腻苔可渐除;舌淡胖苔腐之脾虚夹湿者,配党参、白术健脾运脾之品。在重视治湿的同时并不忽视清热,针对口干苦、大便干、苔黄之热重于湿者,常选加蒲公英、黄芩、栀子等清热之品,但忌过于苦寒,以防再损伤脾胃之阳,尤以湿邪内盛而苔不燥者慎之。此乃遵章虚谷"虽有热邪,其内湿盛而舌苔不燥,当先开泄其湿而后清热,不可投寒凉以闭其湿也"之意。

2. 调理气机,气化湿行

基于脾胃为气机升降枢纽,劳绍贤教授认为,脾胃病证虽多,湿留气滞乃共同病机,故治疗总以行滞、利湿、调节升降为纲,谨守"湿热壅滞"之病机特点,在藿朴夏苓汤的基础上随症加减。临证除选用藿香、厚朴、半夏、白蔻芳香化浊、燥湿理气外,常配广木香、紫苏梗、佛手、郁金、乌药、柿蒂、延胡索、甘松以调理气机,并根据六腑以通为用的原则,选加槟榔、玄参、枳实、大腹皮通中下焦之气,兼调湿热阻滞肠道之腑气不通。

3. 临证用药特色与体会

劳绍贤教授治疗脾胃病湿热证,谨守病机,守其方义选用藿朴夏苓汤,并结合具体疾病和病理状况加减用药,活用、妙用该方。如局部溃疡病灶大多存在不同程度的炎症,对此选加清热解毒、活血化瘀之品,如蒲公英、救必应、白花蛇舌草、丹参、赤芍、三七末等;肠道疾患常选加火炭母、猫爪草、丹皮、桃仁等清热活血;十二指肠球部溃疡、反流性食管炎、糜烂性胃炎之胃酸分泌增多者,根据疗程加质子泵抑制剂(PPI)或H_2受体拮抗剂;胃癌癌前病变或胃肠息肉,莪术、半枝莲等为必用之品,伴慢性咽炎、腹腔大网膜炎症、颈部淋巴结肿大者,加猫爪草效果更佳。除此之外,结合典型症状用药。疼痛明显,加延胡、救必应或两面针、甘松;嗳气明显,加柿蒂;肠鸣,用少量干姜;溃疡或出血,加白及、三七末或紫珠草;反酸明显,加乌贝散或瓦楞子、山栀子;失眠,菖蒲配远志、丹参、珍珠母、合欢皮;口干,加芦根;纳差,配麦芽、砂仁；便秘，加枳术丸、地榆或茵陈、乌药；便血配槐花，伴黏液多者加漏芦、苦参。

（三）藿朴夏苓汤治验

老某，男，55岁，2004年11月29日因胃脘隐痛一年余就诊。症见胃脘隐痛、饥饿时明显，伴反酸、嗳气，口黏苦，纳差，睡眠一般，大便1日1~2次、成形，无排便不适感，小便如常，舌淡红，苔黄腻，脉弦细。2004年5月18日本院胃镜示：慢性浅表性胃炎伴糜烂。

诊断：胃脘痛（脾胃湿热型）。

治则：清化湿热，行气安中。

处方：藿香、川厚朴、法半夏、佛手各12g，玄胡、郁金、苏梗各15g，山栀子、广木香（后下）各10g，茯苓、柿蒂、麦芽、珍珠母（先煎）各30g。7剂，每日1剂，水煎，分两次饭后1小时温服，并嘱咐患者注意饮食起居。

1周后二诊：胃痛明显减轻，嗳气减缓，稍反酸，口稍苦，纳增，睡眠佳，二便可，舌淡红，苔薄黄、根部仍黄腻，脉弦细。湿已去半，继续清热利湿，酌加清热之力。上方去玄胡、山栀子、珍珠母，加黄芩12g，蒲公英30g。续进两周。药后诸症逐渐消失，食欲增加。

两个月后胃镜复查示慢性浅表性胃炎（轻度），再次提醒患者注意饮食清淡，生活起居有节。随访半年未再发作。

劳绍贤教授运用古方、经方并非墨守成规，而是在把握其方义与内涵的基础上加以发挥，尊古而不泥古。

二、妙用石菖蒲

菖蒲为天南星科多年生草本植物石菖蒲的干燥根茎，始载于《神农本草经》并列为上品。其谓"菖蒲气味辛温无毒，主风寒湿痹，咳逆上气，开心窍，补五脏，通九窍，明耳目，出音声；主耳聋痈疮，温肠胃，止小便利，久服轻声，不忘，不迷惑，延年，益心智"。劳绍贤教授认为，本品具芳香之气，行散之力强，能醒脾化湿健胃，又化浊祛痰，开窍宁神，可用治痰蒙清窍致清阳不升之头痛、痴呆或耳聋失聪及湿浊阻滞胃肠的脘腹疼痛之症。基于《神农本草经》石菖蒲"补五脏、通九窍"之说，在"有一分腻苔便有一分湿存"观点的影响下，劳绍贤教授将石菖蒲用治五脏所生之病，效果良好。

（一）用于脾胃病

石菖蒲用于脾胃，取其味辛温性，能散寒除湿，助脾阳而启运化。加之其气味芳香，尚可化湿浊，无论舌苔白腻或黄腻之寒湿困脾或脾胃湿热者，无论以何方化裁，石菖蒲均必不可少，并常配伍川厚朴、法半夏、白蔻等。经过长期实践，劳绍贤教授形成了自己治疗脾胃湿热证的经典之方——清浊安中汤。该方由石菖蒲、川厚朴、法半夏、苏梗、郁金各15g，茯苓、木香各10g等组成，用于消化性溃疡、慢性胃炎的脾胃湿热证等颇有良效（有效率达93.5%）。脾胃寒湿者，石菖蒲与高良姜、荜澄茄等配伍，以增加散寒除湿、温中止痛之效。

（二）用于心病

石菖蒲可安神定志，既可治心血或心阳不足之惊悸怔忡、失眠不寐，又可疗痰气闭阻之胸痹心痛或神志昏乱，取其入心、补心又能开心窍之功；临证可在归脾汤、苓桂术甘汤、温胆汤及瓜蒌薤白桂枝汤基础上加本品治疗。

（三）用于肺病

石菖蒲可开肺宽胸，既入气分又入血分，既走肺经又走心经，用于肺气郁滞、痰浊内阻之胸闷、胸痛，与白芥子、苏子等同用，可增强止痛祛痰作用；心气失和、血行不畅者，与失笑散、丹参等配伍，能加强止痛活血功用。石菖蒲具有宣肺开音之效，用于寒痰与湿痰阻肺、气道不利见咳嗽、声音嘶哑、胸痹疼痛等疗效更佳，劳绍贤教授喜用麻黄、法半夏、生姜等品配伍。

（四）用于肝病

石菖蒲既能行气止痛又具理脾和胃之功，配合沉香、香附、柴胡疏肝散或四逆散可使疏肝行气止痛之力更著。临证用于肝气郁结之抑郁症或焦虑症，以开窍醒脑、定志宁神之石菖蒲为主药，辅以柴胡、丹参、郁金等疏肝解郁，宁心安神，每获良效。

（五）用于肾病

石菖蒲尚能温肾助阳，上通于脑，凡肾气不足、下焦阳虚致脑海空虚，症见头晕目眩、耳鸣健忘者皆可辨证用之，尤以兼湿浊为患疗效更著。劳绍贤教授治疗虚证或实证之耳鸣、耳聋，喜用本品与远志配伍，益肾健脑聪智、开窍启闭宁神之力更强，配伍川芎、丹参则增强通耳窍、祛瘀血作用。此又取《名医别录》"石菖蒲主耳聋，聪耳目，益心智"之意。

基于"用药之道贵在精而不在多，在于把握药性而一药能治多病"的观点，劳绍贤教授使用石菖蒲尤擅采用药对形式。如石菖蒲配远志开窍宁神，化痰解郁，强脑益智；配郁金，化瘀豁痰开窍，解郁醒神，用治失眠、眩晕、耳鸣等疑难疾病；配黄连加强清心泻火、芳化湿浊、和中止痛之力，用治湿热或脾胃伏火之口臭、口疮。

（六）临床治验

病例1

彭某，男，49岁，2012年3月21日初诊。以"胃脘胀痛一年余"为主诉。自述胃脘胀痛近日加重，伴烧心、嗳气、纳差、入睡难，大便1~2次/日、质偏烂、排便尚畅，小便如常，舌淡红，苔黄腻，脉弦。1月前胃镜检查示：慢性浅表性胃炎伴糜烂。

诊断：胃脘痛（脾胃湿热型）。

治则：清化湿热，理气和胃止痛。

处方：石菖蒲、川厚朴、法半夏、陈皮、苏梗、大腹皮、枳壳各15g，白蔻仁、广木香各 10g（均后下），山栀子 10g，丹参 20g，柿蒂、麦芽各 30g，甘草 6g。日 1 剂，分两次餐后 1 小时温服，并嘱患者嘱忌食荤腥肥腻及牛乳、生冷等品，宜食清淡易消化食物，生活起居有节。

1 周后复诊：胃脘胀痛明显减轻，仍有烧心感，嗳气渐缓，纳食增，睡眠稍改善，大便质渐干、日 1 次，小便如常，舌淡红、苔薄黄、根仍黄腻，脉弦细。

药已见效。上方去白蔻仁，加黄芩 10g，以加强清热之力，改善胃黏膜炎症。继续治疗两周，诸症逐渐消失。两个月后胃镜复查：慢性浅表性胃炎（轻度），再次提醒患者注意饮食清淡，生活起居有节。随访半年，未再发作。

按语：对于脾胃湿热证，辨证要点在于不同程度的黄腻苔。石菖蒲能升发清阳，芳化湿浊，具健脾祛湿、化腻苔之功。临证若遇舌苔黄厚腻者，本品配白蔻、川厚朴、法半夏、山栀子等疗效明显，患者大多一两周左右腻苔渐除。由于石菖蒲入肝经，擅理气，配广木香能通理三焦，尤善行脾胃气滞，兼健脾消食。用治肝失疏泄之湿郁气滞可与苏梗、陈皮合用，对腹满胸闷不舒者尤宜。

病例 2

张某，男，28 岁，2006 年 9 月 29 日初诊。精神恍惚多年，四处求医罔效。症见夜间难入睡、易惊醒反复发作，伴记忆力差，胃脘胀且有下坠感，纳呆，心烦易怒，二便正常，舌红苔薄，脉弦细。

诊断：不寐（心火上扰、肝胃失和型）。

治则：疏肝和胃，清心安神。

处方：石菖蒲、郁金、合欢皮、苏梗各 15g，素馨花、枳壳、远志、山栀子、陈皮各 10g，赤芍 12g，麦芽 30g，甘草 6g。7 剂，日 1 剂，分两次餐后 1 小时温服。同时，加强心理疏导，嘱患者放松心情，避免各种精神负担，生活起居规律。

二诊：药后诸症大减，入睡渐好转，胃纳增加，心烦渐缓，二便如常。守上方，易陈皮为佛手 12g，加太子参 30g，山楂 15g。续进 1 周。

三诊：诸症均明显改善。守上方继服 10 剂。药后诸症消失。嘱患者平时喜恶有节，保持精神舒畅，养成良好的生活习惯。

随访半年，未再复发。

按语：基于"胃不和，则卧不安"的理论，劳绍贤教授诊治失眠重在调理心、肝、脾（胃），使患者气血和顺、阴阳平秘，则诸症皆除。石菖蒲开通心窍，理气除痰，醒脑清神；配小柴胡汤或四逆散疏肝和胃则寝安，睡眠得以改善则精神自然舒畅，记忆力随之改善。郁金既入气分行气解郁，又入血分凉血消瘀，与石菖蒲相配辛散苦降，行气解郁，清心开窍，行瘀化痰浊；远志通于肾，交于心，与石菖蒲相伍，通心窍，交心肾，使益肾健脑聪智、开窍启闭宁神之力得以增强；佐以山栀子以除三焦之烦热而安神。诸药合用，共奏理气安神、化瘀开窍之功，故守方加减治疗二十余剂终获良效。

（林传权　胡玲）

五花调气饮的临床应用

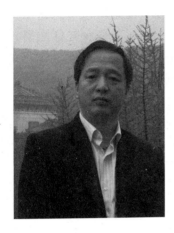

马鑫，医学古籍文献学博士，山东大学齐鲁医院教授，硕士研究生导师。中国中西医结合学会消化系统疾病专业委员会委员，传统经典古方专家委员会副主任委员。师承国医大师张志远教授和中医药学家周凤梧教授，主编《陈治水医学文选》《青囊悟语》《中医诊断学纲要》《王立春消化病临床经验辑要》。从事中医临床工作近三十年，发表学术论文三十余篇。近年来，主要从事中西医结合情志病学和胃肠动力学相关疾病的基础理论研究。

临证需互参各家，不拘常法。要精于医，炼于药，对于顽疾突出理气解郁，活血祛痰。组方用药须辨明证候，详慎组成，灵活用药。不知医理，则难以辨证；辨证不明，则无从立法；思路不明，则堆砌药味，杂乱无章。临床治疗不能墨守成规，应辨证与辨病相结合，同时参照物理检查，结合中医的辨证精髓，灵活应用先贤古方。遵施今墨大师"决不能凑症状以命证，执成方以治病"。

临证三十余载，集王孟英、施今墨治验于一体，古方今用，复方化裁，自拟五花调气饮，用于肝气横逆、攻冲胃府、肝气郁滞所致的气瘀互结证。症见胸闷、痞满、嗳气、纳呆、腹胀、疼痛、矢气不畅、大便黏腻或艰涩难下、打嗝则舒等。五花调气饮具有疏肝解郁、宽胸理痰、通腑导滞、活血散瘀之功。

组成：桔梗12g，薤白12g，杏仁12g，枳壳12g，玫瑰花9g，月季花9g，绿萼梅12g，桃花6g，红花9g，娑罗子15g。

对于胃脘胀痛、腹满嗳气、大便不畅、月经不调、乳腺增生、胸胁胀痛、面部褐斑等，以及胃肠壁水肿导致的胃肠动力不足等症效果明显。消化性溃疡、慢性胃炎、食道炎、呃逆、胃弛缓症、胃扩张等见胃部疼痛、痞满、腹胀、吞酸、呕恶、大便干结、胸部胀闷因情志及宿气引发者皆可用本方（可不用桔梗）加减治疗。

祝谌予先生认为，调气四味中，"行上为桔梗，行下为枳壳，行左为薤白，行右为杏仁"。意在调畅气机，使其升降出入有序，不至壅滞为患。一般而言，本方只用于实证，不用于虚证，且不单独使用。

治肺系病证，以桔梗、杏仁为主，或加苏子、陈皮、半夏、旋覆花；治胃肠病证，以枳壳、薤白为主，或加瓜蒌、代赭石、左金丸、旋覆花。又枳实、薤白为对药，出自仲景枳实薤白汤，用于胸痹之证。桔梗、枳壳伍用，为《赤水玄珠》桔梗枳壳汤，用治伤寒痞气、胸满欲绝。孙东宿治诸气痞结胸闷者，加薤白、杏仁，以行气消胀，散结止痛。

方中之五花，绿萼梅、月季花、玫瑰花均能行气解郁，疏肝和血，调经止痛，可用于肝胃气痛、食少呕恶、月经不调。绿萼梅疏肝理气，调理脾胃，理气而不伤阴，可制约月季花、玫瑰花之燥。桃花有活血、利水、通便等具类似芒硝增水行舟作用，可用治大便干燥和小便不利。桃花的另外一个作用就是能解除调气方便秘轻症之弊。红花是众所周知的活血药，活血通经，散瘀止痛。现代研究证实，其能促进血液循环，增加冠脉流量，能够降脂护肝，调节内分泌，改善血管的通透性。五花合用，能够扩张血管，疏通脉络，改善胃肠壁及皮肤的微循环，润泽肌肤，改善外周血液循环，促进代谢，对防治皮肤干燥及脏器缺血、改善内外壁粗糙及皱襞等有效，还可增强皮肤的抗病能力，在理气药的作用下，五花更能发挥其活血化瘀的特长，符合气行则血行的中医理论。

娑罗子又称天师栗，入肝、脾、胃经，用于胸腹胀闷、胃脘疼痛，既能理气宽中，又能和胃止痛。解郁而不伤正，有良好的止泻作用，能反佐、缓解桃花的泻下作用。

五花调气饮调理气血，用于慢性肝炎、胆囊炎、胃炎与溃疡病效果明显。胁痛，上腹部胀、痛、满、持续发作者，加柴胡、丹参、砂仁、蒲公英、青皮；精神欠佳，活动量不足，脾胃虚弱，面色无华，经常腹内不适，饮食不振，胃脘隐痛，服消导药不效反加剧者，合一贯煎；围绝经期综合征，可伍解郁汤（柴胡、芍药、香附）；胁痛明显，可加金铃子、延胡索；乳腺结节明显，加山楂核、荔枝核、橘核；甲状腺结节明显，加夏枯草、浙贝母、车前草；胸痛、嗳气，加苏梗、赭石、橘络、檀香；背部疼痛，加郁金、金铃子散；口中异味、泛酸，加败酱草、乌贝散或左金丸；情绪改变，加柴胡及小量的川芎、薄荷以纠正突出矛盾；面部色素沉着、黄褐斑、鼻翼两旁蝴蝶留影，为瘀血上犯，加大红花、月季花用量，另伍凌霄花、桂枝、丹皮、益母草；失眠多梦、烦躁明显，加生龙牡、琥珀；并发心慌可取三甲复脉方意，加入龟板、鳖甲；头痛胀痛、双太阳穴痛胀明显，加珍珠母、白蒺藜、夏枯草；失恋或单相思或家庭不和，欲望未现实而导致精神疾患，表现为烦躁、焦虑、失眠、焦虑不安等，当予以疏导，涤痰开窍，用涤痰汤、大黄丹参。该方应用当以实证为主，虚证非本方所宜。

本方临床加减应用十余年，凡见肝气郁滞为主症者，皆可加减应用。只要辨证准确，加减得当，往往效如桴鼓。

（马鑫　张洁　王煜英）

黄连温胆汤临床应用体会

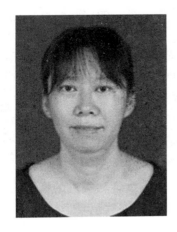

刘竺华，硕士研究生导师，山西中医药大学附属医院脾胃病科副主任，山西中医药大学教研室主任，全国第四批优秀中医临床人才研修对象，山西省第二批中青年中医临床领军人才，发表论文十余篇，主持省级课题1项，参与省级课题5项。

一、黄连温胆汤的组成与功用

黄连温胆汤见于清代陆廷珍所著的《六因条辨》，由温胆汤加黄连而成。药物组成为黄连、半夏、竹茹、枳实、陈皮、茯苓、甘草、生姜、大枣，具有化痰清热、清胆和胃功效；主要用治肝脾不和、脾失健运、水湿停滞、湿聚成痰、郁而化热、痰热内扰之证。方中黄连清热泻火；半夏燥湿化痰，降逆止呕，消痞散结；竹茹清热化痰，除烦止呕；枳实破气除胀，消积导滞；陈皮理气化痰，燥湿健脾；茯苓健脾渗湿；陈皮与枳实相合，一温一凉，增强理气化痰之力。

不良的饮食、生活习惯及气候环境会导致疾病的产生。饮食肥甘厚味，饮酒吸烟，熬夜，压力过大，或暑湿伤及中焦脾胃，外湿与内湿胶结缠绵，蕴湿生热，久而成痰，痰热互结，表现为呕恶呃逆、胸骨后不适、烧心、口苦吞酸、便秘、心烦、苔黄厚腻、脉弦滑。痰热互结型脾胃病，从辨病与辨证结合的角度出发，遵循标本兼治原则，既要缓解当前的不适症状，从标出发，降逆和胃，理气除胀；又要从本考虑，杜绝此证之源，化痰清热，清胆和胃。采用黄连温胆汤加减治疗，对于干呕恶心、胸骨后不适等多能获得良效。

二、临床治验

刘某，男，39岁，2017年5月9日因"胃胀伴胸骨后不适5天"就诊。1月前食糖醋里脊后即出现胃部及胸骨后不适，自服西药奥美拉唑，药后即呕吐，纳差，不欲饮，口中黏腻、不苦，平素大便干、次数少、量少，舌红，苔黄厚腻，脉滑数。既往有肾衰病史。胃镜：慢性浅表性胃炎。

组方：黄连6g，茯苓10g，竹茹12g，枳实10g，陈皮10g，法半夏10g，生姜3g，神曲30g，莱菔子30g。7剂，并予中药大黄10g灌肠100～200mL。

5月16日二诊：胃胀及胸骨后不适减轻，偶有反酸，纳可，无口中黏腻，大便可。效不更方，前方加煅瓦楞子30g。7剂。

6月11日电话随访，诸症均好转，嘱患者忌食肥甘厚味和辛辣之品，起居规律，适量运动，不适随诊。

按：患者既往有肾衰病史，平素脾肾虚弱。糖醋里脊为甜食，属肥甘厚味，易酿湿生热，日久积聚化为痰浊。因脾虚纳运失职，故纳差、口中黏腻。脾之升降失司，清气不升，浊气不降，故呕吐，大便干、次数少、量少。水湿停聚中焦，气机不畅，故胃脘部及胸骨后不适。水湿痰浊积聚化热伤津，故口干、不欲饮。舌红、苔黄厚腻、脉滑数为痰热互结之象。此患者表现为痰热互结之象，故治疗重点为化痰清热。考虑患者素体脾肾两虚，故用药不可大辛大热或过于苦寒、甘寒滋腻。因大辛大热易伤胃阴；过于甘寒苦寒易损伤脾之阳气；滋腻之品又碍脾之运化，影响饮食和气机的畅行，故选黄连温胆汤化痰清热，清胆和胃。方中神曲开胃消食；莱菔子降气消食，使大便通畅。二诊时胃胀、胸骨后不适减轻，方药对症，但偶有反酸，故加煅瓦楞子制酸和胃。

临床使用黄连温胆汤需辨病与辨证相结合，标本兼治，并随症加减。如热象明显，去生姜、大枣，加连翘；食欲差，加炒二芽、炒神曲、炒鸡内金等；失眠，加龙骨、牡蛎、合欢皮、首乌藤等；头晕属肝阳上亢，诊断为高血压者，加钩藤；便秘或大便不畅，加莱菔子、酒大黄、槟榔等；女性月经将至或月经期，加益母草；气血亏虚，加黄芪、当归、太子参、麦冬、五味子；湿邪居中，加平胃散；伴肝郁气滞，胁肋不适或情志抑郁，加四逆散或青皮、香附理气化滞；腹部畏寒，酌加桂枝、片姜黄；口味异常，口臭明显，荷叶、藿香、竹叶泡水服。另外，黄连的用量不宜过大，以3g左右为宜。因黄连性苦寒，"苦寒败胃"，用量过大恐伤脾胃之阳，影响脾胃之运化，变生他证。

（刘竺华）

赵继福气滞伤食方用于难治性胃脘痛经验

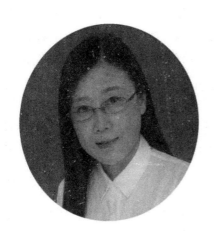

熊丽辉，医学博士，教授，长春中医药大学中医诊断学教研室主任，课程负责人。第四批全国中医优秀人才，中华中医药学会中医诊断学分会常委、青年副主任委员；世界中医药学会联合会中医诊断学专业委员会常务理事、中医药数据监察工作委员会常委；吉林省中医药学会首届基层中医药服务工作委员会副主任委员；吉林省中医药学会脉学专业委员会常委。曾获第四届"中医药社杯"全国青年教师教学大赛一等奖及最佳现场教学展示奖。主要研究方向中医辨证理论研究，发表论文三十余篇，主持科研课题7项，参编教材3部。

难治性胃脘痛与一般胃脘痛不同，主要特点是病程长，少则半年，多达几年，甚至10年不等，反复发作；患者多伴纳少，腹胀，嗳气，面色萎黄，表情倦怠，形体消瘦；镜检提示慢性萎缩性胃炎或伴肠上皮化生、慢性非萎缩性胃炎、反流性食管炎等；经多方治疗，包括西医治疗均无效；患者多在20～65岁，多为工作状态或退休不久。气滞伤食方是长春市中医院赵继福教授家传的经验方，针对难治性胃脘痛临床疗效甚佳。

一、方剂组成

黄连10g，草豆蔻10g，青皮10g，香附10g，陈皮15g，炒白术10g，枳实10g，苍术15g，猪苓10g，泽泻10g，赤茯苓10g，瓜蒌仁10g，槟榔片10g，砂仁15g，莱菔子15g，神曲15g，麦芽15g，黄芩10g，厚朴5g，甘草5g。水煎（冲）服，每日1剂，早晚饭后半小时服用。

功效：行气消食导滞。

方中青皮、香附、陈皮、厚朴行气；枳实、槟榔片导滞通腑；黄芩、瓜蒌仁泄热；草豆蔻、砂仁、苍术、猪苓、泽泻、赤茯苓、黄连健脾除湿；焦三仙消食以助通腑；炒白术、甘草健脾益气，调和诸药。

方剂关键：突出气滞湿阻的病机，久病多虚，难治性胃脘痛以虚实夹杂多见，实证为气滞湿阻，虚则为脾气虚；实证祛除，虚证渐复，故以治实为主。患者多焦虑情绪，导致气滞，气滞则湿阻，湿困中焦，如此反复，病情益甚。

二、方剂运用

1. 运用要点

胃脘痛、嗳气、脉弦。患者以这3个症状为主，同时生气后症状明显；或饥饿时痛；或食后痛甚等。辨证以脉象最为重要，这也体现了赵继福教授凭脉辨证的学术特色。脉象为弦脉，可兼有其他脉象，一般弦而有力，或弦实、弦滑，位置浮取或中取而得；脉弦细或其他脉象，尤其是虚脉，不适合用此方。《金匮要略》云："脉偏弦者，饮也。"难治性胃脘痛脉弦，除提示气滞外，结合病程及症状，还提示湿、饮的存在，这是容易被忽略的问题。

2. 运用范围

本方涉及的病种有慢性浅表性胃炎、反流性食管炎、胃溃疡等；包括更年期综合征，或中风后遗症，或高血压病等存在气滞伤食证时，依需先解决胃的问题，再言其他，体现了赵老以脾胃为本的特色。

3. 注意事项

用药后会出现大便不成形的情况，一般不影响，可以继续服药；如果大便次数增多，则适当减少黄芩的药量。

三、方剂鉴别

1. 与保和汤证鉴别

保和汤和气滞伤食方均可治疗以胃脘痛或胀为主要表现的实证，但二者运用上有所不同。保和汤的组成为：神曲15g，山楂15g，陈皮15g，连翘15g，莱菔子25g，茯苓20g，半夏10g，功效为消食导滞。患者表现为腹胀、胃脘痛、嗳气酸腐，食欲欠佳等，脉象为滑实。关键在于脉象非弦，而是滑实之象，为食积，湿阻尚未形成或不严重，因食积而导致的气滞，食下则气机畅通。气滞伤食方治疗的病证，脉象一定是弦脉，气滞阻湿。所以二者在临床运用时，关键在于脉象的识别。

2. 与柴胡疏肝散鉴别

柴胡疏肝散和气滞伤食方均具有疏肝行气之功，可用于气滞证，表现为嗳气、脘腹胀满、脉弦等。柴胡疏肝散组成：柴胡15g，枳壳15g，川芎15g，香附20g，炙甘草15g，白芍25g，陈皮15g；功效疏肝解郁，行气止痛。主治以肝郁为主的病证，重在疏肝，无通腑泄热之力，患者常以情绪抑郁、太息为主要表现；情绪症状较突出，涉及妇科、情志类、消化等疾病。二者在临床运用时，需注意主症的识别。

通过了解患者的求诊经历，多数医家采用柴胡疏肝散治疗，往往短期有效，1周后如故，再服无效。究其原因在于忽略了患者久病中焦湿阻这一病理产物，临床上弦脉除气滞外，痰饮、湿阻、血瘀均有可能，因此，难治性胃脘痛不能仅以疏肝理气治疗，应考虑湿阻导致的胃气不降、不通则痛的关键病机。

四、病案举隅

楚某，男，62岁，2016年3月2日初诊。

因反复胃脘痛、反酸、嗳气20年，加重两个月来诊。在吉林多家医院就诊，胃镜示：食道溃疡；反流性食管炎。口服达喜、吗丁啉、枸橼酸铋钾胶囊等药物，暂时缓解，但反复发作。症见嗳气、反酸晨起明显，胃胀胃痛，饥饿或饱食均有不适感，大便不成形、每天1次，面色晦暗，表情倦怠，舌暗红，苔薄白，脉弦。

诊断：反流性食管炎；食道溃疡（气滞伤食证）。

方药：气滞伤食方。每天1剂，早晚饭后半小时冲服。忌食过咸及腌制品，忌食凉、辣等刺激性食物；每顿饭不宜过饱。

3月9日二诊：药后症状好转，反酸减轻，胃胀痛好转，脉弦略缓。上方继服1周。

3月16日三诊：药后自觉症状明显好转，反酸基本消失，无胃脘胀痛，饮食可，大便可，睡眠较好，患者甚喜。可停药。

半年后因腰痛来诊，随访胃脘痛情况，一直未再复发。

按语：该患者为西医医生，经西医多次治疗未愈，后求治于中医。西医诊断明确，吾师主要根据脉象进行辨证。脉弦略硬，弦为气滞湿阻；硬为邪气盘踞，损伤胃气。使用气滞伤食方治疗，行气导滞，胃气顺畅，邪气得祛，胃黏膜得以修复，疾病痊愈。

小结：脾胃为后天之本，气血生化之源。脾胃运化正常，对其他脏腑疾病的治疗起着关键作用。历来医家大多重视脾胃的治疗。胃脘痛为脾胃病的常见病证之一，发病率较高，与情志关系密切。生活节奏的加快、压力增加，是导致难治性胃脘痛发生的关键因素。因此，从病因病机而言，今之难治性胃脘痛与以往有所不同，注重行气疏肝、导滞除湿尤为必要。气滞伤食方的疗效也验证了这一点。

（熊丽辉）

中医外治法在脾胃疾病中的应用

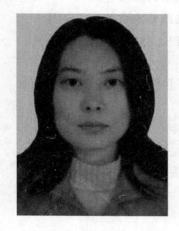

祁向争,天津中医药大学第二附属医院脾胃病科副主任医师,医学博士,硕士研究生导师。主持国家级课题1项,局级课题1项,发表论文十余篇,参编著作4部,第六批全国老中医药专家学术经验继承人。擅长针药结合,运用传统中医外治法治疗脾胃病。中国中药协会消化病专业委员会委员,中国中西医结合学会消化系统疾病专业委员会委员、脾胃治未病与中医外治法专家委员会常务委员。

一、脾胃的生理功能

脾胃居于中焦,五行属土,为气血生化之源,主饮食的受纳和运化。脾为阴脏,乃仓廪之官,主运化精微而升清。胃为阳腑,为水谷之海,主腐熟水谷而降浊。脾胃功能类似两个啮合齿轮,在互相拉动中完成一阴一阳、一升一降、一表一里的运动。上有心、肺,旁有肝、胆,下有肾、膀胱、胞宫,齿轮功能流畅,则脾胃健达。饮食、劳倦、情志等因素均可造成脾胃升降失常,中焦气机壅塞,犹如齿轮生锈,病理上可见湿浊、食积、痰凝、气滞、血瘀、火郁等相应而生,郁于中焦,此属实滞。若脾胃亏虚,运化失司,升降失调,犹如齿轮缺少润滑,清浊相干,湿滞丛生,即所谓因虚致实,虚中夹实。

二、常用的中医外治法

目前,临床治疗疾病不外西医和中医两种思路,均以内服用药或静脉输液为主,但对久病不能耐受的药物、肝肾功能损伤或静脉血管条件较差者,应拓展思路,寻找更为适合的方法。中医外治法作为传统中医的治疗手段,已存在数千年之久。它是古代劳动人民在生存觅食过程中,坠落、跌打或肢体某处发生疼痛不适时,用树叶、草茎之类涂敷伤口后,逐渐发现有些植物外敷能减轻疼痛和止血,或经按、揉、掐、摩使病情好转。长此以往,人们发现并接受了这一方法。我国最早的中医经典著作《黄帝内经》对特色外治疗法也有详细记载。云:"内者内治,外者外治。""外治"一词第1次被提出。《素问·至真要大论》云："上之下之，摩之浴之，薄之劫之，开之发之，适事为故。"《素问·阴阳应象大论》云："其有邪者，渍形以为汗。"这些均是对外治法的描述。

外治法历经几千年演变，现脾胃病常用的治疗手段有针刺、灸法、罐法、放血、贴敷、熏蒸等。许多衍生的方法水针、埋线也属针刺范畴，灸法包括温针灸、隔物灸、艾灸盒、温灸仪等，罐法包括走罐、闪罐、药罐、放血拔罐等，贴敷及熏蒸可以根据病证选用药物，适应证极广。税典奎等采用药物罐疗法用于功能性消化不良（脾虚痰湿型），结果药罐在减低胃电节律紊乱系数，降低患者血浆 VIP、CCK，提高血浆 MTL 水平方面均有优势。赵红波等采用针药联合治疗慢传输便秘，在临床症状、标记物排出数、排除率积分和生存质量评分，以及血清 Ghrelin、NO 和血浆 SP 含量较西药组有优势。周志刚等采用隔附饼灸对肠易激综合征大鼠脑-肠互动轴的作用机理进行 AWR 评分，结果证实，其机理可能是刺激 T10-13 的神经节段，经脑-肠互动轴调节 CNS 系统、ENS 系统，增加 orexin 蛋白的表达，从而降低内脏高敏感而提高大鼠的痛阈。

三、脾胃疾病治疗思路

脾胃病从中医外治法角度，可分为几个层次：功能性疾病，如功能性消化不良、肠易激综合征。器质性疾病预后良好或能长期带病生存，如消化性溃疡、胆囊炎；器质性疾病但预后极差或短期内死亡率极高，如消化道肿瘤。其中，西医部分器质性疾病，如消化道出血、恶性肿瘤早期等有明显优势，但对功能性疾病和器质性疾病长期反复发作或恶性肿瘤晚期则效果欠佳。尤其在改善症状、延缓复发、提高生活质量等方面。后者往往是临床治疗的难点。采用中医外治法可在某种程度上达到治疗效果，这与中医的哲学思想有关。中医是源于自然规律的疗法，追求的是与自然和谐。即使机体患有疾病，只要能重新建立新的平衡，使机体的五脏功能趋于稳定，就是"阴平阳秘，精神乃至"的境界。

中医外治法是通过温补、理气、祛痰、化瘀、泄热等措施恢复脾胃的生理功能。针刺可以调理上、中、下三焦气机，健脾升清，益胃降气。背腧穴拔罐有温通经络、除湿行气导滞、调节阴阳的作用，对于气机郁滞日久有瘀者，兼以拔罐放血以祛瘀。灸法借助艾草扶阳温经之功效以升阳，益胃健脾，使胃气降而脾气升，从而有助于元阳之气充足。如灸法与熏蒸配合，可以温中祛寒；针刺配合走罐，可以泄热祛湿；针刺配合放血、拔罐，可以祛瘀理气。

赵文霞教授采用中医外治法，结合现代医学研究，应用脐火疗法、中药直肠滴入、中药敷脐法、督灸铺灸法，分别对肝硬化引起的黄疸（阴黄）、肝性脑病、顽固性腹水、免疫功能低下等并发症进行治疗，数法并用，提高了中医外治法治疗肝硬化的临床疗效。时昭红教授等采用针刺联合穴位贴敷方法，用于功能性消化不良伴睡眠障碍者，对改善消化不良症状、睡眠障碍，以及焦虑抑郁状态、提高生活质量具有较好作用。谢洁如等通过 Meta 分析结果表明，中医外治法治疗胃食管反流病具有确切疗效，无论是联合中药治疗，还是单纯使用中医外治法，有效率和治愈率均明显优于西药对照组，复发率也较低。吴晨获等的研究显示，对化疗相关性呃逆，采用针刺、灸法、穴位贴等中医外治法均有效，但以灸法有效率最高。沈洋对消化系统肿瘤患者术后四种常见并发症：术后恶心呕吐、术后腹泻、术后胃瘫、术后肠麻痹进行分析，认为中气升降失常和气机太过不及是主要病机，通过中医外治作为突破口，采用中药保留灌肠、中药膏剂外敷、针灸配合治疗效果良好。

四、外治法意义与前景

外治法的应用可以两种或多种方法组合，即以一种为主，其余为辅，类似中药内服，有君臣佐使之别。因外治法亦遵从"内治之理"，是根据患者的病因病机而定的，如慢性胃炎、食管炎均有脾气虚的病机，选用针刺补法配合灸法益气健脾，即可达到治疗效果；又如急性胰腺炎、肠梗阻均有腑气不通、气郁化热的病机，治以理气泄热中药煎剂灌肠，配合足三里穴位注射（水针），即可获效。与中药内服相比，中药有数百种之多，而外治法只有十几种，选择与组合更为简单，西医医生亦能运用自如。无论什么疾病，只要病机以脾虚寒为主，兼加寒凝血瘀，即可选择灸法联合熏蒸、放血，温经散寒，活血祛瘀，适宜推广应用。

外治法通过皮部-经脉-脏腑的途径，内达脏腑，由表及里，发挥行气血，调阴阳效应，调整脾胃的升降失衡，不仅能增强体质，还能改善患者的精神、心理、睡眠等情况。脾胃病中医外治法种类多样，适应证广，禁忌证少，临床可补充西医治疗之不足，疗效可靠，使用安全，避免药物的肝肾毒性，减少医疗费用，缩短病程，延缓复发，改善症状，提高生活质量，将预防与治疗、保健与养生融为一体，发挥中医优势，有较高的临床价值。

（祁向争）

中医治疗慢性便秘的疗效评价

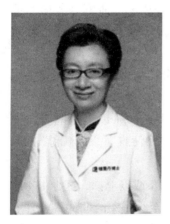

钟丽丹,香港浸会大学中医药学院助理教授,浸会大学深圳研究院研究员,多伦多大学结合医学中心访问教授,上海中医药大学附属龙华医院客座教授。香港中西医结合学会秘书长,中国中药协会消化病专业委员会副会长,世界中医药学会联合会临床疗效评价分会常务理事,中国中医药信息研究会临床研究分会常务理事。长期从事中医药临床研究及流行病学研究的方法学和规范化研究,开展香港首个中西医结合治疗功能性便秘及更年期综合征的大型临床研究,主持及参与二十多项多中心国际合作的中药及针灸的临床研究,发表SCI论文五十多篇,以第一作者及通讯作者发表SCI文章三十多篇。

便秘是一种临床常见疾病,也是多种疾病的一种临床症状,病因复杂,发病机制目前尚不十分清楚。随着现代饮食结构的改变、工作及生活节奏的加快,人们所承受的压力不断加重,便秘的发病率呈逐年上升趋势,其在全世界的发病率为2%~20%。调查显示,我国慢性便秘在老年人群中高达15%~20%。长期便秘不仅会给患者带来许多痛苦,而且易诱发结肠癌、肝性脑病、乳腺癌、早老性痴呆等疾病,甚至诱发急性心肌梗死或脑血管意外,直接危及患者的生命。目前,国内外对便秘的治疗尚无十分有效的药物,主要依靠泻剂和促动力剂来改善便秘症状。长期使用该类药物,易引起其他疾病的发生。由于其存在严重的副作用,往往使患者无法忍受,最终导致治疗失败。中医药治疗本病具有疗效独特、毒副作用小的特点,较西药优势明显。近年来,人们逐渐寻求中医药治疗慢性便秘的方法。我们针对慢性便秘而进行的中医药临床研究系统评价结果显示,中医药有关慢性便秘的研究普遍缺乏疗效评价标准。

一、现状评价

(一)试验设计

在以中草药和针灸为主要干预措施,采用病例对照或随机对照进行研究。随机对照研究以中药和西药对照为主体。

目前,中医药治疗便秘的研究设计尚存在一些不足:①缺乏样本量的估算:样本量的设计需进行仔细计算,或从预初试验或相似研究结果的文献中获取信息。②随机化设计没有说明具体的方法，最多提到的是采用随机数字表进行随机化。③使用盲法的研究很少，基本都是开放式研究。因为常常是中成药与西药两两对照，不用双盲双模，一般很难成功实施盲法。非盲法治疗对于效果结果有一定的影响，因为主观因素对治疗结果有一定的影响。

（二）诊断标准

目前，中医药研究涉及的便秘的诊断标准五花八门，各不相同。最常用的是中华医学会消化病分会 2007 年的慢性便秘标准。功能性便秘一般采用罗马Ⅲ标准。诊断项一般会有中医证候标准，但大多不够规范，用得最多的是《中药新药临床研究指导原则》2002 版。

慢性便秘的诊断标准，一般多参照中华医学会消化病学分会 2007 年修订的《中国慢性便秘的诊治指南》：①排便费力，想排便而排不出大便，干球状或硬便，排便不尽感，病程至少 6 个月。②排便次数 <3 次/周，排便量 <35g/d 或 25% 以上时间有排便费力。③全胃肠道或结肠传输时间延长。慢性便秘属中医学"大便难""后不利""脾约""便秘"范畴。

功能性便秘的诊断标准根据罗马标准Ⅲ：①至少满足以下两条或以上：a. 至少 1/4 时间排便伴有排便费力。b. 至少 1/4 时间大便为块状或硬便。c. 至少 1/4 时间的排便伴有排便不尽感。d. 至少 1/4 时间排便伴有肛门直肠梗阻和（或）阻塞感。e. 至少 1/4 时间需要用手法协助排便。f. 每周排便少于 3 次。②除非使用泻药，极少有烂便。③排除肠易激综合征。同时，症状出现至少持续 3 个月。

（三）治疗疗程

课题组对中药（包括复方和中成药治疗）治疗便秘的情况通过综述发现，治疗的疗程最短 14 天，最长 6 个月。对于最佳的治疗疗程，暂时没有定论。

（四）处方类型

基于目前的研究文献，便秘的中医治疗措施大致有 5 种。

1. 中药治疗：传统的中药复方汤剂（可有加减）、复方颗粒剂（固定剂量和处方）、复方胶囊（固定剂量和处方）。

2. 针刺治疗：单纯毫针、电针、腹针、耳针。

3. 穴位埋线。

4. 中药灌肠。

5. 灸法。

中药复方汤剂一般都是经典方，如补中益气汤、麻子仁丸等基础上进行加减，质量控制上存在很大缺陷，且剂量上不统一。中成药方面用的是润肠片、麻仁软胶囊和六味安消胶囊等。针刺研究也存在治疗方案不标准，无针刺深度、针刺频次和针刺选穴标准等，基本按照 STRITCA 已有的信息。

（五）疗效评价指标

评价方法大致可分为以下几种。

1. 标准化的评分表、单项症状的记录与评价

（1）Bristol 粪便分型标准及评分标准

（2）排便评估量表（Constipation Assessment Scale）

（3）排便情况评分表（0~7分）

（4）排便时间评分标准（分/次，标准：<10，计0分；10~15分，计1分；15~25分，计2分；>25分，计3分）

（5）每周完全自主排便次数（Complete Spontaneous Bowel Movements）

（6）单项与排便相关的症状。对于排便过程中的相关症状，如腹胀、腹部痉挛、腹痛排便不净感，依据 Rome Ⅲ 推荐的7分制进行评分。0分：无不适；1分：极轻微不适；2分：轻度不适；3分：中度不适；4分：较严重不适；5分：严重不适；6分：非常严重不适。

2. 主要症状综合评定标准

（1）根据 Rome Ⅲ 推荐，患者治疗期间如果每周完全自主排便次数，与基线相比，增加多于1次为有效，计算治疗前后的有效率。

（2）患者基于过去1周的总体感觉评分（global assessment）作为疗效评估的指标之一。在过去7天中，你是否觉得便秘症状得到充分缓解？0分：明显变差；1分：稍微变差；2分：少许变差；3分：无变化；4分：少许好转；5分：稍微好转；6分：明显好转。

（3）按改善百分率 =（治疗前总积分 - 治疗后总积分/治疗前总积分）×100%，计算症状改善百分率。症状消失为痊愈，症状改善百分率≥80%为显效，50%≤症状改善百分率<80%为进步，症状改善百分率<50%为无效，症状改善百分率负值时为恶化。痊愈率加显效率为总有效率。

3. 中医证候疗效评价标准

（1）《中药新药临床研究指导原则》2002版。采用尼莫地平法计算。疗效指数 =（治疗前积分 - 治疗后积分/治疗前积分）×100%。临床痊愈：主要症状、体征消失或基本消失，疗效指数≥95%。显效：主要症状、体征明显改善，70%≤疗效指数<95%。有效：主要症状、体征明显好转，30%≤疗效指数<70%。无效：主要症状、体征无明显改善，甚或加重，疗效指数<30%。

（2）根据《中医临床病证诊断疗效标准》（1993版），便秘疗效标准制定：①痊愈：大便正常，积分0分，其他症状全部消失，保持两周以上。②显效：便秘有明显改善，间隔时间及粪质接近正常；或大便稍干而排便间隔时间在48小时以内，积分降低2/3以上（含2/3），其他症状大部分消失，保持两周以上。③有效：排便间隔时间缩短1天，或粪质干结改善，积分降低1/2以上（含1/2），其他症状都有好转，保持两周以上。④无效：便秘及其他症状均无改善，积分无变化。

(3) 自定标准：如心烦易怒、心悸不安、痰多口黏、口苦口臭、头晕头痛、便秘程度等。

4. 肠动力学疗效评定标准

胃肠传输试验是服用不透 X 线标志物的试餐后，在 X 线下可监测到不同时间全胃肠内存留的标志物数目和停留具体部位，根据治疗前后平片上标志物的分布及排出率，有助于评估便秘是慢传输型或出口梗阻型，并辅助评价肠道动力改善情况。

5. 肛门直肠功能评价

治疗前后测定肛门直肠压力变化。肛门直肠测压采用胃肠动力学检查系统，连接水灌注测压导管。导管顶端连接一气囊，其下方有 4 个螺旋状排列的压力通道孔，每两个通道孔间呈 90°角，压力通道与检测系统相连，气囊用于充盈直肠检查。主要观察指标包括直肠初始感觉阈值、直肠排便感觉阈值、肛管最大收缩压、直肠肛管抑制反射和肛管舒张压等。

6. 生存质量量表

如 PAC-SYM（便秘症状自评量表）、PAC-QOL（便秘患者生活质量问卷）、SF-36（健康调查简表）等。

7. 其他

盆底肌电图、肛门超声内镜检查等。

（六）安全性评价

除了中成药安全性评价，包括治疗前后的肝肾功能、心电图、血、尿、粪常规等，中药复方或针灸研究一般缺乏对安全性指标的描述。

（七）慢性便秘的病理机制对中医药疗效评价的影响

目前，关于慢性便秘的病理认识，最引人关注的是肠道菌群对肠道微生物的影响，尤其是慢性老年性便秘。横断面调查研究发现，老年便秘人群的肠道中，肠杆菌、肠球菌、乳酸杆菌、双歧杆菌、类杆菌、梭杆菌的数量与非便秘人群相比有显著性差异。中药中的很多成分具有调节菌群的作用，能够改善肠道微生物，影响肠道运动，从而改善便秘。

二、存在问题

综合以上评价指标，结合目前国际上对慢性便秘研究文献，课题组认为，中医药或中西医结合治疗慢性便秘的临床研究主要存在以下问题。

1. 中文文献采用标准化评分表、单项症状的记录与评价少，只有 16%（4/25），且大多为选择性报告。看不到 Bristol 评分的所有项目，以及 RomeⅢ 推荐的与排便相关的症状，报道均不全面。

2. 几乎所有的中文文献缺乏随访指标的报告。没有随访和脱落率，使药物安全性和依从性评价数据缺失，临床研究质量下降。

3. 缺乏安全性指标监测，如服药前后肝肾功能及血常规的情况。安全性指标是疗效评价的重要指标，对便秘患者的治疗意义尤为重要。

4. 采用主要症状综合评定标准时，没有按照国际上通用的 Rome Ⅲ 推荐，而是将几种结局综合起来，如疗效积分的有效率计算。这种复合结局指标，会增加获得阳性结果的机会，从而产生偏倚。

5. 中医证候的评分标准不统一。《中药新药临床研究指导原则》和《中医临床病证诊断疗效标准》是主要标准，采用的是半定量方法和复合结局指标。由于本身在证候分型上缺乏统一标准，所以难以解释其结果的科学性。

6. 实验室检查的疗效评价，主要采用肠动力学和肛门直肠功能指标，但是这些指标只适用于某些类型的慢性便秘，如慢传输型便秘（STC），而且 Statish SC 已有系统综述说明实验室检查的结果与便秘的症状和严重程度并没有正相关，因此并非所有的实验室指标都可以参与疗效评价。

7. 生存质量量表使用不够规范，如 PAC–QOL 和 SF–36 均没有具体报告统计的方法、亚组及单项条目的统计结果，只是笼统地报告结果。

三、关键技术

（一）需关注的发展趋势

1. 以患者为中心制定慢性便秘疗效评价量表

慢性便秘的评估量表，应结合 3 种要素：①公认的常规疗效评定指标。②证候效应指标。③生存质量。

2. 合理结合慢性便秘中医证候指标

（1）明确中医疗效积分的量化指标（细化评分指标）。

（2）不能将证候的诊断指标直接作为疗效评价指标。

（3）证候指标的规范化包括指标名称的规范及分级，如通过 Dephi 法的问卷调查取得共识。

（二）需完善与解决的技术问题

1. 首要疗效评价指标与次要疗效评价指标的确立与区分。

2. 针灸与中医治疗根据不同的特点，提出相应的疗效评价指标。

3. 慢性便秘应根据类型，将功能性便秘、器质性便秘与其他并发性便秘（如药物、手术等）的疗效指标评价加以区分。

4. 使用复合性的结局指标，要分别报告构成该复合指标的各个单项结局指标。

5. 中医证候指标的确立，应在流行病学调查的基础上，结合专家共识来制定。

6. 使用实验室检查指标前，应根据诊断结果筛选敏感性与特异性强的指标，这样更具临床意义。

四 策略与建议

1. 根据慢性便秘的诊断,选择合适的疗效评价指标

一般而言,评价指标大致分为三类:①定性指标:有效、无效;等级指标等。②定量指标:计分量表、实验室指标等。③终点结局指标:生存率、复发率等。

针对慢性便秘的特点,采用第一、第二项指标比较合适。对于功能性便秘的疗效评价,建议采用 Rome Ⅲ 推荐,确立首要疗效指标和次要疗效指标。

2. 根据中医药干预措施的不同,选择疗效评价指标

采用中医药治疗,因为涉及辨证分型,应纳入中医证候评分,作为疗效评价的指标之一。针灸治疗要根据是否采用统一选穴、是否根据便秘的不同类型进行选穴,如慢传输型便秘常取足阳明胃经和膀胱经穴,出口梗阻型便秘常取督脉穴位为主,从而制定相应的实验室评价指标。

3. 选择疗效评价指标,必须充分说明选择的原因和理由

这不仅是为了向其他研究者和患者说明,更重要的是在临床研究开始前,使参与研究的人员了解并审查该研究的科学性和合理性,避免低质量研究的重复进行。建议按照 CONSORT 声明和 CONSORT for TCM 的要求,清楚报告疗效指标的定义和具体要求,列出选择的理由。

4. 疗效评价中如何反映中医药治疗的特色优势

目前,便秘的临床研究存在高质量文献,如 SCI 的文献未将中医药治疗便秘纳入中医疗效评价标准或只将证候积分作为次要疗效指标。今后的研中应首先规范中医药疗效评价量表,使其得到研究者尤其是国外研究者的认可。例如,实证和虚证便秘的分型及评价量表。其次要用中医辨证的不同处方作为干预措施,与安慰剂对照,验证不同证型处方的疗效区别,使中医辨证更具说服力。对这两个方面,我们课题组已开展了一系列研究。

结语

疗效评价指标是临床研究中体现该研究的临床意义最重要的部分,选择恰当且标准化、科学性的疗效评价指标,是高质量临床研究成败的关键因素。本文从慢性便秘这一常见的消化系统疾病入手,阐述了目前慢性便秘中医临床研究所采用的疗效指标及其利弊,提出今后临床研究应思考的问题,在确立疗效评价指标时要完善和解决的关键技术,旨在为建立和完善中医治疗慢性便秘的疗效评价体系提供参考。

(钟丽丹 卞兆祥)

石丹颗粒通过调控 NF-KB 信号通路对胃癌前病变的作用机制

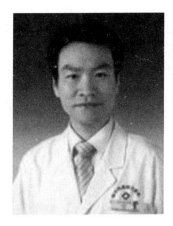

奚肇宏，博士，江苏省中西医结合医院消化科主任医师。擅于运用中西医结合理论治疗萎缩性胃炎、胆汁反流性胃炎、胃癌前病变、胃食管反流病、肠易激综合征、炎症性肠病、肝硬化等消化系统疑难病。第四批全国中医临床优秀人才，中国中西医结合学会消化系统疾病专业委员会脾胃学说应用与创新专家委员会常务委员，中国医师协会中西医结合医师分会消化病学专业委员会委员，江苏省中西医结合学会肝病专业委员会委员，江苏省中西医结合学会消化系统疾病专业委员会青年委员，南京中医药学会脾胃病专业委员会委员，南京医学会感染分会青年委员。主要研究方向为消化道早癌的诊断与中西医结合治疗。

  胃癌是全球常见的恶性肿瘤，发病率居恶性肿瘤的第 5 位，预后相对较差，严重威胁着人类健康。我国是胃癌高发地区，发病率和死亡例数约占世界的 50%。Correa 等提出的胃癌演变规律，即正常胃黏膜→浅表性胃炎→萎缩性胃炎→肠上皮化生→异型增生→胃癌，目前已得到广泛认可。2000 年 WHO 将上皮内瘤变（intraepithelial neolpasia，IN）取代异型增生（dysplasia，Dys），提出肠上皮化生（Intestinal metaplasia，IM）和上皮内瘤变是胃癌的癌前病变（precancerous lesions ofgastric cancer，PLGC）。PLGC 是胃癌转变的重要节点，大量研究均致力于截断或逆转 PLGC 向胃癌的转变发展，以此预防和减少胃癌的发生率。目前，西医治疗胃癌前病变的手段较为局限，主要是根除幽门螺旋杆菌、补充维生素，应用肿瘤分化诱导剂、COX-2 抑制剂及对症治疗，以及内镜下黏膜切除术及黏膜剥离术等。这些治疗措施，除内镜下治疗技术外，逆转 PLGC 方面均缺乏特异性。虽然近年来新兴的内镜下治疗技术在阻断 PLGC 方面具有的一定优势，但仍属被动"防御"，对于 PLGC 尚不能采取主动"进攻"的行动。中医药在治疗 CAG 伴 PLGC 方面具有明显优势，多项研究表明，中医药能部分逆转胃黏膜病变。因此，中医药对于阻断、逆转 PLGC 的疗效越来越受到重视。

  中医古籍中并无对萎缩性胃炎（chronic atrophicgastric，CAG）伴 PLGC 的病名记载，根据其证候可将归于"胃脘痛""痞满""嘈杂"等范畴。CAG 伴 PLGC 病因及病机复杂，但脾胃虚弱是病机演变的基础。结合络病学说，我们认为，瘀血是 PLGC 的关键环节，故将益气通络法作为 PLGC 的治疗大法，自拟石丹颗粒用于 PLGC 取得了满意疗效。本文通过实验研究，基于其调控 NF-KB 信号通路的作用，探讨石丹颗粒治疗 PLGC 的作用机制。

一、实验材料

1. 实验动物

SPF 级健康雄性 Wistar 大鼠 70 只，6 周龄，体重 $100 \sim 120g$。

2. 实验药物与配制

（1）石丹颗粒：组成：党参 10g，黄芪 10g，炒白术 10g，茯苓 10g，石见穿 15g，土茯苓 15g，生薏苡仁 15g，丹参 15g，广木香 10g，焦楂曲各 10g，苏梗 10g，生甘草 6g。药材购于江苏省中西医结合医院中药房。予 8 倍的水浸泡 1 小时，煎煮 2 次，武火先煮沸后再用文火煎煮 30 分钟，两次药液合并，用旋转蒸发仪浓缩至浓度为 5.6g/mL（高剂量）的溶液，冷却后 -20℃ 保存。

（2）维酶素：由德州博诚制药有限公司生产。将胶囊拆开，称取药品粉末，用 SPF 级动物饮用水配制成浓度为 0.1g/mL 的维酶素悬浊液以备用。

（3）N-甲基-N'-硝基-N-亚硝基胍（MNNG）：由日本东京化成工业发展有限公司提供。用去离子水配制成浓度为 1g/mL 的母液，放存于 4℃ 冰箱备用。每周制备 1 次，根据实验需要，当日用 SPF 级动物饮用水稀释成 $150\mu g/mL$ 的溶液备用，整个过程均需避光操作保存。

（4）雷尼替丁饲料：盐酸雷尼替丁胶囊由赛诺菲安万特（杭州）制药有限公司生产，再由南京安立默科技有限公司［苏 A 饲生字（2002）503］制成含 0.03% 雷尼替丁的颗粒状 SPF 级大鼠饲料。

（5）氨水：购自北京化学试剂公司。每日用 SPF 级动物饮用水配制成 0.1% 的溶液。

（6）水合氯醛：购自北京化学试剂公司。使用前用生理盐水配制成 8% 的溶液备用。

3. 实验试剂

RIPA 裂解液（强，500 次）：碧云天生物科技公司。

BCA 蛋白浓度测定试剂盒（500 次）：碧云天生物科技公司。

山羊抗兔多克隆抗体（HRP）：美国 abcam 公司（ab6721）。

Anti-beta Actin：美国 abcam 公司（ab8227）。

NF-kappaB P_{65} Rabbit mAb：美国 CST 公司（8242S）。

IKKβ（D30C6）Rabbit mAb：美国 CST 公司（8943）。

4. 实验耗材和仪器

灌胃针：上海医疗器械有限公司。

旋转蒸发仪：上海医疗器械有限公司。

AUY22D 精密电子天平：日本 SHIMADZU 公司。

低温制冰机：天津星星集团有限公司。

低温台式高速离心机：上海医疗器械有限公司。
BH-2 生物显微镜：日本 OLYMPUS 公司。
CJ-12P1 生物组织自动脱水机：湖北定源医用材料有限责任公司。
RM2245 石蜡切片机：德国 LEICAL 公司。
CB-8D 石蜡包埋机：湖北定源医用材料有限责在公司。
CT-9 生物组织摊烤片机：湖北定源医用材料有限责任公司。
超低温冰箱：美国 Thermo Scientific 公司。
全波长酶标仪：美国 Thermo Scientific 无锡分公司。
DYY-2C 型蛋白电泳仪：北京市精密仪器厂。
Odyssey 双色红外激光成像系统：美国 10COR 公司。

二、实验步骤与检测指标

1. 胃癌前病变（慢性萎缩性胃炎伴异型增生）大鼠模型的建立和鉴定

参照相关文献并加以改良，建立实验性大鼠胃癌前病变（慢性萎缩性胃炎伴异型增生）模型。具体方法：SPF 级雄性 Wistar 大鼠 70 只分笼饲养，随机分为空白组（10 只）和造模组（60 只）。空白组给以 SPF 级动物标准饮食喂养，持续至实验结束。造模组每日自由饮用浓度为 0.1% 氨水溶液、自由进食含 0.03% 雷尼替丁的颗粒状 SPF 级大鼠饲料，予 150μg/mL 的 N-甲基-N'-硝基-N-亚硝基胍（MNNG）溶液灌胃 1 次，每只 5mL/kg。于实验第 20 周末、22 周末、24 周末、26 周末、28 周末各随机抽检 2 只，持续 28 周。第 28 周末大鼠胃黏膜萎缩，固有腺体减少，异型增生出现，造模成功。造模期间因灌胃手法不当，造模组于第 1 周死亡 2 只，第 2 周死亡 1 只。

2. 分组与给药

第 29 周始，空白组 10 只继续予标准饮食喂养至实验结束。将造模组剩余的 47 只大鼠随机分成 5 组：模型组（9 只）、西药组（10 只）、石丹颗粒低剂量组（9 只）、石丹颗粒中剂量（9 只）、石丹颗粒高剂量（10 只），均给予 SPF 级动物标准饮食喂养。模型组每只予生理盐水 2mL/d 灌胃，每日 1 次；西药组予维酶素悬浊液 3mL/kg（即维酶素 0.3g/kg/d）灌胃，每日 1 次；石丹颗粒组予石丹颗粒制备药液，分别按低剂量组（14.04g/kg/d）、中剂量组（28.08g/kg/d）、高剂量组（56.16g/kg/d）灌胃，每日 1 次。治疗阶段持续 12 周。所有大鼠于实验第 40 周末处死（参照徐叔云等人和动物间体表面积折算的等效剂量换算，各组大鼠药物浓度及给药剂量如表 1 所示）。

表1　各组大鼠药物浓度与给药剂量

组别	药物浓度	给药剂量
石丹颗粒低剂量组	1.4g/mL	14.04g/kg/d
石丹颗粒中剂量组	2.8g/mL	28.08g/kg/d
石丹颗粒高剂量组	5.6g/mL	56.16g/kg/d

续表

组别	药物浓度	给药剂量
空白组	—	—
模型组	0.9% Nacl	每只2mL/d
西药组	3mL/kg	0.3g/kg/d

3. 标本处置

取材前各组大鼠禁食不禁水24小时,于8%水合氯醛5mL/kg腹腔注射麻醉下摘离全胃,迅速沿大弯侧剪开,生理盐水漂洗胃内容物,滤纸吸干水分,观察胃黏膜大体形态情况,并拍照记录;取胃窦部黏膜组织,剪取胃窦部约0.5cm×0.5cm大小组织1块,浸泡在4%多聚甲醛中,待做病理学检测标本。其余胃组织平铺置于标本袋中-80℃冻存备用。

4. 实验研究方法与步骤

(1) 记录大鼠一般情况。毛色、活动度、体重等变化。

(2) 病理学检测

①石蜡切片:将组织从4%多聚甲醛溶液中取出,放入生物组织自动脱水机,按从低浓度到高浓度递增的酒精溶液中进行脱水,脱水完成后放入二甲苯中透明,再浸泡入石蜡中3次,每次1小时。进行石蜡切片,切片厚度约5μm,将切片用镊子平铺于40℃水面,再捞起至载玻片上。烤片3小时后将石蜡切片放入37℃温箱里中12小时。

②将切片放入二甲苯Ⅰ和二甲苯Ⅱ中脱蜡,各10分钟,之后依次在浓度为100%、95%、90%、80%、75%、70%、60%、50%和30%的酒精中去除二甲苯,各3分钟,流水冲洗3分钟;苏木精染色3分钟,流水冲洗3分钟;盐酸乙醇分化液浸泡5秒,1%氨水5秒,流水刷洗3分钟。

③依次在浓度梯度为30%、50%、60%、70%、75%、80%、90%、95%的酒精中脱水3分钟,然后伊红溶液染色12秒,用95%、100%酒精各浸泡3分钟,二甲苯透明10分钟。

④中性树脂封片,光学显微镜下观察大鼠胃黏膜组织形态学变化。

(3) NF-KB(P_{65}) 表达部位及和程度检测

①石蜡切片:方法同前。

②免疫组织化学法实验步骤:二甲苯脱蜡两次,各5分钟;无水乙醇两次,各3分钟;95%、80%的乙醇3次,各3分钟;蒸馏水洗3分钟。

抗原修复:枸橼酸钠抗原修复液煮沸后自然冷却。

按顺序将玻片放入免疫组化试剂盒中,PBS洗1次,5分钟;滴加一抗,4℃冰箱过夜。

4℃过夜后需在37℃复温30分钟,PBS洗3次,各5分钟;滴加二抗,37℃温箱孵育1小时。

PBS 洗 3 次，各 5 分钟；加入 DAB 显色液，观察显色情况，至棕褐色为止。流水冲洗 10 分钟，苏木精复染 1 分钟，分化液中分化 5 秒；温水中反蓝。从低浓度高浓度酒精依次浸泡，二甲苯透明两次，各 5 分钟，中性树脂封片。

③免疫组化阳性结果判断方法：NF-KB P_{65} 在胞浆及细胞核表达，上述部位出现棕黄色着色或颗粒为阳性表达细胞。显微镜下每张切片至少随机观察 5 个高倍视野（×400 倍）。采用 Image-ProPlus6.0 图像分析软件（Media Cybernetics 公司），选择常用参数阳性区域累计光密度（IOD）及阳性面积（Area）对免疫组化进行统计，测定阳性表达细胞的平均光密度（MOD），计算方式：MOD = IOD/Area。

（4）NF-KB、IKK 含量测定

①蛋白提取

准备工作：提前将所需的 RIPA 裂解液在 4℃ 中冻融；离心机温度设置为 4℃；研钵等工具放入 4℃ 冰箱预冷；制冰；准备液氮。

取 -80℃ 冻存胃组织标本称取 200mg 组织，放入预冷的研钵中，用眼科剪尽量剪碎，然后加入少量液氮，迅速把胃组织研碎，加入 1.5mL RIPA 裂解液在冰上继续研磨，使其充分裂解。用移液枪吸取研钵中液体至 1.5mL EP 管中，4℃ 离心机 14000 转/分钟离心 10 分钟，取上清，将其进行分装，每 200μL 1 个 EP 管，-20℃ 冰箱保存。

BCA 蛋白测定：根据 BCA 蛋白定量测定试剂盒说明书操作。

制备电泳样品：取适量调整浓度后待测蛋白溶液置于 1.5mL 离心管中，按 1:1 比例加入 SDS 凝胶上样缓冲液摇匀混合，开水浴 5 分钟，-20℃ 冰箱保存。

②SDS-PAGE 电泳

清洗玻璃板：一只手扣紧玻璃板，用干净纱布蘸水后轻轻擦洗。两面都擦洗过后用自来水冲洗，再用蒸馏水冲洗干净后晾干。

测漏、制胶与上样：略。

电泳：先采用 80V 电压跑浓缩胶，约 30 分钟；再用 100V 电压继续电泳，电泳至溴酚蓝跑至凝胶下端即可终止电泳，进行转膜。

③转膜：将裁剪成好的 0.45mm 的 PVDF 膜浸泡在甲醇中 15 秒，再放入双蒸水中 2 分钟，再浸泡入转膜缓冲液中 5 分钟。同时将两块海绵、两张滤纸浸泡入转膜缓冲液中 5 分钟。

剥胶：先将小玻璃板轻轻撬掉，将浓缩胶刮去，避免把分离胶刮破。转膜用夹子黑面朝下放在盛有转移液的容器里，按一层海绵、一层滤纸、凝胶、PVDF 膜、一层滤纸、一层海绵的顺序放在转膜夹板中。小心剥下分离胶置于滤纸上，然后将 PVDF 膜盖于胶上，在膜上盖滤纸并除去气泡，最后盖上另一个海绵垫，合起夹子。整个操作在转移液中进行，需要不断擀去气泡，膜两边的滤纸不能相互接触，接触后会发生短路。

将夹子放入转移槽中，使夹的黑面对着槽的黑面、夹的白面对着槽的红面。电转移时会产热，在槽的一边放一块冰来降温。整个装置放入冰水混合物中，采用恒定电压100V转膜，按所测蛋白分子量大小调整转膜时间。

④免疫反应：将PVDF膜放入5%脱脂奶粉中，室温下置于摇床上摇动封闭1小时。

用TBST将PVDF膜洗涤3次，每次5分钟。按蛋白Maker标识，剪下对应的目的条带，置于稀释好的一抗溶液中，4℃摇床下过夜（12小时）。

取出一抗孵育过的目的条带，用TBST洗涤3次，每次5分钟。将目的条带放入对应的二抗稀释液中，遮光室温下摇床孵育1小时。

⑤扫描及图像分析：取出二抗孵育结束的目的条带，用TBST洗涤3次，每次5分钟。用Odyssey双色红外激光成像系统对目的条带进行光密度分析，保存图像。

测定灰度值：将上一步得出的条带用imageJ软件处理，分析各条带灰度值。根据各条带灰度值，结果用目的蛋白条带灰度值除以内参条带灰度值表示。

5. 统计方法

采用SPSS19.0进行统计分析，计量资料采用（均值±标准差）进行描述，组间差异用单因素方差分析对其进行比较。

三、实验结果

1. 大鼠一般情况

正常组大鼠精神状态良好，活泼好动，反应灵敏，毛发亮白，食量正常，大便呈颗粒状，体重稳定增长。造模组大鼠精神萎靡，喜蜷卧扎堆，对外界反应迟钝，毛发粗糙暗淡，进食、饮水量减少，体重增长缓慢，甚至消瘦，部分大鼠大便稀溏。第29周予药物干预后，西药组和石丹颗粒各剂量组大鼠的一般状态有所好转，比正常对照组略差，但明显优于模型组。

2. 大鼠胃黏膜形态观察

空白组大鼠胃黏膜呈粉红色，柔软有光泽，覆着较多黏液，黏膜皱襞规整，胃壁有弹性。模型组大鼠胃壁变薄，弹性差，甚至僵硬，黏膜色泽苍白或紫暗，皱襞变平或排列紊乱，部分可见黏膜表面黄染、充血糜烂，甚至肿物形成。西药组、石丹颗粒各剂量组胃黏膜形态接近正常组，胃黏膜呈淡红或暗红色，胃壁弹性可，黏膜皱襞走向较规则，可见部分黏膜充血糜烂（图1）。

3. 大鼠胃黏膜病理学改变

空白组大鼠胃黏膜结构层次完整，腺体排列紧密、形态规则，与胃小凹分界清晰，部分可见极少数炎性细胞浸润；模型组表现为黏膜层变薄，固有腺体数量减少，排列不规则，可见肠上皮化生，部分腺体扩张，大量炎性细胞浸润，个别腺体呈非典型增生，胞核增大、深染、异形，累及上皮的下半部甚至全层；石丹颗粒低剂量组可见黏膜层变薄，腺体较空白组减少，肌层增厚，腺体排列尚整齐，伴有淋巴细胞和浆细胞浸润，部分可见肠化生；石丹颗粒中、高剂量组及西药组大鼠胃黏膜结构完整，厚度适中，腺体排列规则，少量炎症细胞浸润，个别可见腺体轻度萎缩（图2）。

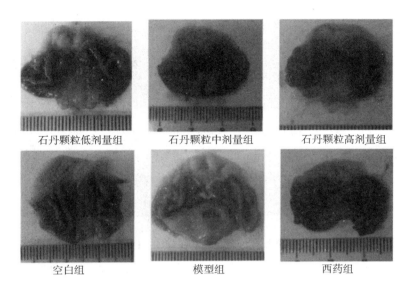

图1 各组大鼠胃黏膜形态

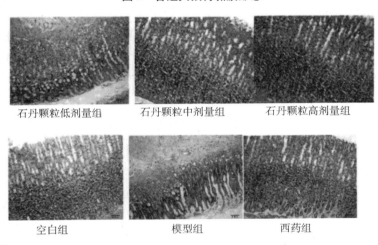

图2 各组大鼠胃黏膜病理表现（×200倍）

4. 各组大鼠胃黏膜 NF – KB P_{65} 阳性表达部位与程度（表2、图3）

表2 各组大鼠胃黏膜 NF – KB P_{65} 平均光密度

组别	n	NF – KB P_{65}
石丹颗粒低剂量组	9	$0.387 \pm 0.011^{**\triangle\triangle}$
石丹颗粒中剂量组	9	$0.252 \pm 0.022^{**\triangle\triangle}$
石丹颗粒高剂量组	10	$0.193 \pm 0.003^{**\triangle\triangle}$
空白组	10	$0.151 \pm 0.007^{\triangle\triangle}$
模型组	9	$0.442 \pm 0.035^{**}$
西药组	10	$0.073 \pm 0.011^{**\triangle\triangle}$

注：与空白组相比，$**P < 0.01$；与模型组相比，$\triangle\triangle P < 0.01$。

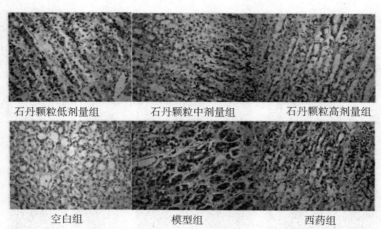

图3 各组大鼠胃黏膜上皮 NF-KB P_{65} 的表达（免疫组化法×400倍）

表2、图3：NF-KB P_{65}：空白组大鼠胃黏膜 NF-KB P_{65} 呈阴性或极少量阳性表达，主要表达于细胞质；与空白组相比，模型组 NF-KB P_{65} 表达于细胞质和细胞核，呈深棕黄色，密集分布于胃黏膜全层，蛋白表达水平明显升高（$P<0.01$）；石丹颗粒低剂量组 NF-KB P_{65} 主要表达于细胞质，部分表现在胞核，平均光密度较模型组降低（$P<0.01$），略高于西药组（$P<0.01$）；西药组（维酶素组）主要表达于细胞质，阳性表达细胞较模型组有明显降低（$P<0.01$），与石丹颗粒中剂量组相近（$P>0.05$）；石丹颗粒高剂量组阳性染色区域较西药组变浅，面积减少（$P<0.01$）。

5. 各组大鼠 NF-KB P_{65} 及 IKKβ 蛋白含量变化（表3）

表3 各组大鼠胃黏膜上皮 NF-KB P_{65} 及 IKKβ 蛋白表达（$\bar{X}\pm s$）

组别	n	NF-KB P_{65}/β-actin	IKKβ/β-actin
石丹颗粒低剂量组	9	0.548±0.031**△△	0.309±0.056**△△
石丹颗粒中剂量组	9	0.293±0.024**△△	0.216±0.025**△△
石丹颗粒高剂量组	10	0.099±0.012△△	0.125±0.016**△△
空白组	10	0.035±0.022△△	0.056±0.004△△
模型组	9	0.870±0.205**	0.405±0.042**
西药组	10	0.368±0.124**△△	0.216±0.010**△△

注：与空白组相比，**$P<0.01$；与模型组相比，△△$P<0.01$。

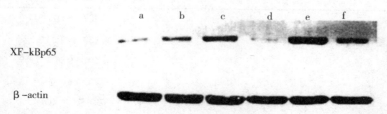

a.石丹颗粒高剂量组；b.石丹颗粒中剂量组；c.石丹颗粒低剂量组；d.空白组；e.模型组；f.西药组

图4

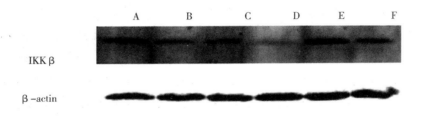

A.石丹颗粒低剂量组；B.石丹颗粒中剂量组；C.石丹颗粒高剂量组；D.空白组；E.模型组；F.西药组

图 5

表3、图4、图5：P_{65}及IKKβ蛋白表达情况：与空白组相比，模型组P_{65}、IKKβ表达水平明显升高（$P<0.01$），石丹颗粒高剂量组P_{65}蛋白水平无明显差异（$P>0.05$）；与模型组相比，石丹颗粒不同剂量组及西药组P_{65}、IKKβ表达均明显下降（$P<0.01$）；石丹颗粒低、中、高剂量组P_{65}、IKKβ蛋白表达水平依次下降，三组之间两两比较差异具有意义（$P<0.01$），其中西药组与石丹颗粒中剂量组P_{65}、IKKβ蛋白表达水平相似，两者之间无明显统计学差异（$P>0.05$）。

四、讨论

1. 造模方法

目前PLGC模型建立主要有生物造模法、以N-甲基-N'-硝基-N-亚硝基胍（MNNG）为主导的化学造模法和手术造模法。大多数学者选择MNNG为主，联合其他理化因素的综合造模法，以减少造模时间，提高造模成功率。本次造模对比各造模方法，采用MNNG灌胃联合雷尼替丁饲料喂养及氨水自由饮用等综合造模方法，造模期间因灌胃不当3只大鼠死亡，在第28周随机抽取的大鼠中病理确诊为PLGC病变，造模成功。MNNG有原位直接致癌作用，更易渗透胃底部及幽门部黏膜。雷尼替丁为H_2受体阻滞剂，能显著抑制胃酸分泌，改变胃内环境，提高胃内pH值，易使腺体萎缩；氨水既可模拟感染HP后分解尿素产氨，又可维持胃内中性环境。PLGC造模方法目前还存在造模时间过久、PLGC模型成功时间的节点不确定/造模方法不统一、造模方法步骤复杂/造模成功率偏低等问题，有待进一步探索。

2. 石丹颗粒对大鼠胃黏膜病理形态学影响

研究显示，模型组大鼠胃壁变薄，弹性差，甚至僵硬，黏膜色泽苍白或紫暗，皱襞变平或排列紊乱，部分可见黏膜表面黄染、充血糜烂甚至肿物形成，光镜下模型组黏膜层明显变薄，固有腺体数量减少，可见肠上皮化生，大量炎性细胞浸润，个别腺体呈非典型增生，胞核深大、异形；而予石丹颗粒不同剂量组中药干预后，大鼠的胃黏膜形态接近正常组，部分黏膜充血糜烂。光镜下显示，石丹颗粒组大鼠胃黏膜结构完整，厚度适中，腺体排列尚规则，少量炎症细胞浸润，个别可见腺体萎缩、肠化，未见异型增生。结果表明,石丹颗粒对胃黏膜病理形态改善有一定作用。

3. 石丹颗粒对 NF-KB P_{65} 阳性表达部位及 P_{65}、IKKβ 蛋白含量水平影响

本次研究选取了 NF-KB 信号通路的上游因子 IKKβ 亚基,及 NF-KB 蛋白成员中普遍存在于细胞中的 NF-KB P_{65}（RelA）蛋白。当机体受到多种炎症因子刺激后,激活 IKK 激酶,可使 IKB 蛋白磷酸化,在泛素连接酶的作用下泛素化,然后被降解,释放 NF-KB1/RelA 复合体,使其由静息状态从细胞浆转运至胞核内进行核转录。多项研究表明,NF-KB P_{65} 蛋白表达水平在正常胃黏膜、胃不典型增生、癌旁组织、胃癌组织中呈递增趋势,且与胃癌浸润、分化及淋巴结转移等有关,一定程度上可评估胃癌患者预后。研究表明,IKKα/β 敲除细胞在化学剂处理下发生广泛凋亡,同时细胞内 P_{53} 显著升高;而在细胞内重新引入 IKKβ 会造成肿瘤抑制蛋白 P_{53} 降解。马彦娟等研究表明,IKKβ 在食管癌及癌前病变中蛋白水平明显升高。本研究结果显示,模型组大鼠 NF-KB P_{65} 蛋白胞浆及胞核中均表达,而药物干预后胞核表达减少,以胞浆为主,且通过计算平均光密度结果显示,石丹颗粒组均优于模型组,低中高剂量组 P_{65} 表达依次呈下降趋势,其中西药组与中剂量组作用无差异。根据目的蛋白条带与内参比值进行半定量比较分析,结果显示,各组 P_{65} 蛋白表达水平比较结果与免疫组化分析结果相似,但根据 western blotting 结果显示,石丹颗粒高剂量与空白组无统计学差异（$P > 0.05$）,与免疫组化结果不符,不排除实验误差所致。模型组 IKKβ 蛋白呈现过表达,药物干预后 IKKβ 表达水平明显下降（$P < 0.01$）,但与空白组仍存在差异性（$P < 0.05$）。同时,石丹颗粒组及西药组间差异显示,高剂量组优于中、低剂量和西药组（$P < 0.01$）,中剂量组与西药组则无显著差异性（$P > 0.05$）,两者均优于低剂量组（$P < 0.01$）。

综上所述,石丹颗粒可能通过抑制信号通路上游因子 IKK 的表达,从而减少 NF-KB 蛋白的异常转录与表达,控制胃黏膜慢性炎症反应,阻断"炎→癌"转化的过程,一定程度上可逆转胃黏膜病变,阻止 PLGC 进一步发展、恶变。

（奚肇宏　田耀洲）

四君子汤对溃疡性结肠炎小鼠模型 occludin 和 claudin-1 表达的影响

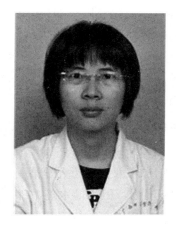

黄晓燕，广西中医药大学第一附属医院副主任医师，副教授，博士，科主任，世界中医药学会联合会中医膏方专业委员会理事，中国民族医药学会脾胃病分会理事。擅长中西医结合诊治胃食管反流病、功能性胃肠病、消化性溃疡、炎症性肠病及对亚健康状态的调理。

溃疡性结肠炎是一种以腹泻、便血、黏液便、发热、贫血为主要临床表现，以结肠黏膜慢性炎症伴上皮层溃疡为特征的难治性疾病，属中医"肠澼""痢疾"等范畴。肠上皮屏障是肠黏膜屏障的首要防线，其受损在溃疡性结肠炎（ulcerative colitis，UC）的发病中起重要作用。occludin、claudin-1 作为肠上皮屏障中两个重要的紧密连接蛋白，近年来受到广泛关注与研究。中医学认为，溃疡性结肠炎病位在大肠，与脾肾关系密切，病机主要以脾虚为本，湿热毒瘀贯穿疾病之始终，伏邪发病是其主要特点。为此，我们抓住 UC 的病机之本，以固护脾气为治疗原则，应用四君子汤对 DSS 型 UC 模型小鼠进行干预，取得了预期的疗效。我们前期的实验研究证实，四君子汤可通过调控端粒酶活性，起到延缓肠黏膜细胞凋亡的作用。为了进一步探讨四君子汤对 UC 模型小鼠肠上皮屏障中的紧密连接蛋白的调节作用，本研究采用 DSS 诱导的 UC 小鼠模型，观察四君子汤对小鼠结肠黏膜 occludin、claudin-1 及 mRNA 的影响，探讨四君子汤防治 UC 的有效机制。

一、材料与方法

1. 试剂与耗材

实验试剂：葡聚糖硫酸钠（dextran sulfate sodium，DSS）溶液，分子量 360000～50000，购自 Sigma 公司，生理盐水配制成 5% 浓度。RIPA 组织解液购自 Solarbio 公司，

BCA 蛋白浓度测定试剂盒、SDS - PAGE 凝胶配制试剂盒购自碧云天公司，PageRuler Prestained Protein Ladder 购自 Thermo Fisher 公司，occludin、claudin - 1、GAPDH 兔单克隆抗体购自 Abcam 公司，辣根过氧化物酶标记的二抗（山羊抗兔）购自 SANTA CRUZ 公司，ECL 化学发光底物购自 BOSTER 公司，PCR 引物购自中国 Sangon 公司；反转录试剂盒购自 Thermo Fisher 公司，PVDF 膜购自 Millipore 公司。

2. 主要仪器

全自动样品快速研磨仪（上海净信实业发展有限公司），冷冻高速离心机（珠海黑马医学仪器有限公司），RT - 6000 自动酶标仪（深圳雷杜生命科学股份有限公司），电泳、电转系统 Bio - rad（美国 BIO - RAD），数码凝胶图像分析系统（杭州朗基科学仪器有限公司），荧光定量仪（ABI 7300），PCR 仪（美国 BIO - RAD）。

3. 实验动物

健康 SPF 级雄性 Balb/c 小鼠 120 只，6～8 周龄，体质量（19.6g±2）g，由广西医科大学医学动物实验中心提供，许可证号：SYXK 桂 2014 -003。

4. 实验药物

四君子汤（党参15g，白术10g，茯苓15g，炙甘草6g），购自广西中医药大学第一附属医院，以上药物由专人进行质检，确保中药饮片质量合格规范。用蒸馏水煎浓缩配制成 1g 原生药/1mL 的药液，过滤除菌分装 4℃保存备用。艾迪莎（美沙拉嗪缓释颗粒剂），购自天津博福 - 益普生有限公司，生产批号：H20100063。

二、方法

1. 造模与分组

采用 5% DSS 灌肠法制作 UC 小鼠模型，将 120 只 Balb/c 小鼠随机留取 20 只为正常对照组，其余小鼠予 5% DSS 自由饮用 3 周，造模成功后，按体重随机分为 5 组，即模型组、对照组、治疗组（低、中、高剂量），每组 20 只。

2. 给药

治疗组（低、中、高）予以四君子汤灌胃，其中，低剂量治疗组根据小鼠与人的体表面积等效剂量比值折算剂量为 $2.3g \cdot kg^{-1}/d$；中剂量治疗组为 $4.6g \cdot kg^{-1}/d$；高剂量治疗组为 $9.2g \cdot kg^{-1}/d$。对照组予以艾迪莎灌胃，根据小鼠与人的体表面积等效剂量比值折算剂量为 $0.40g \cdot kg^{-1}/d$。模型组给予生理盐水。以上各组用药经口腔灌胃针灌服，每日 1 次，连用 7 天。正常组小鼠同步饲养。

3. 小鼠一般情况观察

每日观察并记录各组小鼠体重、体重、耗食量、粪便性状、活动度、精神状态及死亡率等情况变化。

4. 标本采集

小鼠末次给药 24 小时后脱颈椎法处死，剪取小鼠肛门至盲肠部组织，沿其系膜纵行切开，以生理盐水冲洗后用滤纸吸干，肉眼观察大鼠结肠组织大体形态变化，并在病变严重处选取部分结肠组织，10%福尔马林溶液中固定，脱水、石蜡包埋，制备4μm连续切片，行HE染色镜下观察炎症和溃疡情况。另一部分结肠组织分装-80℃冰箱冻存，分别用于occludin、claudin-1蛋白及mRNA的检测。

5. Western blot 法检测结肠组织 occludin、claudin-1 蛋白的相对表达水平

先于液氮中研磨、裂解结肠组织、离心收集上清液，提取总蛋白，再用BCA法测定总蛋白浓度进行蛋白定量。取40μg的总蛋白上样量，以浓度为10%和15% SDS-PAGE 凝胶进行电泳分离。以恒定电流（300mA）在冰水浴中进行湿法转膜1.5 小时，封闭于浓度为5%的脱脂奶粉中1小时，使用稀释度1∶1000的一抗，4℃孵育过夜。TBS-T 洗涤，与稀释浓度1∶4000的二抗孵育2小时，加ECL化学发光试剂后在暗房中进行显影、定影，并利用Image Pro Plus进行灰度值半定量分析，以GAPDH的条带灰度值标化各组相应蛋白的表达水平。

6. RT-PCR 法检测结肠组织 R-occludin、R-claudin-1 的表达

取约100mg结肠组织放入有少量液氮的研钵中敲碎，预冷的广口枪头将组织转移至匀浆器中匀浆，加入1mL TRIzol 震荡混匀使充分裂解，转移至1.5mL EP管中备用；提取结肠组织的总RNA；按照AMV反转录试剂盒操作说明书进行反转录后，于4℃冰箱保存。

扩增条件：95℃预变性3分钟，95℃变性5秒，60℃退火延伸30秒，共40循环。2%琼脂糖凝胶电泳后，凝胶成像仪观察，用BandScan 5.0 软件测定条带灰度值，将各mRNA 表达水平分别与β-actin mRNA 灰度值的比值作为观察指标，进行统计学分析。扩增引物如表1。

表1 引物序列

基因	上游引物	下游引物
R-Occludin	5'-TGACATGTATGGCGGAGAGATG-3'	5'-CCTCGTAGATGGCCTGAGCA-3'
R-claudin-1	5'-CTGGGATGGATCGGCTCTATC-3'	5'-CCTCGTAGATGGCCTGAGCA-3'
R-GAPDH	5'-AGGGCTGCCTTCTCTTGTGA-3'	5'-AACTTGCCGTGGGTAGAGTCA-3'

7. 统计学处理

数据使用SPSS 22.0 软件进行统计处理，均以（$\bar{x} \pm s$）表示，组间差异比较采用方差分析及t检验进行统计分析。

四、结果

1. 各组小鼠一般情况观察

造模成功后各组均出现不同程度的稀烂便或脓血便。空白对照组Balb/c 小鼠在实验期间纳食正常、反应灵敏、粪便呈条状或颗粒状，体重增加。与正常组对比，模型

组小鼠饮食减少，反应迟钝，胆怯聚集，粪便为稀便伴脓液或鲜血便，肛门红肿并有污秽附着，体重下降。给予相应药物治疗3天后，中药高剂量治疗组和西药对照组小鼠的饮食情况、精神状态、活动度、体重等均较模型组有一定程度的改善，以稀烂便或脓血便症状改善最明显，至实验结束，两组小鼠血便症状基本消失，体重较实验前有所增加。

2. 各组小鼠结肠组织的病理变化

小鼠结肠组织病理切片的镜下观察发现，空白组小鼠肠黏膜上皮规整，上皮细胞连接紧密，可见固有层杯状细胞分泌旺盛，肠腺体排列有序，未见明显病变。模型组可见黏膜层缺损，隐窝破坏，肠上皮细胞连接松散，腺体排列紊乱，杯状细胞明显减少，间质层可见大量中性粒细胞、淋巴细胞等炎症细胞浸润，黏膜下层不同程度的充血、水肿。高剂量治疗组、西药组小鼠结肠组织病理形态改善明显，黏膜缺损情况较模型组均得到明显修复，上皮细胞连接较紧密，杯状细胞分泌增多，极少隐窝破坏，炎性细胞浸润不同程度降低，中剂量治疗组黏膜少量中断，缺损面积小，少量隐窝破坏，黏膜下层出现炎细胞浸润、水肿，低剂量治疗组部分黏膜中断，隐窝破坏，间质出现充血、水肿，炎细胞浸润。见图1。

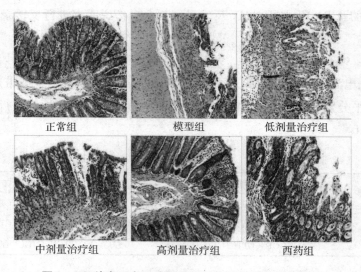

图1　HE染色示各组小鼠结肠组织病理改变（100×）

3. 各组结肠组织 occludin、claudin - 1 蛋白相对表达水平比较

与正常组比较，模型组小鼠结肠组织的 occludin 蛋白表达均明显降低（$P < 0.05$）。与模型组相比，四君子汤低、高、中剂量治疗组及西药组 occludin 表达均升高（$P < 0.05$），高剂量治疗组虽较低、中剂量治疗组有所升高，但差异无统计学意义（$P > 0.05$）；各剂量治疗组与正常组及西药组相比差异无统计学意义（$P > 0.05$）。模型组小鼠结肠组织的 claudin - 1 蛋白表达明显降低，与正常对照组相比差异有统计学意义（$P < 0.05$）。与模型组比较，中药低、中、高剂量治疗组和西药组 claudin - 1 蛋白表达

均显著升高（P<0.05）；中剂量治疗组与正常组比较，差异无统计学意义（P>0.05），与西药组比较，差异有统计学意义（P<0.05）；高剂量治疗组与西药组相比差异无统计学意义（P>0.05）。见表2。

表2　各组occludin、claudin-1蛋白表达水平的比较（X±s）

组别	n	occludin	claudin-1
模型组	20	0.45±0.38##	0.61±0.53##
低剂量组	20	0.71±0.42*	0.75±0.64*
中剂量组	20	0.68±0.33*	0.95±0.78**□
高剂量组	20	0.90±0.71**	0.86±0.75*
西药组	20	0.77±0.52*	0.80±0.61*
正常组	20	1.01±0.83**	1.03±0.87**

注：与模型比较组，*P<0.05，**P<0.01；与西药组比较，□P<0.05；与正常组比较，##P<0.01。

4. 各组小鼠结肠组织occludin、claudin-1基因转录水平变化

RT-PCR检测UC模型小鼠结肠组织相关基因转录水平的差异，结果显示，正常Balb/c小鼠occludin mRNA水平明显高于UC模型组小鼠（P<0.01）。与模型组相比，中药低、中、高剂量治疗组及西药组occludin mRNA表达均明显升高（P<0.01），高剂量治疗组及西药组与正常组表达水平无明显差异（P>0.05），二者虽较低、中剂量组表达有所升高，但差异亦无统计学意义（P>0.05）。claudin-1 mRNA水平与Occludin mRNA表达变化趋势相似，UC模型组小鼠Occludin mRNA水平较正常组明显降低（P<0.01），治疗后，中药低、中、高剂量组与西药组表达较模型组均明显升高（P<0.01），高剂量治疗组、西药组与正常组表达水平无明显差异（P>0.05）。见表3。

表3　各组occludin、claudin-1 mRNA表达水平的比较（X±s）

组别	n	occludin	claudin-1
模型组	20	1.27±1.20##	1.41±0.98##
低剂量组	20	1.68±1.17*	1.66±1.02*
中剂量组	20	1.76±0.93*	1.86±1.37*
高剂量组	20	2.23±1.45**	2.08±0.76**
西药组	20	2.26±1.51**	1.93±1.21**
正常组	20	2.31±1.64**	2.17±1.42**

注：与模型组比较，*P<0.05，**P<0.01；与正常组比较，##P<0.01。

五、讨论

溃疡性结肠炎作为病因未明的临床常见难治性基本，近年来其发病率在国内有逐年增加趋势。UC的发病是在易患基础上，综合环境、免疫异常等多因素所致，其特异性病因和具体发病机制尚未十分明确，大量文献证实，UC 肠上皮细胞凋亡增加及肠黏膜屏障受损是其主要病理改变，因此，如何保持黏膜屏障完整、维持黏膜屏障稳态及其功能，对于预防与控制溃疡性结肠炎十分关键。

益气健脾方药四君子汤由党参、茯苓、白术、甘草组成，是治疗脾虚证的经典方剂，可恢复细胞膜、细胞连接的亚细胞结构从而修复肠上皮细胞病理损伤，有促进修复 UC 肠道菌失调、发挥拮抗结肠炎症的作用。我们前期实验研究证实，四君子汤能通过调控端粒酶活性，延缓肠黏膜细胞凋亡，保护 DSS 小鼠 UC 模型结肠组织受损肠黏膜屏障。肠黏膜屏障包括上皮屏障（机械屏障）、生物屏障、免疫屏障、化学屏障组成，上皮屏障是肠黏膜屏障的首道重要防线。其中，细胞间最重要的连接方式——紧密连接（tight junction，TJ），在细胞侧空间形成首要屏障，发挥重要调控作用，维持肠黏膜上皮屏障功能的完整性。紧密连接复合体结构主要由咬合蛋白（occludin）和闭合蛋白（claudin）跨膜蛋白家族及周膜蛋白紧密连接蛋白 ZO 家族 3 种超家族蛋白构成，紧密连接蛋白通过调节肠道通透性，能够有效阻止肠腔内细菌、内毒素及炎性介质等物质的细胞旁转运，与 UC 的发病密切相关。Occludin 蛋白是紧密连接中最重要的结构蛋白，不仅能通过外环以拉链式结合进而产生严密的细胞旁封闭，还能与不同的分子结合，参与紧密连接形成的信号调节。clandin-1 作为上皮细胞紧密连接跨膜蛋白，由 1 个细胞内环和 2 个细胞外环构成，通过外环，相邻的肠上皮细胞以"拉链"结构形成封闭。研究表明，紧密连接相关蛋白 Occludin、Claudin 表达下调，肠道通透性增加，导致肠腔内的细菌、抗原物质移位激活免疫细胞，进而诱导免疫反应，是 UC 发生的重要机制之一。因此，occludin 蛋白、claudin-1 蛋白表达水平可以反映肠黏膜屏障的受损与修复情况，是治疗 UC 的重要靶点。

本实验表明，UC 模型组小鼠结肠组织 occludin、claudin-1 蛋白、mRNA 表达水平均明显低于正常组，经高剂量四君子汤治疗 1 周后，occludin、claudin-1 蛋白、mRNA 表达均明显升高，并与正常对照组比较无明显差异。同时，四君子汤与 UC 模型小鼠的 occludin、claudin-1 蛋白、mRNA 表达的升高存在一定的量效关系，提示 DSS 法诱导小鼠 UC 的发病与 occludin、claudin-1 蛋白、mRNA 表达水平的下调有关，中药四君子汤方可能通过增强 UC 小鼠结肠 occludin、claudin-1、mRNA 的表达这一关键作用靶点，维持 UC 肠上皮紧密连接的完整性和稳定性，修复肠黏膜屏障功能，这可能是四君子汤治疗 UC 的有效机制之一。

（黄晓燕　郑超伟　罗莉川　刘熙荣　赵一娜　李敏　李生发）

奥瑞凝胶治疗胃食管反流病临床疗效评价及对 NOS、VIP 表达的影响

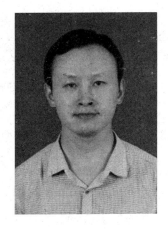

连学雷，河南省沁阳市中医院内科主治医师，硕士研究生。经过近 20 年的学习和临床经验总结，对《黄帝内经》《伤寒杂病论》等中医名著学习颇有心得，擅长运用中医理论治疗脾胃病、高血压、脑中风及后遗症。发表论文 12 篇。参与省级课题"中药理气清热方（奥瑞凝胶）治疗反流性食管炎临床疗效评价方法研究""难治性 GERD 的中医证候分布及演变规律的队列研究"和"基于中医个体化诊疗的肝癌（中晚期）的临床疗效评价方法研究"。

胃食管反流病（GERD）是指胃或（和）十二指肠内容物反流至食管，导致食管黏膜发生炎症、糜烂、溃疡甚至纤维化的一种疾病。长期反流易导致食管狭窄、溃疡穿孔，甚至出现癌前病变——柱状上皮化生甚或食管癌，严重威胁生命健康。反流性食管炎（reflux esophagitis，RE）被认为是食管腺癌的癌前状态。因此，及时、有效的治疗 GERD 是控制食管癌发生的有效手段。

对于 GERD，临床以肝胃郁热证最为常见，基本病机为肝郁化火，胃气上逆。治疗的关键是理气清热，疏肝和胃。基于对 GERD 基本病机的认识，导师魏明在 30 年中医临床经验的基础上凝练出中药新型制剂——奥瑞凝胶。本研究的目的是评价奥瑞凝胶治疗胃食管反流病（肝胃郁热证）的有效性和安全性，并从分子水平深入揭示其疗效特点和作用机制，为临床治疗胃食管反流病提供一条新的治疗途径。

一、对象与方法

（一）观察对象

1. 病例来源

自 2013 年 10 月至 2016 年 3 月在沁阳市中医院消化科门诊收集 60 例病例，所有患者均经电子纤维胃镜确诊为胃食管反流病，中医辨证属于肝胃郁热证。利用 SAS 统计

软件制作随机数字表,将60例受试者按照1:1的比例分为治疗组和对照组,每组30例。其中治疗组2例(1例未按医嘱服药,1例两周后认为已经治愈不愿继续服药和复查)、对照组3例(1例认为效果不明显,2例原因不明)中途失访。治疗组男17例,女11例,平均年龄(45.56±5.38)岁;平均病程(18.65±7.66)个月。对照组男15例,女12例,平均年龄(46.88±6.65)岁;平均病程(19.38±8.17)个月。两组基线资料经统计学处理,无统计学意义,具有可比性。

2. 诊断标准

(1)西医诊断标准:参照中国中西医结合学会消化系统疾病专业委员会于2010年在苏州制定的《胃食管反流病中西医结合诊疗共识意见》的诊断及胃镜分级标准。①典型胃食管反流病的症状,如明显反酸、烧心、胸骨后灼痛等。②胃食管反流病的内镜诊断及分级按照洛杉矶分类法。

正常:食管黏膜无破损。

A级:食管黏膜有破损,但无融合,病灶长径<0.5cm。

B级:食管黏膜有破损,但无融合,病灶长径>0.5cm。

C级:食管黏膜有破损且有融合,范围<食管周径的75%。

D级:食管黏膜有破损且有融合,范围>食管周径的75%。

(2)中医辨证标准:参照《中药新药临床研究指导原则》与普通高等教育"十一五"国家级规划教材《中医内科学》制定。

主症:①胸骨后或心窝部烧灼样疼痛。②反酸,嗳气。③烧心。

次症:①口苦,口干。②烦躁易怒。③大便干结。④舌质红,苔黄腻,脉弦数。

以上主症两项加次症两项,即可辨证为肝胃郁热证。

3. 纳入标准与排除标准

(1)纳入标准

①符合胃食管反流病西医诊断标准者。

②中医辨证属于肝胃郁热证者。

③性别不限,年龄在18~65岁。

④自愿参加课题研究,能理解并签署知情同意书者。

(2)排除标准

①不符合西医诊断或中医辨证者。

②合并有严重上消化道疾病者,如Barrett食管、贲门癌、食管癌、萎缩性胃炎、胃癌、上消化道大出血、肝硬化、哮喘及糖尿病等病。

③合并有严重心、肝、肾及造血系统疾病者。

④妊娠期或哺乳期妇女。

⑤过敏体质或已知对本研究药品及奥美拉唑过敏者。

⑥需要同时应用可能影响药品疗效和安全性评价药物者。

⑦参加其他课题研究或研究者认为不宜入选的情况者。

(二) 研究方法

1. 治疗方案

(1) 基础治疗：改变生活方式和饮食习惯。两组患者均抬高床头 15~20cm，睡前 2 小时内不要进食，尤其注意避免进食降低 LES 压力的食物；减少引起腹压增高的因素；不宜进食辛辣刺激食物，水果不宜多吃，忌甜食；三餐规律饮食，不宜过饱，适当运动，劳逸结合。

(2) 药物治疗

治疗组：奥瑞凝胶（由河南中医药大学第一附属医院制剂室提供），每次 30mL，每日 3 次，餐后半小时口服。同时服用奥美拉唑肠溶胶囊（常州四药制药有限公司生产，批准文号：国药准字 H10950086），每次 20mg，早晚餐前半小时口服，疗程为 4 周。

对照组：奥瑞凝胶模拟剂（由河南中医药大学第一附属医院制剂室提供），每次 30mL，每日 3 次，餐后半小时口服，并服用奥美拉唑肠溶胶囊（药品生产同上），每次 20mg，早晚餐前半小时口服，疗程为 4 周。4 周后复查胃镜，停药后随访。

两组药物在外观、大小、形状、颜色、气味上保持一致。

2. 观察指标

(1) 主要疗效指标：①胃镜疗效评价。②食管黏膜病理分级、评分。③NOS 和 VIP 表达水平。

(2) 次要疗效指标：①中医临床症状积分。②综合临床疗效分级。

(3) 安全性指标：①血尿常规。②肝肾功能检查。

3. 疗效评定标准

(1) 胃镜分级及疗效评价

①胃镜下 GERD 食管黏膜表现分级计分参照中华医学会消化内镜分会《胃食管反流病诊断及治疗指南》(2003 年·济南)（表 1）。

表 1　胃食管反流病的内镜分级

分级	0 级 (0 分)	Ⅰ$_a$ 级 (1 分)	Ⅰ$_b$ 级 (2 分)	Ⅱ级 (3 分)	Ⅲ级 (4 分)
食管黏膜内镜下表现	正常（可有组织学改变）	点状或条状发红，糜烂 < 2 处	点状或条状发红，糜烂 ≥ 2 处	有条状发红、糜烂，并有融合但非全周性，融合 < 75%	病变广泛，发红、糜烂，糜烂融合呈全周性，融合 ≥ 75%

②胃镜疗效评价（参照 2002 年《中药新药临床研究指导原则》制定）

治愈：胃镜复查食管病灶恢复正常。

显效：胃镜复查食管病灶明显好转或改善，胃镜积分减少 2 级。

有效：胃镜复查食管病灶有所好转或改善，胃镜积分减少 1 级。

无效：胃镜复查食管病灶未见好转或加重，胃镜积分无减少甚至增加。

(2) 中医证候疗效评价

①中医证候（症状量化分级，见表2）

表2　胃食管反流病（肝胃郁热证）症状分级量化表

	症状	无	轻	中	重
主症	胸骨后或心窝部烧灼样疼痛	0分	3分：偶觉灼痛不适，时间短，可自行缓解	6分：呈灼痛，疼痛时间较长，偶需或不需服药	9分：反复发作，灼痛剧烈，需服药才能缓解
	反酸，嗳气	0分	3分：每日3次以下	6分：每日4~9次	9分：每日10次以上
	烧心	0分	3分：每日3次以下	6分：每日4~9次	9分：每日10次以上
次症	口苦、口干	0分	1分：偶有发生	2分：时有发生	3分：经常发生
	烦躁易怒	0分	1分：偶有发生	2分：时有发生，引及两胁不适	3分：经常发生，引及两胁疼痛
	大便干结	0分	1分：偶有发生	2分：时有发生，不需服药	3分：经常发生，需服药治疗

②中医证候疗效判定采用积分比法：计算公式（尼莫地平法）

疗效指数 =（治疗前总积分—治疗后总积分）/治疗前总积分×100%

痊愈：治疗后各症状消失，疗效指数≥95%。

显效：治疗后各症状明显减轻，疗效指数≥70%、<95%。

有效：治疗后各症状有所减轻，疗效指数≥30%、<70%。

无效：治疗后各症状无改善或有加重，疗效指数<30%。

(3) 显微镜下观察GERD食管组织病理学评分（反向评分）：①黏膜层血管增生充血。②鳞状上皮增生。③黏膜固有层乳头延伸。④黏膜层炎细胞浸润。⑤上皮细胞层内炎性细胞浸润。⑥黏膜糜烂。⑦溃疡形成。

食管下段病变若符合以上7条则积分为0分；符合除⑦以外的6条积分为2分；符合⑥⑦以外的5条积分为4分；符合⑤⑥⑦以外的4条积分为6分；符合①④两条积分为8分；不符合任何一条积分为10分。

(4) 在显微镜下观察切片，按照轻度、中度、重度进行病理学分级：见表3。

表3　GERD病理分级

病理学改变	轻度	中度	重度
鳞状上皮增生	+	+	+
黏膜固有层乳头延伸	+	+	+
上皮细胞层内炎性细胞浸润	+	+	+
黏膜糜烂	−	+	+
溃疡形成	−	−	+
BarGERDtt食管改变	−	−	+/−

（5）NOS、VIP 光密度测定：采用德国 Leica（DM6500B 型）显微图像采集及分析处理系统，每张切片选取 4 个高倍视野的图片（10×40）的图片，然后用 image pro plus 6.0 版图像分析软件在同一条件下进行分析，取其平均值为其最终光密度值。

（6）综合临床疗效判定标准

治愈：①胃镜复查食管病灶恢复正常（积分为 0 分）。②临床主要症状消失，次要症状基本消失或消失，疗效指数≥95%。

显效：胃镜复查食管病灶明显好转或改善（积分减少 2 分）。②临床主要症状基本消失，次要症状基本消失，疗效指数≥70%、<95%。

有效：①胃镜复查食管病灶有所好转或改善（积分减少 1 分）。②临床主要症状明显减轻，疗效指数≥30%、<70%。

无效：未达到有效标准。

4. 统计学处理

本研究所得数据均采用 SPSS 19.0 统计软件进行分析。计量资料采用 t 检验，数据以均数（$\bar{x}\pm s$）标准差表示，计数资料采用卡方 χ^2 检验，等级资料采用秩和检验。所有结果以 $P<0.05$ 为差异有统计学意义。

二、结果

1. 胃镜疗效比较（见表 4）

表 4　两组胃镜疗效比较

组别	例数(n)	治疗前（级）					治疗后（级）					治愈率(%)	总有效率(%)
		0	Ia	Ib	Ⅱ	Ⅲ	0	Ia	Ib	Ⅱ	Ⅲ		
治疗组	28	0	8	11	8	1	22	5	1	0	0	78.57	96.43
对照组	27	0	7	10	9	1	15	3	5	3	1	55.56	88.89

注：治疗前两组资料经秩和检验：$Z=0.288$，$P=0.692$；治疗后两组资料经秩和检验：$Z=2.128$，$P=0.042$。

由表 4 可知，两组治疗前胃镜分级比较经秩和检验，$P>0.05$，无统计学意义，说明二者具有可比性。治疗后两组胃镜分级比较有统计学意义（$P<0.05$），治疗组优于对照组。治疗后根据胃镜疗效评定标准，治疗组治愈率 78.57%，总有效率 96.43%；对照组治愈率 55.56%，总有效率 88.89%。经统计学分析，$P>0.05$，无统计学意义。

2. 显微镜下病理分级、评分比较（见表 5、表 6）

表 5　两组显微镜下病理分级比较

组别	例数(n)	治疗前				治疗后			
		正常	轻度	中度	重度	正常	轻度	中度	重度
治疗组	28	0	5	18	5	18	7	3	0
对照组	27	0	4	17	6	8	12	6	1

注：两组治疗前显微镜下病理分级比较经秩和检验：$Z=0.453$，$P=0.650$；两组治疗后显微镜下病理分级比较经秩和检验：$Z=3.137$，$P=0.038$。

由表 5 可知，两组治疗前显微镜下病理分级比较 P>0.05，无统计学意义，说明具有可比性。治疗后两组显微镜下病理分级比较 P<0.05，有统计学意义，说明治疗组优于对照组。

表 6　两组显微镜下病理评分比较

组别	例数(n)	阶段	不同评分所占例数					
			10 分	8 分	6 分	4 分	2 分	0 分
治疗组	28	治疗前	0	0	2	10	15	1
		治疗后	12	8	6	2	0	0
对照组	27	治疗前	0	0	3	11	11	2
		治疗后	5	8	8	3	1	2

注：两组治疗前显微镜下病理评分比较经秩和检验：Z=0.524，P=0.60；两组治疗后显微镜下病理评分比较经秩和检验：Z=2.253，P=0.024。

由表 6 可知，两组治疗前显微镜下病理评分比较 $P>0.05$，无统计学意义，说明具有可比性。治疗后两组显微镜下病理评分比较 P<0.05，有统计学意义。

3. 中医疗效比较

（1）中医各症状积分比较：见表 7。

表 7　两组中医各症状积分比较（$\bar{x} \pm s$）

症状	治疗组（n=28）		对照组（n=27）	
	治疗前	治疗后	治疗前	治疗后
胸骨后或心窝部烧灼样疼痛	4.38±1.65	0.91±1.42	4.36±1.58	2.35±2.77
反酸，嗳气	3.28±2.68	0.35±0.76	3.36±2.55	1.78±2.46
烧心	4.39±2.87	0.75±1.42	4.55±2.65	1.57±1.49
口苦口干	1.48±0.86	0.55±0.47	1.53±0.78	0.79±0.88 *
烦躁易怒	1.58±0.59	0.68±0.46	1.63±0.56	0.78±0.67 *
大便干结	1.38±0.66	0.42±0.62	1.45±0.58	0.61±0.59 *

注：治疗前两组各症状积分比较经 t 检验，均 P>0.05；治疗后两组各症状差值经独立样本 t 检验，其中，胸骨后或心窝部烧灼样疼痛：t=1.56，P=0.018；反酸，嗳气：t=1.76，P=0.013；烧心：t=1.268，P=0.015，其余三项症状相比均 P>0.05，以"*"表示。

由表 7 可知，治疗前两组各症状积分比较 P>0.05，无统计学意义，具有可比性；治疗后治疗组各症状积分与对照组各症状积分比较：其中，口苦口干、烦躁易怒、大便干结三个次要症状比较 P>0.05，无统计学意义，其余症状积分比较 P<0.05，均有统计学意义，表明在改善患者三大主症方面，治疗组优于对照组。

（2）中医临床症状积分比较：见表 8。

表 8 中医临床症状积分比较（$\bar{x} \pm s$）

组别	例数（n）	治疗前	治疗后
治疗组	28	15.38±7.65	2.58±3.75
对照组	27	16.31±8.59	6.48±7.55

注：治疗前两组间临床症状积分经 t 检验：t=0.298，P=0.679；治疗后两组间临床症状积分经 t 检验：t=1.687，P=0.025。

由表 8 可知，治疗前两组中医临床症状积分比较，P>0.05，无统计学意义，具有可比性；治疗后两组中医临床症状积分比较，P<0.05，有统计学意义，治疗组优于对照组。

（3）两组综合临床疗效比较：见表 9。

表 9 两组综合临床疗效比较

组别	例数（n）	治愈（n）	显效（n）	有效（n）	无效（n）	治愈率（%）	总有效率（%）
治疗组	28	22	3	2	1	78.57	96.43
对照组	27	14	3	3	7	51.85	74.07

注：两组综合临床疗效比较经，两样本秩和检验：Z=2.330，P=0.020。

由表 9 可知，治疗组综合临床疗效治愈率为 78.57%，总疗效为 96.43%；对照组综合临床疗效治愈率为 51.85%，总疗效为 74.07%。两组综合临床疗效分级比较 P<0.05，有统计学意义。

4. 两组 NOS、VIP 表达光密度值比较（见表 10）

表 10 两组 NOS、VIP 表达光密度值比较（$\bar{x} \pm s$）

组别	例数（n）	阶段	NOS	VIP
治疗组	28	治疗前	139±2.5	182±3.3
		治疗后	38±0.6	45±0.9
对照组	27	治疗前	132±2.8	188±2.2
		治疗后	115±1.7	167±1.5

注：治疗组 NOS、VIP 表达治疗前后比较：t=3.868，P=0.003；对照组 NOS、VIP 表达治疗前后比较：t=2.356，P=0.245；治疗后两组 NOS、VIP 表达比较：t=1.876，P=0.019。

由表 10 可知，治疗组患者在治疗后食管黏膜 NOS、VIP 表达显著降低，P<0.01，有统计学意义；对照组食管黏膜 NOS、VIP 表达治疗前后变化不显著，P>0.05，无统计学意义。治疗后两组比较 P<0.05，有统计学意义。

5. 安全性指标观察

两组患者治疗前后血尿常规、肝肾功能均未见异常；治疗期间，两组患者均未出现明显不良反应，表明两组所用治疗药物均无明显毒副作用。

三、讨论

1. 奥瑞凝胶的特点与现代药理研究

导师结合30年临床经验，总结出针对胃食管反流病（肝胃郁热证）的有效方剂，将其在临床上反复用于GERD患者，疗效显著，具有见效快、疗效持久、服用方便、无毒副作用、停药后不易复发等优点。根据凝胶制剂具有较好的生物黏附性的特点，导师将其用于黏膜及腔道，避免了肝脏首过效应。同时，结合现代先进制药工艺，研制出具有理气清热解毒、疏肝和胃降逆为功效的新型中药凝胶剂——奥瑞凝胶。方中枳实疏肝理气，行气止痛，散结除痞，为君药；冬凌草味甘、苦，性微寒，清热解毒，消肿止痛，为臣药；甘草清热解毒，缓急止痛，为佐使药。三药合用，共奏理气清热解毒、疏肝和胃降逆之功，为临床治疗胃食管反流病提供了一条新的治疗途径。

现代研究证实，枳实对胃肠道蠕动具有影响，枳实的有效组分辛弗林依赖α-肾上腺素能受体和橙皮苷能通过H_1组胺受体的激动作用调节胃肠道蠕动。有研究者对大鼠小肠电活动情况进行观察后发现，枳实能刺激小肠的电反应，促进胆囊收缩素（CCK）和生长抑素（SS）之间的关系，达到调节肠道平滑肌的作用。冬凌草的抗炎作用主要体现在两个有效组分冬凌草甲素和冬凌草乙素上。有研究者采用冬凌草水提取物进行了慢性咽炎患者的随机、安慰剂对照试验，结果表明，冬凌草提取物可以显著改善咽炎患者体征和临床症状。有研究者采用冬凌草甲素片观察对醋酸诱导的小鼠溃疡性结肠炎作用，结果发现，冬凌草甲素片对小鼠溃疡性结肠炎具有治疗作用，其机制可能与冬凌草甲素的抗炎作用有关。研究表明，枳实有助于消化道平滑肌的蠕动，冬凌草提取物对消化道炎症有一定的治疗作用。

奥瑞凝胶现已获得国家专利，其研制是河南省中医药管理局重点科技攻关项目。前期的动物实验证实，奥瑞凝胶能够修复GERD模型大鼠食管黏膜损伤，调节大鼠胃肠激素水平，减少炎性介质释放，提高其食管黏膜下段pH值及影响NOS和VIP的表达。

2. 奥瑞凝胶治疗胃食管反流病肝胃郁热证主要机理探讨

（1）奥瑞凝胶能显著改善GERD肝胃郁热证患者的临床症状及胃镜下表现：GERD以肝胃郁热证最为常见，其病因多与外邪侵袭、酒食不节、情志失调、胃阴不足等有关。本病的发生多由肝郁气滞、木郁乘土、肝胃不和、肝郁化火、胃失和降、胃气上逆而致，基本病机为肝郁化火，胃气上逆；治疗宜理气清热解毒，疏肝和胃降逆。

奥瑞凝胶是针对GERD肝胃郁热证的病因病机而设，精选具有疏肝理气、清热解毒、和胃降逆之功效的中药组成。该药采用现代制药工艺，将中药的有效成分提取后，再与凝胶剂加工制成，服用后借助凝胶的生物黏附性，直接黏附并作用到食管患处，从而减少了首过效应，提高了临床疗效，降低了毒副作用。

本研究通过观察中医证候积分在治疗前后变化可知：治疗组在改善三大主症方面

优于对照组（P＞0.05）；治疗后的症状总积分明显高于对照组（P＜0.05）。胃镜分级比较结果显示，治疗后两组胃镜表现比较有统计学意义（P＜0.05），表明治疗组在治疗食管黏膜炎症方面优于对照组。以上结果表明，该药具有理气清热解毒、疏肝和胃降逆之效，在治疗和改善 GERD 肝胃郁热证的临床症状和胃镜下表现方面效果显著。

（2）奥瑞凝胶可以降低患者食管黏膜 NOS、VIP 表达水平：食管下括约肌一过性松弛（TLESR）是 GERD 发生的首要机制。研究已经证实，食管下括约肌受到非胆碱能非肾上腺素能神经的调节和支配，而作为后者重要的抑制性肽能神经递质——一氧化氮（NO）和血管活性肠肽（VIP）在调节消化道神经肌肉方面起着关键作用。当前研究认为，TLESR 的始动因子可能是 NO，其合成过程中唯一的关键酶是一氧化氮合成酶（NOS）。NO 的生成量及其生物学效应由后者的活性变化直接调节。而在消化道中 VIP 的主要作用是降低食管下括约肌的张力，减少胃酸及胃蛋白酶的分泌。VIP 对平滑肌的松弛作用可以直接通过 VIP 和（或）间接通过 NO、γ - 氨基丁酸（GABA）等来实现。一方面，VIP 可以直接作用于平滑肌上的 VIP 受体 – 1 或 VIP 受体 – 2，激活腺苷酸环化酶 K，导致平滑肌细胞超级化，从而使平滑肌舒张。另一方面，VIP 可以通过影响其他神经递质的释放，间接调节平滑肌的功能，而最为重要作用是通过 NO 调节平滑肌的舒张。两者具有协同作用，即 NOS 可以刺激 VIP 的释放，而 VIP 的释放可以提高 NOS 的活性，从而导致平滑肌松弛。研究显示，NOS 和 VIP 表达水平在 GERD 患者的食管下括约肌组织内显著增高。本研究结果显示，治疗组经过治疗食管黏膜 NOS、VIP 表达显著降低（P＜0.01），对照组的食管黏膜 NOS、VIP 表达治疗前后变化不显著（P＞0.05）。由此表明，奥瑞凝胶可以降低食管黏膜组织中的 NOS 和 VIP 表达水平，提高食管下括约肌压力，减少反流症状的发生。

综上所述，奥瑞凝胶具有理气清热解毒、疏肝和胃降逆之功，能显著改善胃食管反流病（肝胃郁热证）受试者的临床症状及胃镜下表现，且无明显毒副作用；并可食管黏膜组织的病理分级评分，降低食管组织中的 NOS 和 VIP 表达水平，提高食管下括约肌压力，减少胃食管反流症状的发生，从而达到治疗胃食管反流病的目的。

（连学雷）

附篇

脾胃学说应用与创新专家委员会成立纪实

创新应用脾胃学说
发展中西医结合消化病学

为了汇聚脾胃学说应用与创新的优秀人才，不断提高脾胃学说理论、应用、传承与创新的学术水平，及时交流分享脾胃学说理论、应用、传承与创新的新进展，中国中西医结合消化系统疾病专业委员会于2018年7月批准成立了脾胃学说应用与创新专家委员会，2018年10月27日首都医科大学附属北京中医医院举办了"中国中西医结合学会消化系统疾病专业委员会脾胃学说应用与创新专家委员会成立会议暨危北海教授学术思想研讨会"。

脾胃学说应用与创新专家委员会（以下简称专家委员会）是在第六届中国中西医结合消化系统疾病专业委员会指导下成立的学术团体。脾胃学说是中西医结合和中医药诊治消化系统疾病的指导性理论体系，属于中医学理论体系的重要组成部分，并与其他学说形成一个有机的整体。危北海、杨春波、张万岱、劳绍贤、陈治水等中西医结合消化名家推动了脾胃学说的应用与创新。脾胃学说的应用与创新不仅推动了中西医结合消化病学的学术发展，提高了消化系统疑难疾病的诊治疗效，显示了中西医结合治疗消化系统疾病的特色和优势，而且指导了多系统疾病的诊治，取得了较好的临床疗效。

专家委员会由来自全国的近300名专家和青年学者组成，其中常务委员80余名，委员180余名，青年委员60余名。危北海教授、陈誩教授任名誉主任委员，张万岱教授、杨春波教授、陈治水教授、唐旭东教授、李军祥教授等任顾问和指导专家，刘汶教授任主任委员，潘洋教授、胡运莲教授、王捷虹教授、黄绍刚教授、张涛教授等任副主任委员，周滔教授任常委、秘书。

专家委员会以脾胃学说传承、应用、发展与创新，以及中西医结合研究为宗旨，在中西医结合消化系统疾病专业委员会的指导下开展学术交流活动。

专家委员会名誉主任委员危北海教授是全国名中医，首都国医名师，中国中西医结合学会消化系统疾病专业委员会名誉主任委员，第一、二届主任委员，北京市中医研究所原所长，北京中医医院原副院长。1959年，危北海教授响应国家西医学习中医的号召，成为北京市第一届西学中学员，为中医、中西医结合及消化病学事业矢志奋斗，至今已60年。危北海教授是我国中西医结合消化病学的开拓者。他率先系统而深入地开展脾虚证本质研究，创新中西医结合理论，提高了消化系统疑难危重病的疗效，发表论文两百余篇，主持编写了代表学科水平的《中西医结合消化病学》《中医脾胃学说应用研究》等专著，获科学技术奖二十余项，培养了大量中西医结合消化病学高级人才。

专家委员会顾问陈治水将军、教授是中国中西医结合学会消化系统疾病专业委员会名誉主任委员，第三、四届主任委员。他撰写的《中西医结合脾胃学说研究的前世、今生与未来》，从中西医结合学科的形成、脾胃学说的研究现状、中西医结合消化学科的建立等方面阐述了脾胃学说的发展历程，提出了中西医结合新消化病学的构想。

专家委员会名誉主任陈誩教授是中国中西医结合学会消化系统疾病专业委员会名誉主任委员，第五届主任委员，北京中医医院原党委书记、副院长。长期以来，致力于中西医结合脾胃学说的研究，对专家委员会的成立倾注了大量心血。

专家委员会顾问李军祥教授是中国中西医结合学会消化系统疾病专业委员会主任委员、北京中医药大学东方医院消化科主任、国家中医药领军人物岐黄学者。他指出，专家委员会的成立是中西医结合消化理论蓬勃发展的体现，对中西医结合消化理论的创新、临床疗效的提高和中西医结合消化事业的发展意义重大。

国家级名中医李乾构教授，中国中西医结合学会副会长、中国中医科学院常务副院长唐旭东教授，北京中西医结合学会会长、北京中医医院院长刘清泉教授，以及张声生教授、魏玮教授、王凤云教授等脾胃学领域的名老中医、知名专家学者到会对专家委员会的成立表示祝贺，并对脾胃学说的理论传承与创新寄予了厚望。

中医经典源远流长，脾胃学说的应用与创新任重道远。专家委员会表示，今后将立足这个平台，为中西医结合消化病学的发展与繁荣贡献力量。

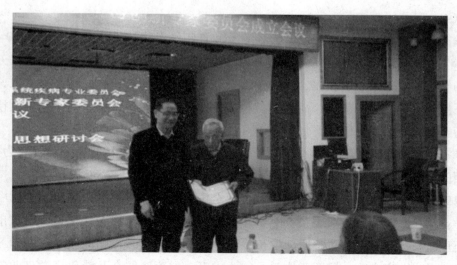

脾胃学说应用与创新专家委员会名誉主任委员危北海教授（右）

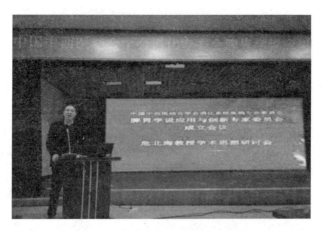

脾胃学说应用与创新专家委员会顾问李军祥教授

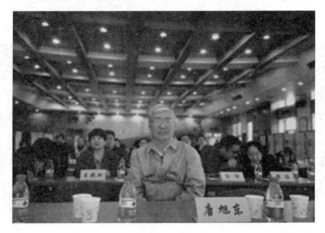

脾胃学说应用与创新专家委员会顾问唐旭东教授

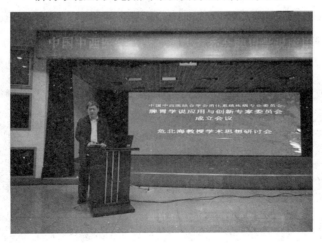

北京中西医结合学会会长刘清泉教授

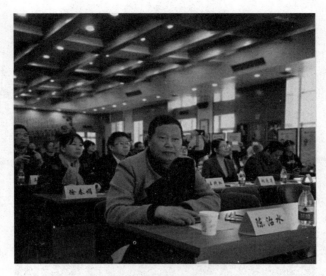

脾胃学说应用与创新专家委员会顾问陈治水教授

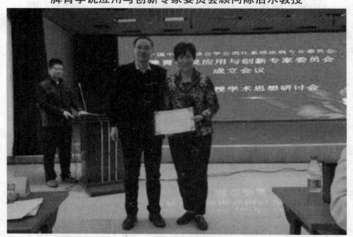

脾胃学说应用与创新专家委员会名誉主任委员陈誩教授（右）

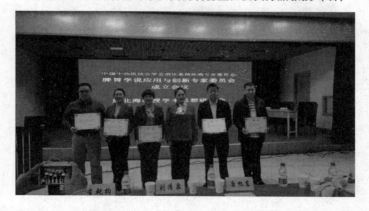

从左至右脾胃学说应用与创新专家委员会副主任委员张涛教授、胡运莲教授、王捷虹教授，主任委员刘汶教授，副主任委员黄绍刚教授、潘洋教授代表

附：中国中西医结合学会消化系统疾病专业委员会脾胃学说应用与创新专家委员会

名誉主任委员　　危北海（首都医科大学附属北京中医医院）
　　　　　　　　　　陈　誩（首都医科大学附属北京中医医院）
特 邀 顾 问　　张万岱（南方医科大学南方医院）
　　　　　　　　　　杨春波（福建中医药大学附属第二人民医院）
　　　　　　　　　　陈治水（沈阳军区第二一一医院）
　　　　　　　　　　李军祥（北京中医药大学东方医院）
　　　　　　　　　　唐旭东（中国中医科学院）
　　　　　　　　　　姚树坤（中日友好医院）
　　　　　　　　　　梁　健（广西大学医学院）
　　　　　　　　　　冯五金（山西省中医院）
　　　　　　　　　　肖　冰（南方医科大学南方医院）
　　　　　　　　　　刘成海（上海中医药大学附属曙光医院）
　　　　　　　　　　柯　晓（福建中医药大学附属第二人民医院）
指 导 专 家（按姓氏笔画排序）
　　　　　　　　　　王　敏（贵州中医药大学第一附属医院）
　　　　　　　　　　王凤云（中国中医科学院西苑医院）
　　　　　　　　　　王彦刚（河北省中医院）
　　　　　　　　　　冯培民（成都中医药大学附属医院）
　　　　　　　　　　朱　莹（湖南中医药大学第二附属医院）
　　　　　　　　　　朱金水（上海市第六人民医院）
　　　　　　　　　　任顺平（山西中医药大学附属医院）
　　　　　　　　　　刘启泉（河北省中医院）
　　　　　　　　　　刘绍能（中国中医科学院广安门医院）
　　　　　　　　　　苏娟萍（山西省中医院）
　　　　　　　　　　李　岩（中国医科大学附属盛京医院）
　　　　　　　　　　李慧臻（天津中医药大学第二附属医院）
　　　　　　　　　　杨胜兰（华中科技大学同济医学院附属协和医院）

何晓晖（江西中医药大学）
沈　洪（江苏省中医院）
陈远能（广西中医药大学附属瑞康医院）
林寿宁（广西中医药大学附属瑞康医院）
胡　玲（广州中医药大学）
唐文富（四川大学华西医院）
唐艳萍（天津市南开医院）
曹志群（山东中医药大学附属医院）
谢　胜（广西中医药大学第一附属医院）
谢春娥（北京中医药大学东方医院）
魏　玮（中国中医科学院望京医院）

主 任 委 员　刘　汶（首都医科大学附属北京中医医院）
副主任委员　胡运莲（湖北省中医院）
　　　　　　　　潘　洋（黑龙江中医药研究院）
　　　　　　　　王捷虹（陕西中医药大学附属医院）
　　　　　　　　黄绍刚（广东省中医院）
　　　　　　　　张　涛（广西中医药大学附属瑞康医院）
秘　　　书　周　滔（首都医科大学附属北京中医医院）
　　　　　　　　王　帅（首都医科大学附属北京中医医院）
常 务 委 员（按姓氏笔画排序）
　　　　　　　　马　鑫（山东大学齐鲁医院）
　　　　　　　　马国珍（甘肃省中医院）
　　　　　　　　王　兵（上海市第六人民医院）
　　　　　　　　王少丽（中国中医科学院广安门医院）
　　　　　　　　王建斌（天津市武清区中医医院）
　　　　　　　　王相东（陕西中医药大学）
　　　　　　　　王晓素（上海中医药大学附属岳阳中西医结合医院）
　　　　　　　　王继东（北京中医医院顺义医院）
　　　　　　　　王章流（浙江中医药大学附属第二医院）
　　　　　　　　邓伟哲（中国人民解放军第二一一医院）
　　　　　　　　邓棋卫（江西中医药高等专科学校）
　　　　　　　　申定珠（上海中医药大学/上海市中医老年医学研究所）

丛　军（上海中医药大学附属曙光医院）

吕小燕（山西省中医院）

朱永苹（广西中医药大学附属瑞康医院）

庄则豪（福建医科大学附属第一医院）

刘竺华（山西中医药大学附属医院）

齐玉珍（宁夏中医医院暨中医研究院）

池　涛（彬州市中医医院）

汤立东（辽宁中医药大学附属医院）

孙玉凤（河北医科大学第二医院）

严子兴（福建中医药大学附属福州中医院）

严红梅（武汉市中医医院）

苏国阳（湖北省中医院）

杜正光（首都医科大学附属北京中医医院）

杜宏波（北京中医药大学东直门医院）

李　志（西南医科大学附属中医医院）

李　林（安徽中医药大学第一附属医院）

李卫强（宁夏医科大学）

李学军（安徽中医药大学第二附属医院）

李春杰（中国人民解放军第二一一医院）

李鸿彬（河南省直第三人民医院）

李燕舞（广州中医药大学）

杨如意（青海大学附属医院）

肖国辉（西南医科大学附属中医医院）

汪红兵（首都医科大学附属北京中医医院）

宋清武（天津中医药大学第二附属医院）

张　厂（北京中医药大学东方医院）

张　琳（首都医科大学附属北京中医医院）

张志华（四川省乐山市中医医院）

陈　江（苏州市中医医院）

陈　延（广东省中医院芳村医院）

陈玉龙（河南中医药大学）

陈拥军（青岛大学附属医院）

邵明义（河南中医药大学第一附属医院）
林传权（广州中医药大学）
林　敏（湖北省中医院）
周　滔（首都医科大学附属北京中医医院）
周军怀（海南省三亚市中医院）
周燕萍（湖北中医药大学）
孟　捷（北京中医药大学东方医院）
赵小青（广东省中医院珠海医院）
郝微微（上海中医药大学附属岳阳中西医结合医院）
钟丽丹（香港浸会大学中医药学院）
闻新丽（陕西省中医院）
袁建业（上海中医药大学脾胃病研究所）
莫　湘（广西梧州市中医医院）
奚肇宏（江苏省中西医结合医院）
凌江红（上海中医药大学附属曙光医院）
郭延军（黑龙江省大庆油田总医院）
黄柳向（湖南中医药大学第一附属医院）
曹昌霞（青海大学附属医院）
崔俊波（天津市武清区中医医院）
琚　坚（昆明医科大学第二附属医院）
葛来安（江西中医药大学附属医院）
税典奎（柳州市中医院）
曾江涛（茂名市中医院）
翟兴红（首都医科大学附属北京中医医院）
潘相学（上海市中医医院）
薛　平（四川大学华西医院）
戴　琦（江西省中医院）

委　　员（按姓氏笔画排序）

马　军（广州市第一人民医院）
马保华（湖北省襄阳市中医医院）
王　芳（中国中医科学院望京医院）
王　丽（北京中医医院顺义医院）

王　英（温州市人民医院）

王　峰（安康市中医医院）

王　煜（中南大学湘雅医院）

王　磊（上海市普陀区人民医院）

王万林（湖北省枣阳市第一人民医院）

王义相（湖北省咸宁市通山县人民医院）

王功流（湖北省黄石市阳新县中医院）

王东梅（北京市平谷区中医医院）

王似春（安徽省铜陵市枞阳县中医院）

王宇光（中国人民解放军第二一一医院）

王相东（陕西中医药大学）

王振民（北京中医医院延庆医院）

王振东（安康市中医医院）

王晓瑜（南京中医药大学附属张家港市中医医院）

王倩蕾（上海中医药大学附属龙华医院）

文颖娟（陕西中医药大学）

孔文霞（绵阳市中医医院）

邓晋妹（首都医科大学附属北京中医医院）

左建国（湖北省老河口市中医院）

田秀峰（安徽中医药大学第一附属医院）

白亦冰（北京市宣武区中医医院）

吕　靖（上海中医药大学附属曙光医院）

朱　勇（北京中医医院延庆医院）

朱冉飞（安徽中医药大学第三附属医院）

朱向东（甘肃中医药大学附属医院）

朱金庆（山东省乐陵市中医院）

刘　龙（海军军医大学）

刘　赓（首都医科大学附属北京中医医院）

刘冬梅（山东中医药大学附属医院）

刘星星（华中科技大学同济医学院附属协和医院）

向　未（西南医科大学附属中医医院）

向　薇（遵义市中医院）

闫秀丽（上海中医药大学附属岳阳中西医结合医院）
闫晓明（黑龙江省中医药科学院）
孙大志（海军军医大学长征医院）
米庆海（河北省临城县人民医院）
祁向争（天津中医药大学第二附属医院）
阳　力（湖南中医药大学第一附属医院）
严　纯（黑龙江中医药大学附属第二医院）
严红梅（武汉市中医医院）
李　柏（北京市通州中医院）
李　莉（上海中医药大学附属曙光医院）
李　博（首都医科大学附属北京中医医院）
李茁然（黑龙江中医药大学附属第二医院）
李建省（甘肃省中医院）
李雪松（枝江市中医医院）
李熠萌（上海中医药大学附属曙光医院）
杨　涛（安康市中医医院）
杨明胜（黄陂区人民医院）
杨健康（武汉市江夏区中医医院）
杨雅阁（河南省直第三人民医院）
来要良（北京市宣武中医医院）
连学雷（河南省沁阳市中医院）
吴　宇（湖北省通城县中医院）
吴红苗（茂名市中医院）
向玉华（湖北省神农架林区人民医院）
余俊奇（中国人民解放军第一五三中心医院）
邹体强（湖北省随州市中医院）
张　筠（中国人民解放军第二一一医院）
张会存（北京市中医研究所）
张志华（四川省乐山市中医医院）
张志杰（柳州市中医医院）
陈　艺（江苏省中医院）
陈　峭（广西省柳州市中医医院）

陈一周（安徽中医药大学第一附属医院）
陈小中（湖南省长沙县中医院）
陈利民（黄冈市中医医院）
陈国忠（广西中医药大学第一附属医院）
陈桂敬（河南省直第三人民医院）
陈润花（北京中医药大学附属东方医院）
陈珺明（上海市松江区中心医院）
陈得良（江苏省中医院）
陈德货（海军总医院）
邵先志（湖北省鄂州市中医院）
邵志林（湖北省黄石鄂东医疗集团市中医医院）
周　绮（山东省青岛市妇女儿童医院）
周太平（湖北省咸宁市中医医院）
周步高（江西中医药大学）
周芬敏（上海市浦东新区周浦医院）
周赛男（湖南中医药大学第一附属医院）
郑晓永（河南省直第三人民医院）
单崇武（山西省中医院）
赵　文（河南省传染病医院）
赵廷浩（天津市武清区中医医院）
赵建国（陕西省汉中市佛坪县医院）
胡立明（北京中医药大学东方医院）
柳　涛（上海中医药大学附属龙华医院）
施　斌（上海长征医院）
姜利国（河北省围场县中医院）
桂　壮（荆州市中医医院）
贾爱芹（山东中医药大学附属医院）
候俊丽（天津市武清区中医医院）
徐　明（黑龙江省中医医院）
徐春娟（江西中医药大学）
徐哲锋（广西中医药大学附属瑞康医院）
高发武（湖北省天门市中医院）

郭　旸（航天中心医院）
郭　佳（四川大学华西医院）
郭宏华（吉林大学中日联谊医院）
唐　庆（武汉协和医院）
黄　华（昆明医科大学第二附属医院）
黄天生（上海中医药大学附属光华医院）
黄晓燕（广西中医药大学第一附属医院）
龚亚斌（上海中医药大学附属岳阳中西医结合医院）
符小聪（江门市五邑中医院）
寇　媛（陕西省中医院）
寇子祥（天津市武清区中医医院）
彭万枫（新疆医科大学附属中医医院）
彭宏顺（黄陂区人民医院）
韩海啸（北京中医药大学东方医院）
惠建萍（陕西中医药大学附属医院）
程艳梅（上海中医药大学附属岳阳医院）
蔺焕萍（陕西中医药大学）
樊　振（安康市中医医院）
薛　峰（湖北省荆州市公安县中医医院）
魏文斌（湖北省恩施自治州民族医院）

青年委员（按姓氏笔画排序）

于　姣（陕西省中医院）
万文雅（安康市中医医院）
王　帅（首都医科大学附属北京中医医院）
王　娟（北京市怀柔区中医医院）
王文婷（北京市羊坊店医院）
王志强（北京市平谷区中医医院）
王宏伟（上海中医药大学附属岳阳中西医结合医院）
王新磊（安康市中医医院）
王鲜庭（安康市中医医院）
孔　婧（上海中医药大学附属岳阳中西医结合医院）
田艳朋（宝鸡市扶风县人民医院）

邝丽华（深圳平乐骨伤科医院）

刘　洋（湖北省中医院）

刘慧敏（中国中医科学院广安门医院）

许　丹（武汉市中医院）

孙易娜（湖北中医药大学）

杜进军（武汉市中医院）

李　书（上海中医药大学附属曙光医院宝山分院）

李　明（安康市中医医院）

李永亮（河南省中医院）

李芳芳（山东省乐陵市中医院）

李国英（山东省济南市章丘区中医医院）

李党波（陕西省乾县李党波中医内科）

寿折星（武汉协和医院）

肖　旸（首都医科大学附属北京中医医院）

邱建利（河南中医药大学第一附属医院）

何俊余（成都中医药大学附属医院）

宋大迁（北京市丰台区中西医结合医院）

初　展（天津市武清区中医医院）

张　伟（江苏省中西医结合医院）

张　博（安康市中医医院）

张　靖（上海市第六人民医院）

张　露（江苏省中医院）

张美英（天津市武清区中医医院）

林　颖（湖北武汉黄陂区人民医院）

尚莹莹（上海市嘉定区中医医院）

孟　梦（首都医科大学附属北京中医医院）

赵唯含（陕西中医药大学附属医院）

柯文炳（黄石鄂东医疗集团市中医医院）

姚玉璞（北京中医药大学东方医院）

秦艳龙（太原市中医医院）

高星亮（北京市平谷区中医医院）

涂　华（湖北省中医院光谷院区）

徐珊珊（北京市房山区中医医院）
陶　睿（煤炭总医院）
曹会杰（上海市普陀区中心医院）
符志昌（陕西省凤翔县柳林镇屯头村卫生室）
程贤文（安康市中医医院）
雷　威（山东省临沂市人民医院）
蔡　冬（北京中医医院延庆医院）
潘珺俊（中国中医科学院望京医院）

说明：由于时间紧，加之沟通不畅，名单可能存在遗漏或有误之处，敬请谅解。